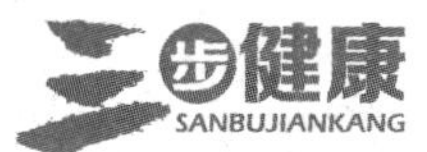

中医专家指导用书

把健康吃在碗里

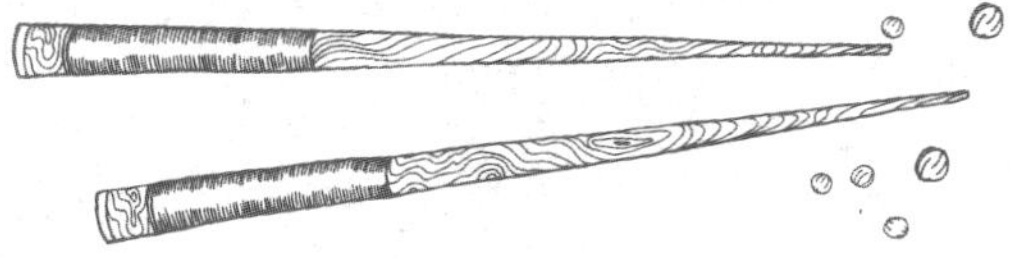

王凤岐 吴大真 姜 波/著
良 石/整理

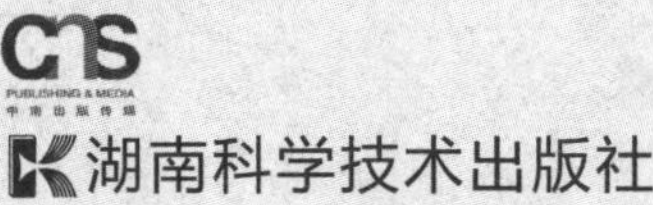
湖南科学技术出版社

图书在版编目（CIP）数据

把健康吃在碗里 / 王凤岐，吴大真，姜波主编. -- 长沙 : 湖南科学技术出版社, 2011.1（2024.11重印）
ISBN 978-7-5357-9846-6

Ⅰ. ①把… Ⅱ. ①王… ②吴… ③姜… Ⅲ. ①食物养生 Ⅳ. ①R247.1

中国版本图书馆CIP数据核字(2018)第138926号

BA JIANKANG CHIZAI WANLI

把健康吃在碗里

著　　者：王凤岐　吴大真　姜　波
整　　理：良　石
责任编辑：李　忠
出版发行：湖南科学技术出版社
社　　址：长沙市湘雅路276号
http://www.hnstp.com
淘宝店铺：北京良石嘉业图书公司
邮购联系：公司发行部 18610916845
印　　刷：三河市祥达印刷包装有限公司
（印装质量问题请直接与本厂联系）
厂　　址：香河县安平镇王指挥庄村东
邮　　编：065400
版　　次：2018年8月第1版
印　　次：2024年11月第3次印刷
开　　本：710 mm×1000 mm　1/16
印　　张：21.5
书　　号：ISBN 978-7-5357-9846-6
定　　价：59.80元

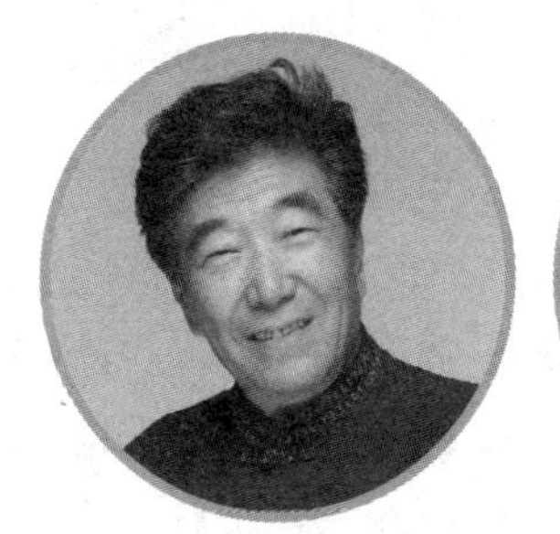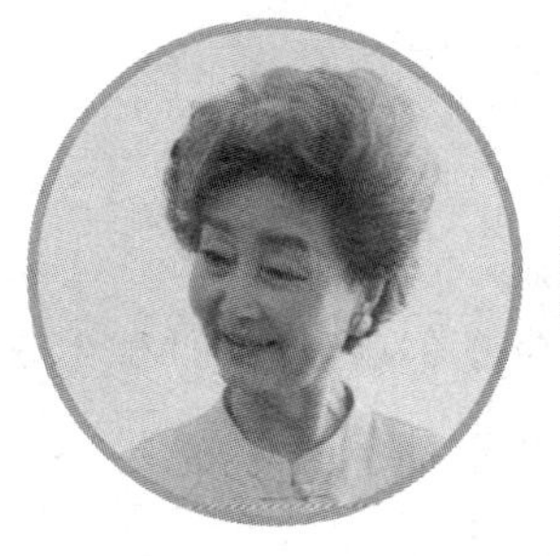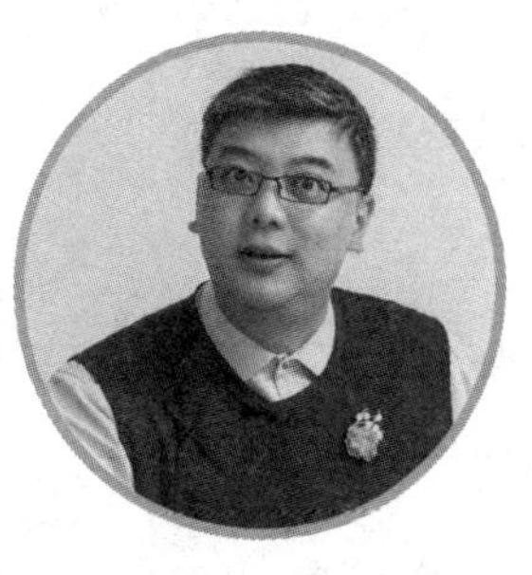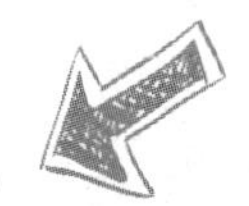

健　康　，　营　养　，　美　味　，　看　看　专　家　怎　么　说

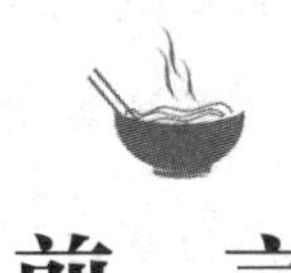

前　言

吃的三境界

民以食为天。吃，是我们每天必不可少的活动。“养生之道，莫先于食”，食物的价值不仅局限在为我们提供日常所需能量，更在于防治疾病、促进健康，在于提供营养、强身固本，还在于带给我们美感和享受，愉悦身心。

本书三位专家将为我们解读吃的“三个境界”，王凤岐老师将会为我们解读怎么吃才能吃掉疾病、吃出健康，吴大真老师将会告诉我们怎么吃才能营养均衡、更加强壮，姜波老师将会为我们介绍怎么吃才能吃出各种食物的美味、吃出内心的满足。

俗话说“药补不如食补”，当我们生病，食补可以起到药物无法起到的作用，在我国，利用饮食治疗疾病有着悠久的历史，唐代名医孙思邈提到：“食能排邪而安脏腑，悦情爽志以资气血，而药性烈，犹若御兵，药势有所偏助，令人脏气不平，易受外患，故若能用食平疴，适性遣疾，最收养生之效。”王凤岐老师作为著名的国医专家，将会针对不同类食物，为我们普及它们对于不同病症的功效，以及我们患病时的饮食宜忌，助我们达到吃的第一个境界——驱走疾病，恢复身体健康。

驱走疾病并不是最终目的，人们更多追求的是维持身体健康得以长寿。《黄帝内经·养生论》中记载长寿要诀：“五谷为养，五果为助，五畜为益，五菜为充。”不同种类食物为我们提供不同的营养物质，要维持巩固身体健康必须做到营养均衡，才能增强免疫力、预防疾病、延长寿命。吴大真老师作为资深养生专家，将会为我们普及不同食物的营养价值，以及日常如何搭配才能做到营养均衡，助我们达到吃的第二个境界——巩固身体健康，固本增免。

尽管内心知道日常饮食应以健康营养为原则，但因为许多有营养健康价值的食物味道口感不佳，人们实际行动中常常秉持“食以味为先”的态度，盲目“以味取食”而忽略品质，导致影响身体健康。资深美食家姜波老师将针对以上二位老师推荐的营养健康食物，告诉我们如何烹调和食用，可以满足我们对口感的追求，有营养的食物且口味鲜美，助我们达到吃的第三个境界——健康营养之中得到美的享受，愉悦心志。

相信本书一定可以对大家大有裨益，让我们一起从“不会吃”蜕变为“食神”吧！

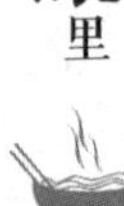

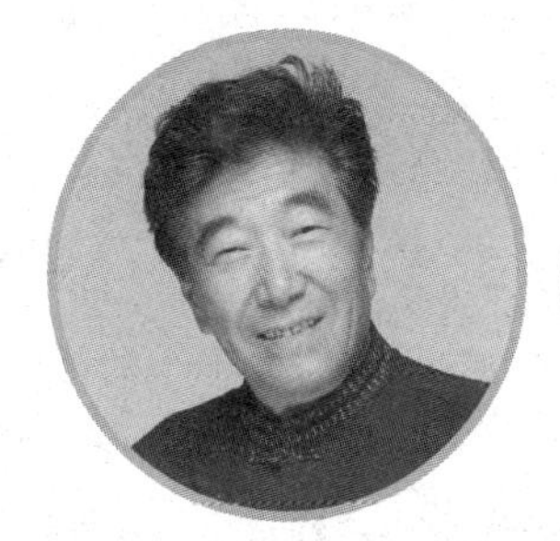 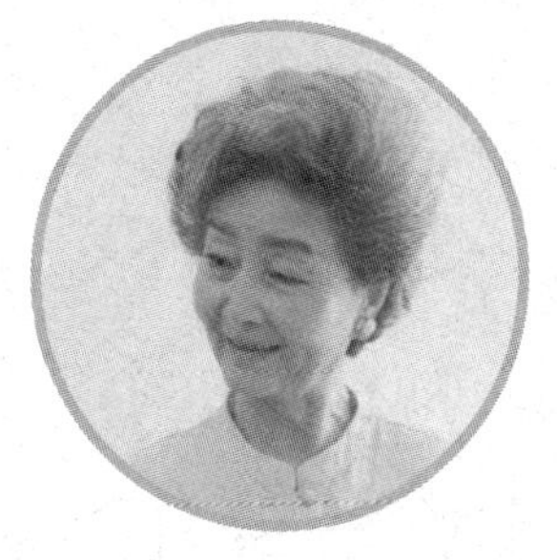 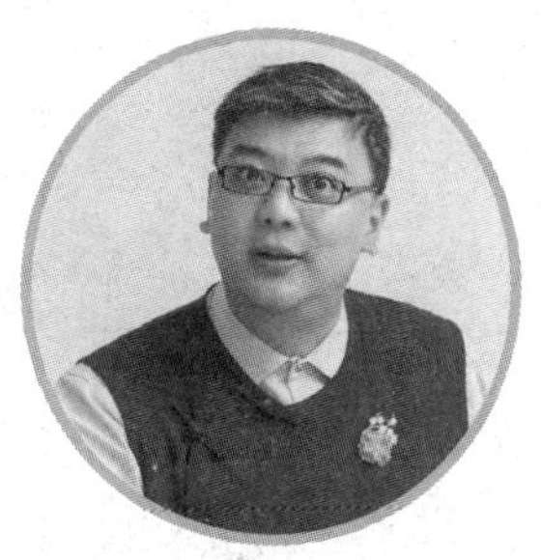 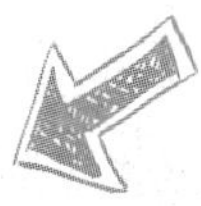

健　康　，　营　养　，　美　味　，　看　看　专　家　怎　么　说

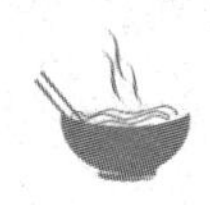

目　录

◎第一章

健康，藏于美味之中

◎第二章

杂粮五谷，是以为“养”

◎第三章

药食同源，食疗

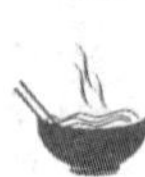

◎第四章

小病治，大病防，小小蔬菜有奇效

◎第五章

水果浑身都是药，养生治病不可少

◎第六章

让调味品奏响健康奏鸣曲

◎第七章

时令养生好食方，一年四季身体好

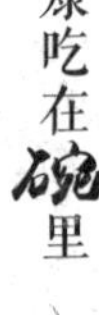
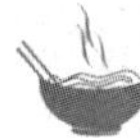

◎第八章

找到体质的短板，对症才能“下药”

◎第九章

养生大餐千万道，吃好三餐才是王道

第一章

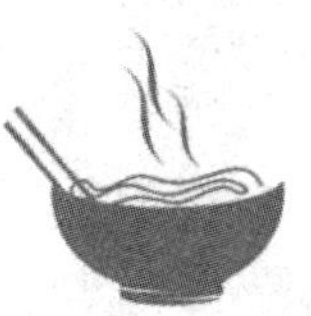

健康，藏于美味之中

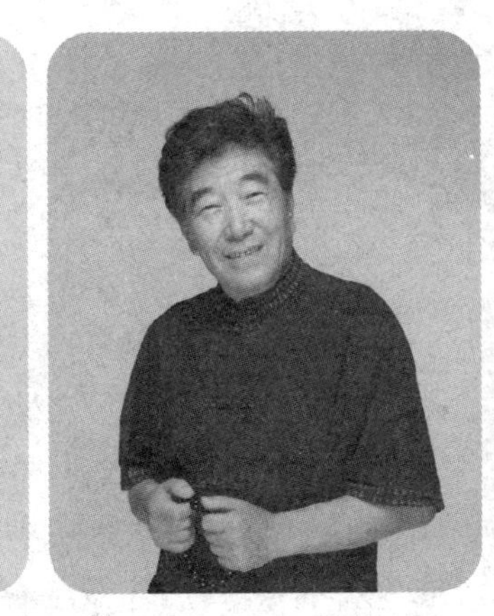
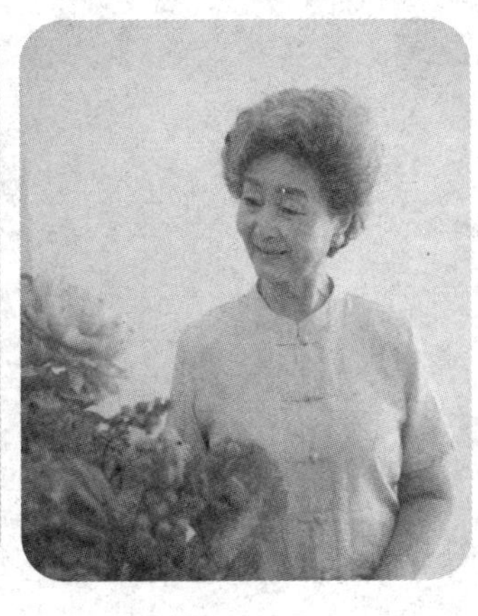
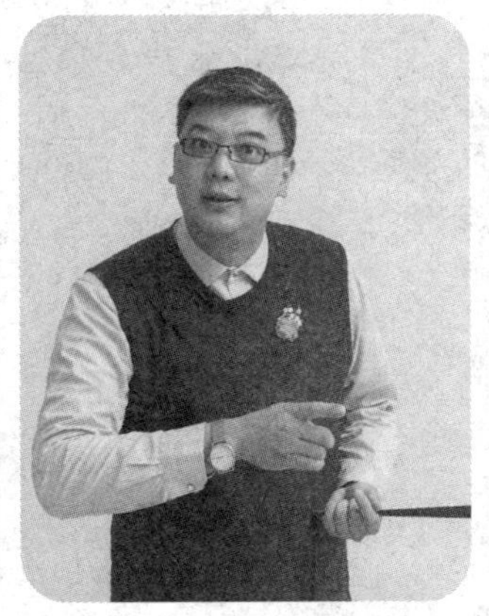

健康，营养，美味，看看专家怎么说

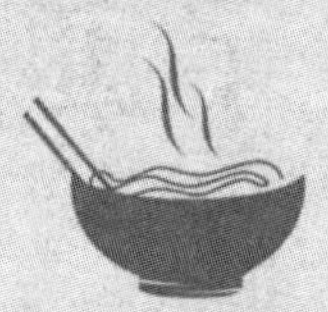

民以食为天，食以康健为先。比起药物来，疾病的饮食疗法有其先天的优势。试想，品尝美味之时还可以治疗疾病，这是一件多么惬意的事情。但话说回来，美味虽美，吃不对也会危害健康。因此，即使是小小的食物，我们也要讲究其科学性。美味我所欲也，健康亦我所欲也，那么，怎样吃才能美味与健康兼得呢？本章将为你一一道来。

食物品性之最，在于药性

近年来，由于人们生活的变迁，环境变差、压力变大、生活无规律、饮食无节制，等等，人们的身体健康遭到不同程度的威胁，轻则处于疲惫、失眠等亚健康状态，重则身体生出诸多疾病，常常药不离口。但是“药者，毒物也”，药吃多了必然有损身体，俗语云“药疗不如食疗”，孙思邈的《千金要方》中也主张“为医者，当晓病源，知其所犯，以食治之，食疗不愈，然后命药”。那么食物的药用价值究竟有多少？当我们生病，靠食疗是否真的能达到治愈疾病的目的呢？我们来听听几位专家的说法！

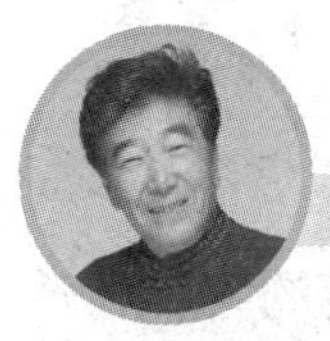

王凤岐

中医专家谈疾病怎么防

在一次和朋友们聊天时，聊到食疗的问题，有个朋友很疑惑地问我：“我平时也不挑食，家里做什么我就吃什么，但是总感觉身体并不是很强壮，天气一变化，就会感冒，一感冒，就得吃药，但是随着感冒的次数增多，一点儿抵抗力都没有，这是为什么呢？”

那是因为没有吃对！

我们每个人，不管什么原因，都会患上这样或那样的病。生病了，许多人第一时间想到的就是吃药。但俗语有云："是药三分毒。"就拿西药来说，每当你感冒发热时，医生会加入一些抗生素来消炎杀菌，这样做虽然可以杀死病菌，但许多抗生素会导致小便不通，严重的还会影响到肝和肾，副作用较大。中药的副作用虽然稍微小点，但考虑到它那烦琐的熬制过程以及苦涩的味道，也让人望而生畏。那有没有一个两全其美的办法呢？时下里都讲究养生，尤其是对吃的东西，更是多用了几分心思，因为，"吃"里有很大的学问，吃好了，不仅有利于健康，还能预防和治疗一些疾病！我曾经和一位患有高血压的患者说过，让他通过食疗的方式，来调压，不久前那位患者还打来电话说，他的血压比过去稳定了很多。所以说，吃好了，有时候比药还管用。都说药食同源，这话是有一定道理的，只要你用心，食物也可以当药膳。有些病，不需要吃药，更不需要去医院，也能"食"到病除。

吴大真

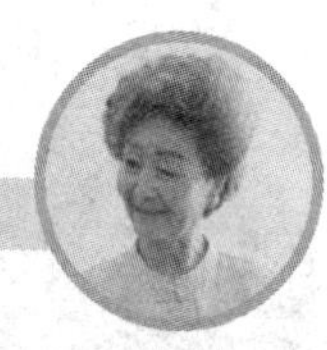

中医养生专家谈营养怎么取

食物之所以有药用价值，是因为食物中含有人体所需的各种营养物质，蛋白质、糖类、维生素、微量元素，等等。食物为人体提供营养，营养与健康是不分家的。

所谓"病从口入"，我们生病多是由于不良的饮食习惯导致有些营养物质过剩、有些又缺乏，长期营养不均衡引起身体五脏不和，遇

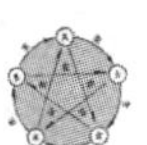

寒或风等外界刺激便抵抗力差，容易生病。且长期身体失调，也会生出很多慢性病，比如我们现代人常患的高血压、高血糖、高脂血症、心脑血管疾病以及各类癌症，可以说都跟“吃”、跟不良的饮食习惯有着莫大关系。

既然源起于食，自然可由食而治。缺什么就补什么，多什么就降什么，比如贫血就吃些铁元素含量高的食物，高血脂就控制脂肪摄入多吃些清脂的食物。营养均衡，身体各脏器“固若金汤”，疾病自然“溃不成军”。另外，食物还可以根据个人喜好，做出不同风味的口感，从此良“药”不再苦口！

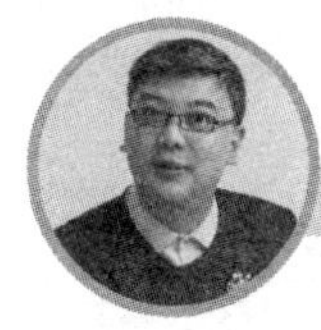

姜 波

御厨传人讲美味怎么做

两位老师都提到了吃能治病，这话一点儿没错。说到吃，我可以毫不谦虚地说是这方面的“吃货”专家。不过，我可不是抓住什么吃什么，而是有目的地吃，哪儿不舒服了，我就对症吃东西，而且，我能把各种食物做成美味。举个例子来说吧。比如说，我感冒了，要是一般人的话，很有可能就去医院打针、挂吊瓶，再不济也会去药店拿几盒感冒药，但是我不是这么做的，而是自己从厨房找来生姜和红糖，熬一些生姜红糖水来治感冒。这里的生姜和红糖都是我们常见的食物，而不是一般的药物，但经过熬煮之后，生姜红糖水就成了一味药膳。喝几次后，感冒很快就好了。而且，掌握好搭配和手法，红糖姜茶也可以做得很好喝，将生姜切片，适量水煮沸成汤，取一包红茶放入杯中，倒入姜汤泡4分钟左右，加入红糖搅拌均匀就可以了，又暖又甜，既美味又可治感冒。

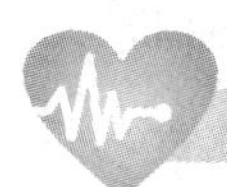

健康小贴士

在一般情况下，疾病发生后，不必先吃药，只有食疗无效者才考虑用药。然而，因为食疗是有一个过程的，因此对于某些大症、急症，食疗无法即刻见效，我们还是应先选择以药物为主，食物为辅。另外，中医学治病讲究辨证施治，所以只有在判断清楚自己的病因后，才可以用相应的食膳来治疗，切不可妄自乱食，否则非但达不到效果，反而会适得其反。

调养五脏，选对“保护色”

天地有五行，人有五脏，而食物也有五色，五脏配合五行，五色滋养五脏。如果你每天的餐桌上都“五彩缤纷”，就可做到营养均衡，调和五脏，获得身体健康。饮食中的五色是指食物的五种天然颜色，即白、黄、红、绿、黑。传统医学经典理论认为，五色养五脏，只要吃对了，无疾者可防疾，有疾者可祛疾。那么，如何选择和食用不同色系食物才能兼收营养健康，还能享受到美味呢？

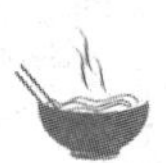

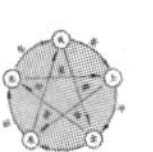

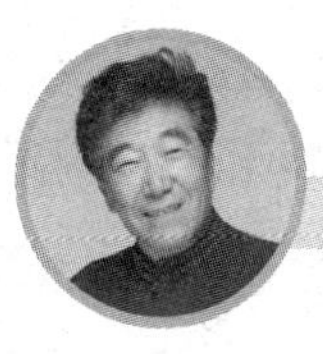

王凤岐

中医专家谈疾病怎么防

我们知道，五行除了代表我们熟悉的五种物质：金、木、水、火、土之外，也代表了我们的五脏：心、肝、脾、肺、肾，同时可引申出五色：白、绿、黑、红、黄。只要每餐都吸收到五色的食品便可做到五行相生，达到调和五脏、滋补身体的效果。中医学认为，五行的金、木、水、火、土各以白、绿、黑、红、黄五色代表，而五行又和心、肝、脾、肺、肾相对应。因此，中医就用不同颜色的食物来治疗相对应的一些脏腑的疾病。如脾虚了，可以吃一些人参、黄芪、山药等土里长出的属于黄色的食物；肾虚了就可以吃一些可以养肾的黑色食物，如黑米、黑芝麻、黑桑椹等等。故而为了身体健康，在日常的饮食当中，也要注意不同颜色食物对身体的影响。

绿入肝

多吃绿色食物有助于清肝火、疏肝气，特别是平常脾气比较大的人，看看绿色植物或者是食用绿色食物是很有好处的。比如说，每当心情不好的时候，出去走走，看看绿色植物，心情就会变得好起来了，这就是因为绿色可以养肝脏，帮助肝脏疏通气机，气顺了，心情自然就会好起来了。

红入心

按照中医五行学说，红色为火，为阳，心为火，为“阳中之阳”，所以红色通心，可以养心，有滋养心阴、生血补气的作用。所以，平常可以多吃一些红豆、西红柿、胡萝卜、西瓜、草莓、大枣等红色食物，可养心养血、清热生津。

黄入脾

黄色代表土，而土和脾相通，多吃一些土里的东西就可以起到养脾胃的效果，如我们常说的五谷。《黄帝内经》认为，“五谷为养”，在养脾胃的食物中，五谷是最好的，而在五谷中，小米又是五谷之首。所以说，无论什么时候，用小米养脾胃都是最简单也是最有效的方法。

白入肺

白色通于秋季，而秋季与肺相通，所以多吃秋季成熟的白色的食物就可以起到滋阴养肺的作用，如白萝卜、梨、冬瓜等，这些食物成熟于秋季，能够接受秋季的寒气，所以性凉，有清肺去火的效果。对于因肺火引起的痰多黄稠、咳嗽、咽喉红肿以及喉咙疼痛等病症能起到缓解、治疗的作用。

黑入肾

大多数黑色食物，都是养肾的好手。比如黑米，中医学认为，黑米有滋阴补肾、健身暖胃、明目活血、清肝润肠等功效，对肾阴虚引起的头昏目眩、腰膝酸软、夜盲耳鸣等症状疗效甚佳，而且长期食用还具有延年益寿的效果。除黑米外，黑豆、黑枣、黑芝麻、黑木耳等也具有滋阴补肾、补血益气等效果，有肾阴虚的患者可以经常食用。

吴大真

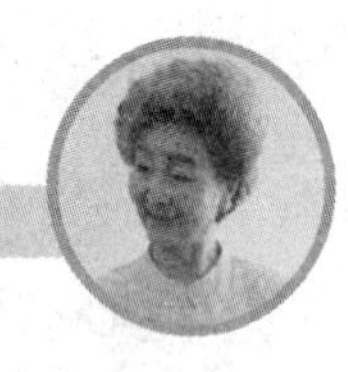

不同颜色的食物可对应养护不同的脏器，是因为不同颜色的食物中所含的营养大不相同，对我们的身体自然有不同的调理作用。前面

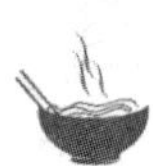

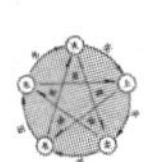

讲五色食物可以治疗不同脏器的疾病，而对于健康人来讲，日常饮食要让“五色食物”同上餐桌，进行合理科学搭配，做到营养均衡，才能达到维持健康的目的，吃得营养，整个人看起来也很“营养”、阳光、精神焕发。

绿色食物含有丰富的类胡萝卜素、维生素A和维生素C、铁元素等，每天吃些绿色食物胜过人工合成的维生素片，且有些绿色食物如花椰菜、卷心菜等富含莱菔硫烷、异硫氰酸酯和吲哚等成分，能够刺激肝脏产生降解体内致癌物的物质。

红色食物如西红柿、西瓜、胡萝卜等都是膳食番茄红素、类胡萝卜素的重要来源。胡萝卜素和番茄红素不仅是非常美味的调味剂和天然食物增色剂，还可以有效地预防心脏疾病和肿瘤。

黄色食物包括橙子、橘子、木瓜、芒果等，这组食物可提供β-隐黄素。β-隐黄素具有抗氧化作用，而且会在体内转换成维生素A。人体需要的β-隐黄素87%都来自于这一色系的食物，很多人不喜欢吃黄色食物，但是为了营养均衡也要适当摄入一些。

白色食物包括大米、芋头之类含有大量淀粉的主食类食物，营养价值极高，是人体能量的主要来源，另外大蒜、梨、香葱、豆芽等是类黄酮的丰富来源，能够帮人扩张血管，帮助血液流通，也是人体不可或缺的营养物质。

黑色食品如黑枣、黑木耳、黑加仑等，含有丰富的维生素、微量元素、黑色素，具有非常高的营养价值。

五色食物所含主要营养素不同，人体必需的营养物质，是任何单一颜色的食物所无法包括的，因而我们日常饮食最好采用“彩虹”原则，除非因某个脏器需要特殊调养，可多食对应色系食物，正常健康人群为确保营养均衡，尽量每种颜色的食物都能摄入，不要因为不合口味而对某种色系的食物避而远之，才能护住五脏安好，维持身体健康。

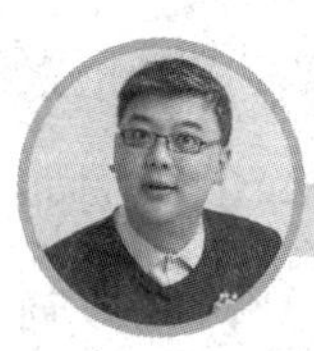

姜 波

御厨传人讲美味怎么做

如果你要觉得因为不合口味而对某个色系的食物避而远之，我就要教教你了，其实每种色系的食物都可以做成美味。红色系的西红柿炖牛肉、白糖拌西红柿，黄色系的酱羊肝、炒鸡杂，绿色系的菠菜拌粉皮、虾仁炝芹菜、生炝甘蓝，白色系的牛奶蒸蛋、白菜炖冻豆腐、酱烧春笋，黑色系的木耳炒肉、烩木耳，等等。

当然你也可以几种甚至五种色系混搭，营养更丰富。比如五色蔬菜：取西兰花100克、菜花100克、胡萝卜和玉米各50克、黑木耳20克、蒜蓉等配料适量。炒锅加水，水开后加入食材焯2分钟后捞出，热锅下油，加入蒜蓉炒一下，加入蔬菜翻炒，加盐、鸡精等调料适量，即可出锅，简单又营养。当然还有更简单的，可以取不同颜色的水果蔬菜，切丁切块，加色拉酱，做成色拉，清爽可口、简便健康。

每种颜色的食物都是浑然天成，必有它的好处和独到之处，五色食物有百种吃法，只要我们用心琢磨，美味和健康便可兼得。

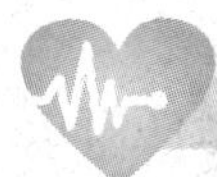

健康小贴士

五色食物中宜多吃水果、蔬菜类，因为蔬菜水果多为碱性食物且营养丰富，不易营养过剩。但是注意有些食物不可随意搭配，比如山

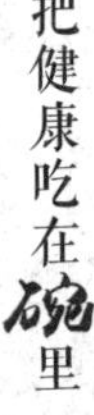

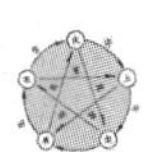

楂、葡萄等水果与海鲜同食易消化不良，菠菜与豆腐同食易患结石，牛奶与巧克力同食易腹泻等。

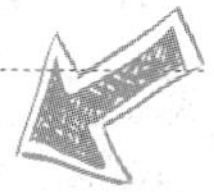

做食物的“伯乐”，选食依其“脾性”

人的性格千差万别，有的人性情刚烈，有的人则安静平和；人身体的属性亦是各有不同，有的人体质寒凉，有的人则体质燥热；同样，食物也各有“脾性”，有的性温，有的性凉。对于我们每日必不可少的食物，若想从其中获得营养甚至恢复健康，首先要弄清它们的“脾性”，然后对症用食，才能起到理想的食疗作用。食物的“脾性”分为寒、热、温、凉、平五种，这是选择食物的重要依据，然而，食物那么多，我们应该怎么分辨怎么选择呢？

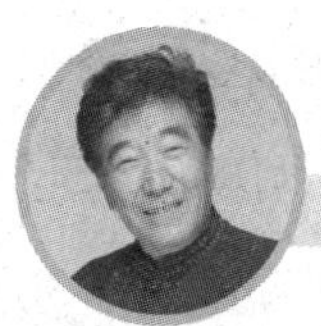

王凤岐

中医专家谈疾病怎么防

凉性或寒性食物适用于热性体质和热性病症，有清热、泻火、凉血、解毒等功效，如西瓜适用于发热、口渴、烦躁等症，梨适用于咳嗽、胸痛、痰多等症。

而温性或热性食物与之相反，适用于寒性体质和寒性病症，有散寒、温经、通络、助阳等功效，如生姜、葱白、香菜等适用于风寒感冒、发热、恶寒等症，干姜、红茶适用于腹痛、呕吐等症，辣椒、酒等适用于肢冷、畏寒、风湿性关节痛等症。

平性食物的性质介于寒凉和温热性质食物之间，适合于一般体质，寒凉、热性病症的人都可选用，平性食物多为一般营养保健之品，如米、面、黄豆、山芋、萝卜、苹果、牛奶等。

食物“脾性”分辨方法：

1. 喜阳的偏热性，喜阴的偏寒性

我们常见的五谷杂粮、一些水果等类植物，因为这些植物需要阳光才能生长，所以是热性的、温性的，如小麦、大豆、苹果、龙眼肉、荔枝等。而一些喜阴的植物则是寒性的、凉性的，如大黄、黄连、三七等。

2. 长于土里的是热性，长于水的是寒性

有些植物生活在水中，而水是寒性的，那么这种植物也就是寒性的，如莲藕、薏苡仁、水芹等。而生长在土里的大多数是温性的，如土豆、山药、当归、人参、黄芪等。

3. 绿色偏寒，红色偏热

绿色植物接近地面，吸收地面湿气，故而性偏寒，如绿豆、绿色蔬菜以及一些植物的茎叶等。颜色偏红的植物，如辣椒、大枣等能吸收较多的阳光，故而性偏热。

4. 味道苦、酸的食物性寒，味辛、甜的食物性热

一般来说味苦、味酸的食物是性寒的，如苦瓜、苦菜、木瓜等。而味辛、味甜的食物，由于接受阳光照射的时间较长，所以是性热的，如大蒜、辣椒等。

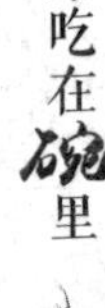

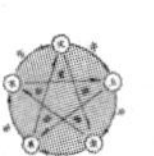

5. 冬天生长的食物偏寒，夏季生长的食物偏热

在冬天里生长的食物，因为接受外界的寒气较多，故而性偏寒，如大白菜、香菇、白萝卜、冬瓜等。在夏季生长的食物，由于接收的雨水较多，也性寒，如西瓜、黄瓜等。而春、秋季食物多偏热性，如大麦、小麦、高粱、红薯等。

6. 天上飞的，地上跑的，水里游的都是热性的，不动的都是寒性的

天上飞的飞禽类基本也都是热的，因为它要是不动的话根本飞不起来，而且飞行的速度快，需要很大的体力，所以飞禽的热性比陆地上跑的牛羊都高，山珍都是大热之性。

陆地上跑的动物，它们的肉基本上都是热性的，比如牛肉、羊肉、鸡肉、狗肉、兔肉、鹿肉等，而且跑得越快的动物，热性就越大，狗肉比羊肉热，羊肉比牛肉热。猪肉比较例外，它是凉性的。这就是因为猪比较喜欢趴着不动。

水里游的也都是热性的，因为它不停地游动，水里不爱动、动得少的就是寒性的。所以鱼、虾都是热性的，而蛤蜊、螃蟹、龟、鳖、海参基本上都是寒性的。

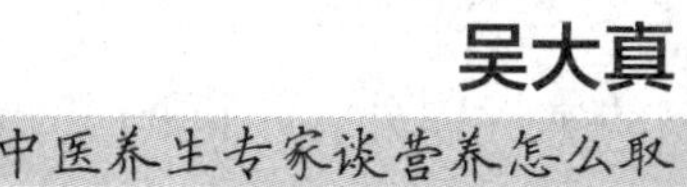

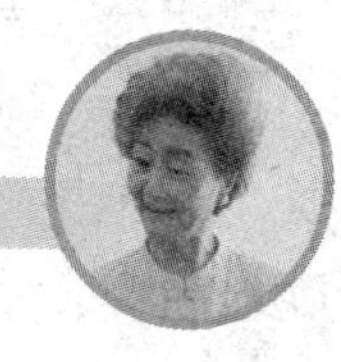

无论寒凉、温热抑或平性的食物，都有其药用价值，都可以在身体出现问题时助我们恢复健康。我要讲的是，不同“脾性”的食物，无分好坏贵贱，都有其营养保健价值，但是要用得对，英雄要在对的

"用武之地"才能彰显身手，每一种食物都是"千里马"，而我们要做"伯乐"，才能使得食物可"尽其用"。

现代营养学认为，寒凉性食物中纤维素含量较高，纤维素对肠道有刺激作用，故而寒凉物质有通便、清热之效，食用过多容易造成腹泻。营养学角度来看，温热性食物的特点是产热量高，或含有辛辣素和挥发油等，可促进血液循环、为人体提供足够的热能。

"热者寒之，寒者热之，平者平之。"体质阴寒者宜多食温热的阳性食物，体质燥热者则宜多食寒凉的阴性食物，以阳补阴，以阴养阳，阴阳平衡，身体才会和谐。温和体质的人则什么食物都可以食用，只是注意寒热均衡，不可过度食用寒性或热性食物，否则，身体会慢慢变为寒性体质或热性体质。

一般来说，一日三餐最好温凉搭配，不要一律热性食物或者一律凉性食物。比如用餐食用了较热性的菜肴，餐后可食偏凉性或平性的水果，也可凉性蔬菜与热性蔬菜一起做成菜肴，菜品温和，益于养身。

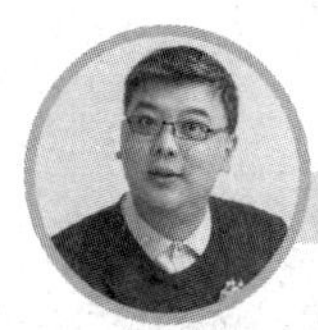

姜 波

御厨传人讲美味怎么做

除了食物的本性以外，不同的烹调方法和烹调用料都可以不同程度地改变食物的寒热性质。如采用炖、烤、烩、炸、烧、煨、炒等方法，可使凉性食物变得温热；选用葱、姜、大蒜、肉桂、花椒、料酒等调料，也可改变凉性食物的性质。

我们应根据自身的实际体质情况，灵活、动态地调配不同属性

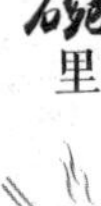

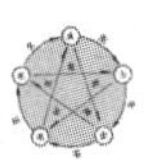

的食物，选择合理的烹调方法。如红焖茄子加大蒜，使菜肴性质不会太凉；红料火锅，则可选择凉性的芹菜、菠菜、山慈菇等，以保持平衡，克服饮食对健康产生的负面影响。

寒性体质的人不宜多吃寒凉性食物，如冰品、西瓜、柚子、柑橘、梨子、冬瓜、苦瓜、茄子、海带等；也可以通过炒、炖可使凉性食物变得温热。热性体质的人不宜多吃温热性、辛辣刺激的食物，如油炸物、香菜、荔枝、龙眼肉、羊肉、狗肉之类；可以选择与凉性食物一起凉拌，使其性质变凉些。

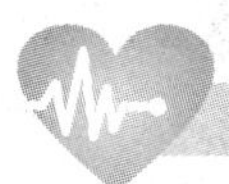

健康小贴士

根据气候变化也应选择不同性质的食物，如夏季炎热则适宜吃凉性食物，可清除体内燥热；冬季寒冷则适宜吃温热食物，可驱走体内寒气。

谨和五味，身康体健

俗话说，一个篱笆三个桩，一个好汉三个帮。我们的膳食需要摄入什么，是大自然千万年进化的结果，但是现代人总是与之对着干：要么偏不吃某种东西，要么偏吃某种东西。我们都知道，食物分酸、甜、苦、辣、咸，因为滋味大不相同，导致人们对其中某种或几种味道比较偏好，有些人只吃咸的辣的，甜的苦的一丁点儿不尝。这种做法是否可行呢？对身体健康有什么影响呢？还请各位教授为我们详细说说。

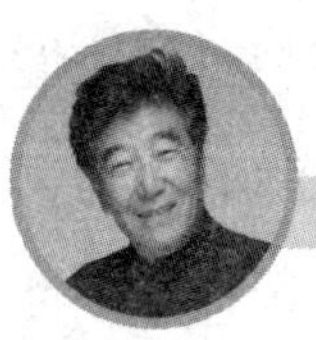

王凤岐

中医专家谈疾病怎么防

事实上，每种味道都有其特色，对身体健康也各有不同。咸、酸、甘、苦、辛，五味入口，各有所归。医圣张仲景曾经说过，“所食之味，有与病相宜，有与身为害；若得宜则益体，害则成疾。”可见，不同味的食物，对身体健康的影响不同。中医学讲五味可以滋养五脏：咸味补肾、酸味补肝、甘味补脾、苦味补心、辛味补肺。

1. 咸入肾，咸味具有养肾的功效

这里所说的咸并不是指多吃盐，而是多吃天然咸的食物，比如海带、紫菜、海参、牡蛎等。如果过量吃盐，不但起不到护肾的作用，反而会加重肾脏负担，导致血压升高。

2. 酸入肝，吃酸性食物可以抑制火气

酸性涩，有收敛的作用，如果肝火过大，不妨多吃一些酸性的食物，如山楂、乌梅、食醋等。

3. 甘入脾，吃甘甜食物可养脾

中医学认为，甘入脾，在五行中，脾属于土，而从土里长出来的东西大多数是性甘的，所以这些食物多能养脾胃，如我们最常见的小米、小麦、红薯、糯米、土豆、黄芪等，这些食物最适合脾胃虚弱的人吃了。另外，味甜的食物也属于甘味的一部分，所以吃一些甜味的

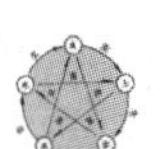

食物也能养脾胃，如大枣、龙眼肉、荔枝、苹果、桃子等。

4. 苦入心，祛心火还要靠苦味食物

中医学认为，“心”为十二官之主，具有藏神、主神明及推动血液运行的功能。心在四季中对应夏季，容易出现心火，这时候可以用“苦味”的食物来“灭火”，因为苦味的食物能调降“心火”，具有解热祛暑、提神除烦、健胃等功用。比如在炎热的夏季，如果能吃点苦味的食物，就会觉得特别舒服。

5. 辛入肺，养肺多吃辛味食物

中医学认为，辛入肺，辛味食物可以养肺。很多人认为辛就是辣，其实在中医学中，除了辣，腥膻、味冲的食物都算“辛”，比如羊肉、大葱、韭菜等。所以肺气虚的人可多吃点辛味的食物，以增强肺气。适量的辛味食品能刺激胃肠蠕动，增加消化液的分泌，并可促进血液循环、祛风散寒、舒筋活血。

吴大真

中医养生专家谈营养怎么取

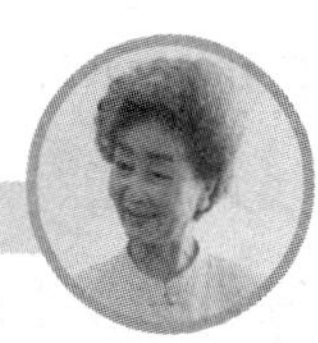

《黄帝内经》中指出：“谨和五味，骨正筋柔，气血以流，腠理以密，如是则骨气以精，谨道如法，长有天命。”说明五味调和得当是身体健康、延年益寿的重要条件。想要营养均衡，就要“谨和五味”。

人体新陈代谢必需的脂肪、蛋白质、糖类、维生素、无机盐和水，富含于酸、甜、苦、辣各类食物之中。各类食品的营养成分各有侧重。

酸味的食物：天然酸味的食物主要是水果，这些清新的酸味正是由水果中特有的有机酸带来的。水果中最丰富的酸是柠檬酸和苹果酸。这些有机酸对调节体液平衡有重要作用。维生素C也有淡淡的酸味，而且维生素C在酸性的环境中更加稳定，因此酸味食物中一般富含维生素C。

甜味的食物：食物中的甜味是由各种类型的糖类提供的。这些比较简单的糖类是最直接的能量来源。有些氨基酸也有甜味，如甘氨酸、丙氨酸、丝氨酸等。这些氨基酸是合成蛋白质的重要组成部分，对人体生长发育有重要作用。

苦涩的食物：苦涩食物的味道多数是由食物中的植物化合物产生的，以多酚类物质居多。近年来的研究发现，这类物质是强抗氧化剂，具有抑制冠心病、动脉粥样硬化，消除自由基、抗癌抗炎症等作用。

辣味的食物：食物中的辣味一般是由辣椒素或挥发性的硫化物提供的。研究显示，辣椒素具有优秀的镇痛作用，还能提高新陈代谢，起到燃脂、减肥的功效。而大蒜、洋葱等食物中的辣味是由挥发性的硫化物产生的。这些硫化物有很强的杀菌消炎作用，可起到预防流感、促进新陈代谢等保健作用。

咸味的食物：天然带咸味的食物一般含有较多的钠离子和钾离子。钠离子和钾离子的平衡对于维持身体渗透压和神经的正常工作有重要意义。

因为不同味道食物所含营养物不同，因此想要营养均衡，就要五味调和。怎样才能做到五味调和呢？一要浓淡适宜；二要注意各种味道的搭配，酸、苦、甘、辛、咸的辅佐，配伍得宜，则饮食具有各种

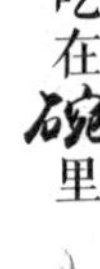

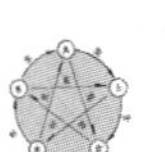

不同特色；三是在进食时，要做到味不可偏亢，偏亢容易伤及五脏，于健康不利。

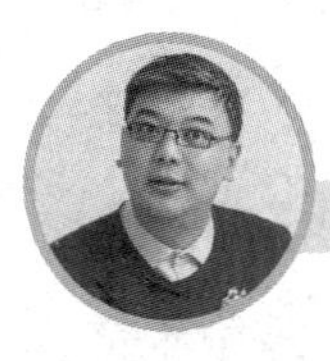

姜 波

御厨传人讲美味怎么做

关于美食的味道，我很有发言权，酸、甜、苦、辣、咸各有其味，单一的味道给人的感受并不尽善尽美，但是可以在烹饪过程中，经过相互之间调和，取长补短，相互作用，达到适口和芳香。既能满足营养学“多味搭配”要求，还能使得食物更加美味，另外，对于很不爱吃某种食物的人可以通过调味来解决。

太酸的食物：如西红柿等，烹饪时可适当配些甜的，能很好地中和酸味，凉拌西红柿加些白糖，或者西红柿炒蛋加些糖，都能让“酸”变成“酸酸甜甜”，更易让人接受。

太甜的食物：或者做菜时加了过多的糖，则可配些咸的或辣的，比如盐或辣椒，可以很好地去除甜腻。

太辣的食物：可以适当加些酸的，比如我们平时吃到很辣的菜或者汤，实在辣得吃不下，可以适当加些醋，能即时解辣。

太咸的食物：可以配些甜的或酸的，可以适当缓解咸味。

太苦的食物：一般很多人不爱吃，其实可以通过搭配和烹饪去除苦味，也能做得很有风味。比如苦瓜，做之前可以先用热水烫或用盐水泡10~30分钟，烹饪时可加些酸的甜的，如醋糖之类，或者加些酸甜食品，如做凉拌苦瓜时可加些蓝莓、葡萄干等。

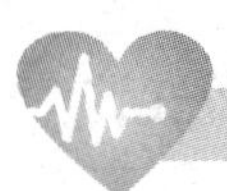

健康小贴士

《黄帝内经》中指出："多食咸，则脉凝泣而变色；多食苦，则皮槁而毛拔；多食辛，则筋急而爪枯；多食酸，则肉胝而唇揭；多食甘，则骨痛而发落，此五味之所伤也。"即咸味的东西吃多了，会使流行在血脉中的血瘀滞，甚至改变颜色；苦味的东西吃多了，可使皮肤枯槁、毛发脱落；辣味的食品吃多了，会引起筋脉拘挛、爪甲干枯不荣；酸的东西吃多了，会使肌肉失去光泽、变粗变硬，甚至口唇翻起；甜味食品吃得过多，能使骨胳疼痛、头发脱落。以上都是因五味失和而影响机体健康的情况，因此生活中切记五味调和。

饮食"温和"，身体方能"从容"

唐代医学家孙思邈在《千金翼方》中指出："热食伤骨，冷食伤肺，热无灼唇，冷无冰齿。"一般来说，饮食过凉或过热都会危害到身体的健康，所以在饮食中应特别注意食物的温度，饮食温和，才能有助于身体健康。

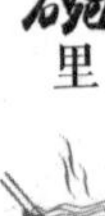

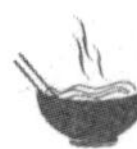

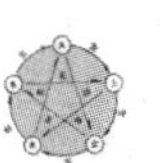

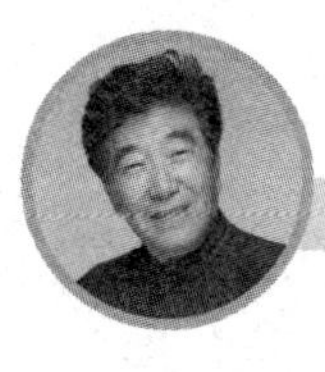

王凤岐

中医专家谈疾病怎么防

《黄帝内经》说，饮食要“热勿灼灼，寒勿沧沧”。意思是，热食不能过于灼热，过于灼热的食物，易烫伤口腔、食道和胃肠黏膜。吃凉食时不能过于寒冷，过于寒冷的食物，易损伤脾胃阳气，现代医学认为，寒冷食物能抑制消化液的分泌，使胃功能减弱，久而久之可导致食欲下降，消化不良。

身患疾病的患者更是要注意对食物冷热的把握。

糖尿病患者不宜食用含糖量较高的冷饮或甜品。食用含糖量较高的冷食，不利于控制血糖水平。对于个别糖尿病患者可能导致严重的代谢紊乱，甚至出现糖尿病酮症酸中毒或者高渗性非酮症酸中毒等。

血脂过高者（如高脂血症、脂肪肝、动脉硬化或者冠心病患者）需减少冰激凌、用肉制品制作的冷菜等含脂肪较多的冷食制品。避免增加过量的脂类成分摄入，加重高血脂的代谢紊乱。

冷食伤胃气，胃肠道慢性疾病如胃食管反流病、慢性胃炎、胆囊炎以及慢性肠道疾病者，应少食冷菜。

人的口腔、食管对温度的耐受是有一定限度的，口腔或者肠胃溃疡患者不宜食用过热的食物。而实际上，健康人也不宜食用过烫的食物。有研究发现，食管癌、贲门癌、口腔癌可能和“烫食”有关，就是说有可能某些黏膜上皮的肿瘤是“烫”出来的。

因此过冷过热的食物都是“健康杀手”，日常饮食以温和适宜为最佳。

过冷过热不只是“健康杀手”，也是“营养杀手”。生鲜的食物容易保持食物本身含有的营养素，但是食用过度寒凉的食物，不利于肠胃消化，使得营养素不能有效地被人体吸收利用，饮食的营养作用大大减值。过热的食物经过长时间高温煮、烫、烤等食物本身的营养素大部分已被破坏，十分没有营养价值。

那么食物的温度控制在多少度比较有营养呢？

60℃～70℃煮牛奶　牛奶富含蛋白质，蛋白质在加热的情况下会发生较大的变化，在60℃～62℃时，呈胶体状态的蛋白质微粒出现脱水，由溶液变为凝胶状，随之会出现沉淀；当温度升高到100℃时，牛奶中的乳糖开始焦化，使牛奶呈现褐色，并逐渐分解形成乳酸，产生少量中酸，使其带有酸味，营养价值下降。所以，牛奶不宜高温久煮，一般在60℃～70℃时，即可达到杀菌消毒之目的。

70℃炸海鲜　海鲜类含蛋白质。煎炸海鲜的油温过低时，未熟的海鲜不卫生，易引起腹泻。但温度过高时，既会凝固蛋白质，使其不易消化，也会有损于海鲜之美味。

50℃～60℃冲蜂蜜　过热的水不仅改变了蜂蜜的甜美味道，使之变酸，而且可使蜂蜜中的酶类物质变性，产生过量羟基甲糖醛，使营养成分被破坏。

70℃～90℃放味精　炒菜时不宜过早放味精，一般应在菜肴快熟时或者刚出锅时加入，因为这时菜温在70℃～90℃左右，是味精溶解度最好的温度。相反，当温度超过120℃时，味精中的谷氨酸钠

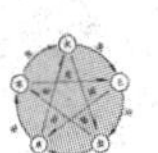

就会焦化，焦化的谷氨酸钠既没有鲜味，还具有一定的毒性。

以上温度均为食物制作时的温度，食物的入口温度以与体温相近为宜，最好不要高于37 ℃。比如火锅类食物需待食物稍凉些再食用，不可食之过急。

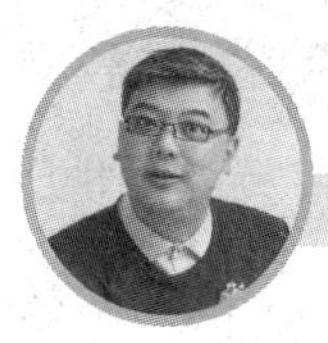

姜 波

御厨传人讲美味怎么做

食物的温度，不只影响健康和营养，还会影响口味和色泽。很多蔬菜如果炒、煎、炖、煮很久，大大影响色泽和口感，无法品尝蔬菜本身的鲜美味道。而过于冰冷的食物也是会让人的味蕾麻木，只感觉到冰，无法感觉到香美。常食的食物多高温度烹调或食用口味最好呢？果汁的最佳口感温度为8 ℃～10 ℃；西瓜在8 ℃左右最甜润；冰激凌在–4 ℃～–6 ℃时食用最痛快，味道最佳；冻肉解冻最佳温度是10℃～15℃；煮粥下米时，水的最佳温度是50 ℃～60 ℃；甜食在37 ℃时感觉最甜；酸食物在10 ℃～14 ℃之间，味道基本上不会改变；咸食、苦食，温度越高则味道越淡。

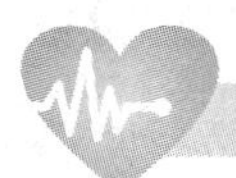

健康小贴士

剩饭剩菜再次食用时，一定要先热一热，起到灭菌的作用。而剩下的凉拌菜之类最好不要再次食用，滋生的细菌对身体有害，且口感大大降低，食用容易引起腹泻。

好习惯才能吃出“三境界”

现代人生活节奏快，没有过多时间重视饮食，往往吃得草率、吃得马马虎虎、吃得不认真，导致无法从饮食中获得健康、营养和美味享受。食物是好的，烹饪是好的，只因吃的习惯不对而达不到好效果，岂不可惜？

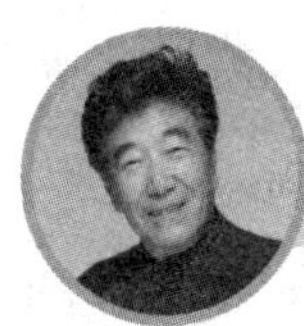

王凤岐

中医专家谈疾病怎么防

好习惯才能吃出健康

1. 慢食

“一口饭嚼30次，一顿饭吃半个小时”有多重效应：健脑、减肥、美容、防癌。当今社会的生活节奏越来越快，有的人为了节省时间，几分钟就可以吃完一份午餐。大脑根本就没有机会告诉你的身体它已经饱了，结果容易导致吃得过量，身体里储存过多的食物。吃得太快，食物的咀嚼不细，易损伤消化道黏膜，产生慢性炎症。因此，建议吃饭的时候应该细嚼慢咽。

2. 少食

现代人动不动就去吃大餐，吃到扶墙而出才罢休。我们的先辈在很早以前就认识到吃得过饱会对身体造成危害，《黄帝内经》里面

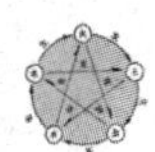

说："饮食自倍，肠胃乃伤。"一次吃很多食物，首先损伤的是我们自己的肠胃。中医古书《济生方》也指出："过餐五味，鱼腥乳酪，强食生冷果菜停蓄胃脘……久则积结为癥瘕。"从古人的经验看，饮食过量就会使肠胃功能失调，时间久了，生病得癌也无法避免。所以饮食应保持七八分饱，不可以暴饮暴食。

3. 早食

早食即三餐皆需早，早餐早食是一天的"智力开关"；晚餐早食可预防肥胖等多种疾病。

4. 淡食

淡食包括少盐、少油、少糖等内容。大鱼大肉吃得多，容易引发肥胖、高血糖、高脂血等疾病，这些疾病应特别注意饮食习惯，一个"淡"字可解。

吴大真

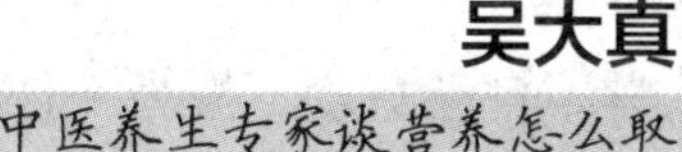

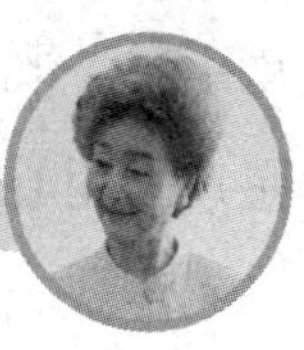

好习惯才能吃出营养

1. 杂食

杂食充分体现食物互补的原理，是获得各种营养素的保证。可先从每天吃10～15种食物做起。很多人偏食挑食，每天只吃几种自己爱的，容易导致某些营养物质缺乏。

2. 鲜食

绝大多数食物均以新鲜为上，许多"活营养素"可得以保持。食物存放过久，容易造成营养物质流失，因此提倡“鲜吃鲜做”“不吃剩”。

3. 素食

素食是指多吃五谷杂粮、水果蔬菜，少吃肉。这也是人的消化系统结构所决定的科学的营养进食结构。实际上五谷杂粮、水果蔬菜中含有很多营养物质，因为肉口味比较香，于是很多人的饮食结构中肉类占很大比重，这样很容易导致营养失衡。

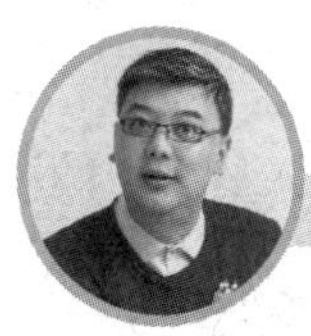

姜 波

御厨传人讲美味怎么做

好习惯才能吃出美味

1. 烹食

现代人越来越懒，喜欢去餐馆吃，不喜欢自己做，其实自己亲自动手做，既健康卫生，又可以享受到乐趣，因为是自己做的食物，更愿意去用心品尝。自己烹食不失为一种享受。

2. 乐食

良好的餐前情绪，可以增加食欲。吃饭时的情绪是否愉快，也是决定是否能品尝到美味的关键。心情不好，则食不甘味。作为一个美食家，对于食物保持热情和热爱，就能品尝到美味。

3. 隔食

有时因为情绪、气候而胃口不佳，到了吃饭时间仍不觉得饿，就别硬要求自己吃。隔一段时间有胃口了再去吃，同样的食物会变得更香。

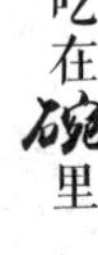

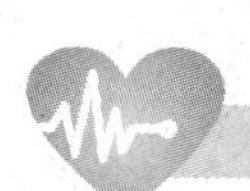

健康小贴士

早晨起床后喝一杯温开水，有利于肝、肾代谢和降低血压，防止心肌梗死，有的人称之为“复活水”。有关专家认为，人经过几个小时睡眠后，消化道已排空，晨起饮一杯温开水，能很快被吸收进入血液循环，稀释血液，等于对体内各器官进行了一次“内洗涤”。注意饮用水健康，水是生命之源，不要渴了才喝水，每天8～10杯水。

第二章

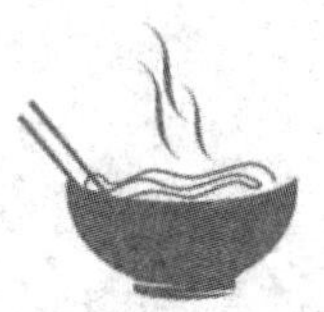

杂粮五谷，是以为『养』

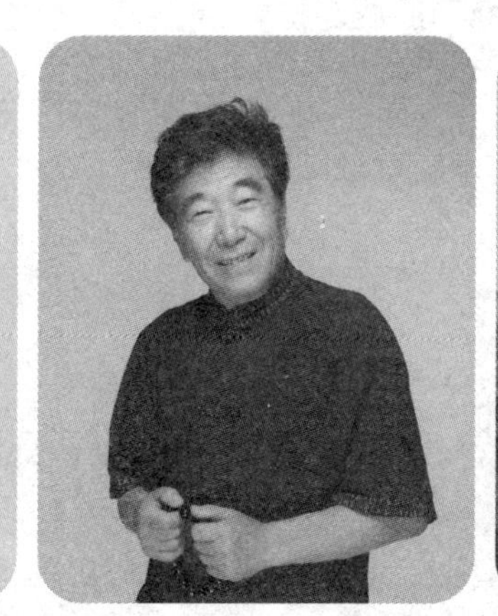
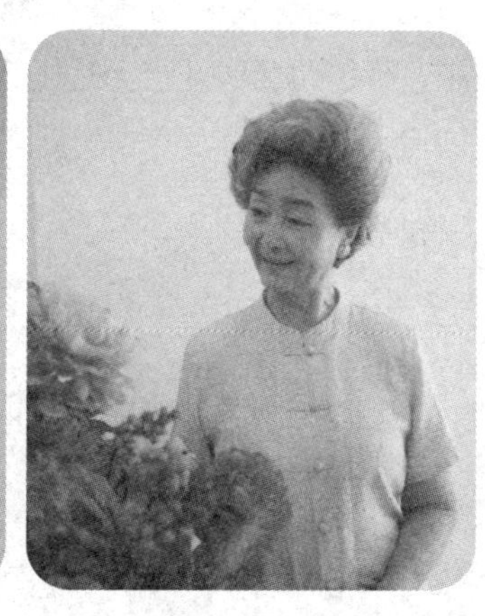
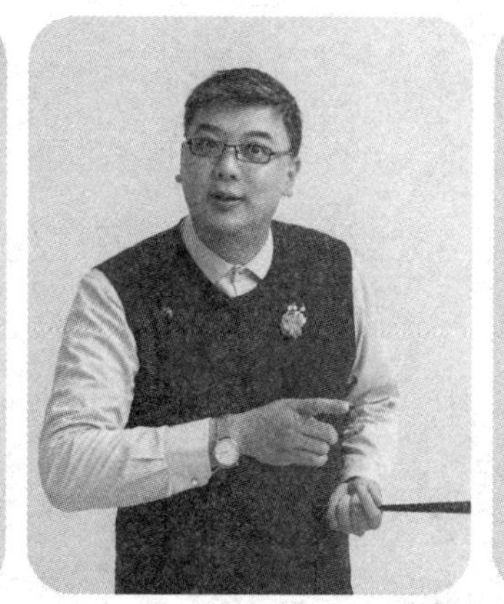

健康，营养，美味，看看专家怎么说

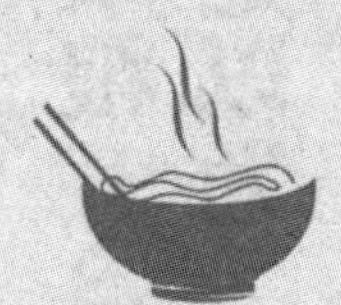

中医学认为“天生万物，独厚五谷”。对于一般人来讲，饮食中最恰当的应该是五谷了，五谷性平和，既不冷，也不热，这一点相当重要，因为只有性平的东西才可以常吃而不会生病。而且人体所需要的营养素几乎都存在于五谷之中，如矿物质、维生素、纤维素等。尤其是纤维素，不但可预防便秘、肠癌、缓解腹泻，还可增加饱足感，延缓胃肠的排空。此外，五谷杂粮热量低也有利于控制体重的增加。因此，要想保持健康，最好以五谷杂粮为主食。

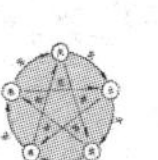

小米滋补，老少皆宜

说到小米，相信很多养生达人都不会陌生，小米粥一直是备受追捧的养生佳品。常言道："五谷杂粮，谷子为首。"小米是我国人民赖以生存的古老作物之一，为五谷之首，足见小米的重要性，所以"五谷为养"，当以小米为最。

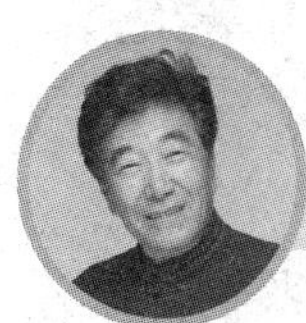

王凤岐

中医专家谈疾病怎么防

小米，通称谷子。谷子去壳即为小米。小米营养价值较高，是老人、幼儿、产妇宜吃的滋补佳品。比如很多人喜欢用小米作为产后滋补品来调养身体，因为小米有滋阴养血的功能，可以使产妇虚寒的体质得到调养。

☆性味归经

味甘、咸，性凉；归肾、脾、胃经。

☆**食疗功效**

具有和中益肾、除热、解毒的功效。《本草纲目》认为小米“治反胃热痢，煮粥食，益丹田，补虚损，开肠胃”。中医学认为，小米入肾、脾、胃经，具有健脾和胃、补益虚损、和中益肾、除热、解毒之功效，适用于脾胃虚热、反胃呕吐、消渴、泄泻等。

☆**适宜疾病**

1. 胃疼、胃溃疡等胃病患者尤其适宜用小米疗养，很多人的胃病就是通过每天喝小米粥加上注意饮食养好的。

2. 小米还有降血压的功效，高血压患者常食有助于身体恢复。

3. 小米有很好的滋阴强身的功效，很多身体虚弱的患者在恢复阶段，多食小米可助于滋补健体。

吴大真

中医养生专家谈营养怎么取

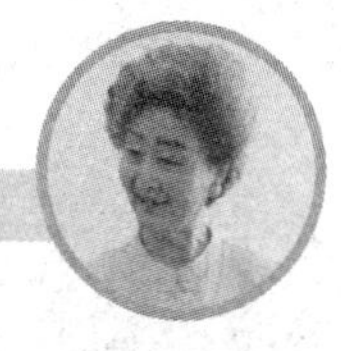

小米为五谷之首，是因为它有非常高的营养价值，小米中含丰富的蛋白质、脂肪、糖类这几种人体所需主要营养素，而且由于小米通常无需精制，因此保存了较多的微量元素和矿物质，其中维生素B_1、维生素B_2、维生素E、铁、磷、钾含量都非常高，此外还含有丰富的膳食纤维以及一般粮食中不含有的胡萝卜素等。小米的淀粉含量高约70%，是一种能量食物。但其蛋白质中赖氨酸含量很低，所以应与大豆和肉类等氨基酸含量较高的食物同食。

小米的功效在一些谷类食物中可谓是不能及的。小米熬粥不仅好吃，而且营养丰富、全面，确实是上好的营养食品，素有“代参汤”

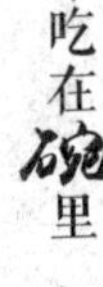

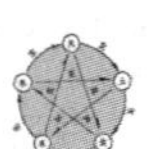

之美誉。尤其不可忽视的是小米粥中的米油，粥的最上层浮有一层细腻的黏稠物，这就是粥油，具有保护胃黏膜、补益脾胃的功效，最适合慢性胃炎和胃溃疡患者食用。这种米油甚至可以代替奶乳作为初生婴儿的食品。但要提醒大家的是，有糖尿病患者最好不要过量多喝。因为小米易消化，进入人体后会转化成糖类，如果过量食用的话就易造成血糖的不稳定。

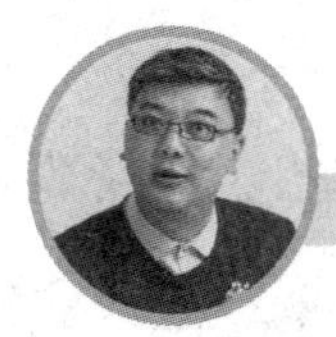

姜 波

御厨传人讲美味怎么做

小米不仅营养保健价值极高，而且易于搭配做成口感极好的美味，在这里，我向大家推荐几款粥，有兴趣的朋友不妨一试。

◇小米红枣山药粥

食　　材： 小米100克，糯米30克，山药70克，大枣（红枣）10枚，白糖适量。

制作步骤： 将小米和糯米用清水浸泡15分钟。将大枣用清水泡涨、去核。将山药去皮、切成小块。将红枣和山药块放入用白糖调成的糖水中浸泡30分钟。然后将小米、糯米、山药块、大枣一起入锅加适量的清水熬煮至小米烂熟即成。

特别提醒： 大枣有健脾、和胃、滋补的功能；山药则可刺激小肠运动，加上小米补虚。适用于食欲不好、脾胃虚弱以及便秘的老年人食用。

◇扁豆红枣小米粥

食　　材：白扁豆50克，大枣（红枣）15个，小米150克，红糖适量。

制作步骤：将白扁豆、大枣、小米分别洗净，一同入锅，加水适量，用大火烧开后转用小火熬煮成稀粥，加入红糖稍煮即可。每天早、晚分食。

特别提醒：此粥可健脾养血、清暑利湿。适用于消化不良、慢性胃炎、胃窦炎、糖尿病、原发性高血压等病症。

◇花生菠菜小米粥

食　　材：花生仁100克，菠菜250克，小米150克，盐、味精各适量。

制作步骤：将菠菜洗净，切碎。将小米淘洗净，与花生仁一同放入锅内，置大火上煮沸后，改小火继续煮至米开花、花生仁熟透，加入菠菜末，拌匀，继续用小火煮沸，放入盐、味精调味即可。

特别提醒：此粥可养血止血，润肠通便。适用于慢性胃炎、消化性溃疡、贫血、糖尿病、习惯性便秘等患者食用。

小米粥以煮粥吃最好

小米可熬粥、煮饭、磨成面蒸着吃，但以煮粥吃最好。还可以与各种粗粮搭配，同时添加一些大枣、红豆、红薯、莲子、百合等，除了风味各异以外，还有很好的营养和药用功效。

小米的选购和储藏

优质小米的米粒应该是大小均匀，颜色呈乳白色、黄色或金黄色，有光泽，闻起来气味清香，尝起来味微甜，无其他任何异味。而严重变质的小米，用手捻易成粉状，碎米多，闻起来微有霉变味、酸

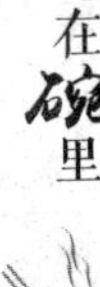

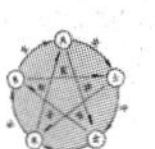

臭味、腐败味或其他不正常的气味，尝起来可能微有苦味、涩味及其他不良滋味。通常将小米放在阴凉、干燥、通风较好的地方。储藏前水分过大时，不能暴晒，可阴干。小米易遭蛾类幼虫等危害，发现后可将生虫部分排出单独处理。在容器内放1袋新花椒即可防虫。

如何识别用姜黄粉染色的小米

用姜黄粉染色的小米，煮成粥后米烂如泥，汤清似水，失去了小米原有的风味和营养成分，食用价值不大。要判断小米是否被染色，可用手拈几粒小米，沾点水在手心里搓一搓，凡用姜黄粉染过色的小米，其颜色由黄变灰暗，而手心会残留黄色粉状物。

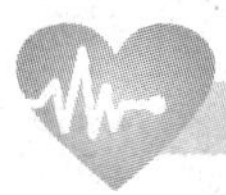

健康小贴士

小米宜与大豆或肉类食物混合食用，这是由于小米的氨基酸中缺乏赖氨酸，而大豆的氨基酸中富含赖氨酸，可以补充小米的不足。小米不宜与醋搭配，这是因为醋中含有机酸，会破坏小米中类胡萝卜素，降低营养价值。

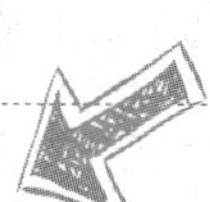

主食大米，不可或缺

大米是我们经常食用的一种食物，它是我们中国人最重要的主食，已经成为一日三餐中不可缺少的一部分。它营养丰富，有很高的食用价值，深受到人们的喜欢。现在很多西方人也开始对东方的大米青睐有加。

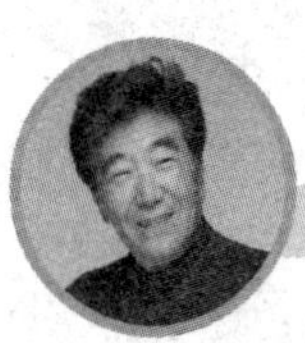

王凤岐

中医专家谈疾病怎么防

大米不仅可作为主食，其药用价值也很高。《食鉴本草》认为，大米有补脾胃、养五脏、通血脉、壮气力等功效。中医学认为，脾胃的好坏是决定人寿命长短的重要因素之一。因为脾是气血生化之源，有运化的功能。如果脾功能正常，那么人精力旺盛，自然显得年轻有活力；如果脾功能失常，就会造成气血不足，运化失常，此时人的面色就会变得萎黄，皮肤毛发也变得没有光泽，肌肉也会变得消瘦，人体抵抗力出现下降，那么外邪会趁虚入侵机体，则人自然难以长寿。

☆性味归经

味甘，性平；归脾、胃、肺经。

☆食疗功效

具有补中益气、滋阴润肺、健脾和胃、除烦渴的作用。

☆适宜疾病

1. 因肺阴亏虚所致咳嗽、便秘患者可早晚用大米煮粥食。经常喝点大米粥有助于津液的生发，可在一定程度上缓解皮肤干燥等症状。煮粥时若加点梨，养生效果更好。

2. 口腔炎患者、胃病患者也可常食大米粥，可有助于皮肤黏膜的恢复。

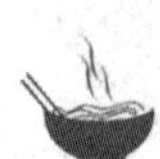

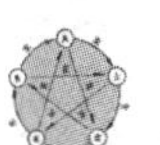

3. 大米中由于含较多的膳食纤维、B族维生素和维生素E，不仅有预防脚气病的食疗效果，对维持人体血糖平衡也有重要作用。

4. 大米中特有的成分谷维素，被称为“美容素”，是植物性的黑色素抑制剂，性质温和，无副作用。同时，还能降低毛细血管脆性，提高肌肤末梢血管循环机能作用，进而防止肌肤皴裂和改善肌肤色泽。

5. 另外，大米适宜作为很多患者的常食主食，脂肪肝、糖尿病、水肿、习惯性便秘、高血压、高脂血症、动脉硬化等患者都适宜食用。

吴大真

中医养生专家谈营养怎么取

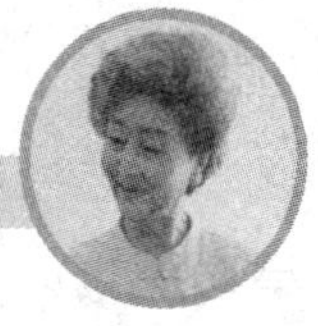

稻谷的胚与糊粉层中含有近64%的稻米营养和90%以上的人体必须的营养元素，且较为均衡，这应该是其成为人类主食的根本原因。大米是补充营养素的基础食物，除了富含糖类外，还含有蛋白质、脂肪、维生素及11种矿物质，能为人体提供全面的营养。

大米煮粥时，也可见上面有一层浓滑如膏的稀黏之物，便是米油，是补益填精的上品，对患者、产妇、老人及体弱者最宜食用。

但是要注意大米中的赖氨酸含量极少，日常食用需注意搭配赖氨酸含量高的食物如肉类、乳制品和豆类。如不能从其他食物中得到补充，以米为主食的人对蛋白质的利用率就会降低，不仅影响儿童长个儿，也对成年人的新陈代谢不利。

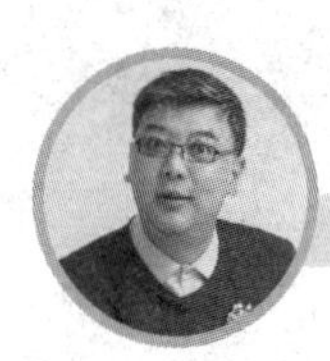

姜 波

御厨传人讲美味怎么做

大米食疗，我们最常见的食用方式就是米饭，而另外一种就是将大米熬粥，并加入一些能治病养生的食物。因为粥本身就可以养脾健胃，所以吃再多也不怕有副作用。比如可以用大米和合欢皮（或合欢花）做成合欢粥来治疗失眠。具体操作方法是取合欢皮10克（或合欢花2朵），大米100克，白糖适量。将合欢皮择净，放入锅中，加清水适量，浸泡5～10分钟后，水煎取汁，加大米煮成粥食。每天1剂。

大米的分类

大米分籼米、粳米和糯米3类。籼米由籼型非糯性稻谷制成，米粒一般呈长椭圆形或细长形。粳米由粳型非糯性稻谷制成，米粒一般呈椭圆形。糯米由糯性稻谷制成，乳白色，不透明，也有的呈半透明，黏性大，米粒一般呈长椭圆形或细长形。

大米的鉴别

米的硬度越强，透明度越好，蛋白质含量越高，质量也越好；大米腹部的不透明白斑称腹白，腹白小的米质量较好；米粒上没有横裂纹的质量较好。

大米的食用宜忌

淘米的次数不宜过多，以免影响营养素的吸收。大米做成粥更易于消化吸收，制作大米粥时千万不要放碱。因为大米是人体维生素B_1的重要来源，碱能破坏大米中的维生素B_1。

淘米水的妙用

用淘米水刷洗碗碟，不仅去污力强，还不含化学物质，胜过洗洁

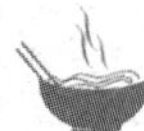

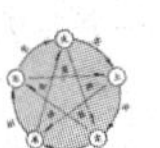

剂；从市场上买回的肉，有时会沾上灰土，用自来水很难洗净，如果用热淘米水洗两遍，脏物很容易被清除；案板用久了，会产生一股腥臭味。可放入淘米水中浸泡一段时间，再用盐擦洗，腥臭味即可消除。

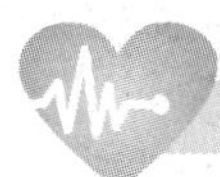

健康小贴士

夏天米中生虫是最头痛的事，既不好挑拣又不能水洗。可找一小块化纤地毯铺平，将米倒在上面用手抹平，揪住地毯边左右翻滚，虫子就吸在地毯上了，最小的虫也混不过去，大米就可长期存放了。

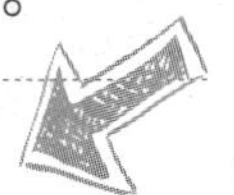

粗粮糙米，绿色营养

在生活质量日益改善的今天，大鱼大肉吃多了的人们对于粗粮越来越青睐。粗粮一般富含纤维素等营养物质，非常适宜高脂饮食的人们，糙米就是粗粮的一种，虽然没有精米看起来晶莹透亮，但是对身体的疗效可不比精米差。

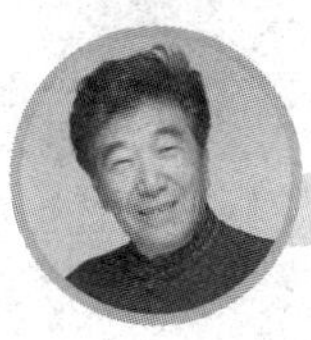

王凤岐

中医专家谈疾病怎么防

从现代的角度看，现在市场普遍出售的大米仅剩含大量淀粉的胚乳部分，而其中营养丰富的胚芽和米皮基本都被碾掉，以这样的大米为主食，久而久之，人体可能会营养失衡，糖类物质摄入过多，而纤维类和微量元素类物质又缺乏，导致患上“精米症”。所以，我们日常适当吃些糙米，反而更有益健康。

☆性味归经

性温，味甘；归脾、胃经。

☆食疗功效

具有健脾养胃、补中益气，调和五脏、镇静的作用。

☆适宜疾病

1. 糙米可以治疗贫血，糙米具有显著的血液净化功能，也具有血球增加作用，有明显的治疗贫血的效果。

2. 糙米富含膳食纤维可以促进肠胃蠕动，治疗便秘。

3. 吃糙米对于糖尿病患者特别有益，糙米中锌、铬、锰、钒等微量元素有利于提高胰岛素的敏感性，对糖耐量受损者很有帮助。

4. 肥胖患者宜多吃糙米。糙米饭的血糖指数比白米饭低得多，且在吃同样数量时具有更好的饱腹感，有利于控制食量，从而帮助肥胖者减肥。

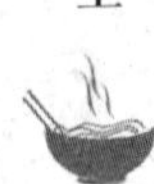

吴大真

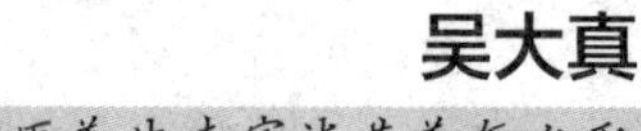

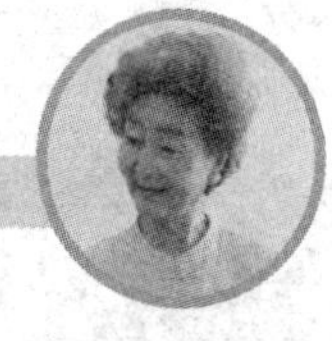

糙米有8种氨基酸、16种矿物质、21种维生素，它给人类的营养是完整的、全面的、天然的。

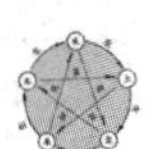

糙米的最大特点是含有胚芽。这种胚芽含有糖类、脂肪类、粗蛋白、纤维、维生素A、维生素B_1、维生素B_2、维生素B_3、尼古丁酸、叶酸、维生素E、各种矿物质以及很重要的酵素类等。

糙米中含有丰富的锌，锌在过去未引起人们的注意，现在发现人体内的80多种酶含有锌，因而锌被公认为人类饮食的必需成分。糙米中锌的含量为16.4毫克/千克，相当于精米的3倍之多。

虽然糙米营养丰富且保健价值很高，但也要视情况且适度食用。营养学讲究均衡，要“饮食有律，饮食有节，饮食有度”。对于糙米的食用，因其属于低热量食物，处于生长发育期的青少年应少食，年轻人及老年人要适度食用。其中，肠道消化不良及营养缺乏的中老年人应慎食糙米，因为过多摄入膳食纤维，使得消化不良症状加重，人会愈加消瘦，这类人适宜吃些高热量高蛋白的食物。糙米则比较适合消化功能强，营养易过剩，容易产生肥胖的人群食用。

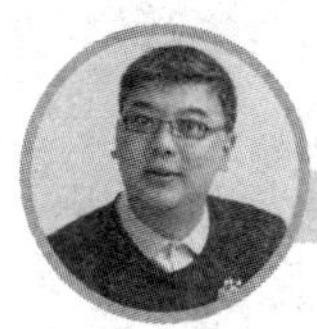

姜　波

御厨传人讲美味怎么做

正因为糙米有很高的营养价值及养生保健作用，素被称为“米黄金”“大米中的胎盘”。随着营养科学知识的普及，糙米已越来越受到人们的重视和喜爱。以糙米为原料可以做成各种各样的食品，不仅美味还具有养生保健的作用。下面，我就给大家推荐几款以糙米为主、简单易做的美食。

◇南瓜糙米饭

食　　材：糙米2杯、南瓜半个。

制作步骤：糙米洗净，加水适量浸泡1天，然后将糙米连同浸泡的水放入电锅，加水适量，煮饭。南瓜去皮洗净、切丁，10分钟后拌入米饭中，同时加盐调味，略微拌匀再煮。待电锅开关跳起，再焖片刻即可盛出食用。

特别提醒：此饭香甜油润，有补中益气、增进营养等作用。

◇糙米面包

食　　材：糙米粉200克，强力粉300克，酵母5克。

制作步骤：将酵母放入100毫升40℃的温水中，使之发酵。将糙米粉和强力粉放入盆中，搅拌混合，加食盐、砂糖、牛乳，搅拌混合均匀加热后放入少许奶油。将发酵水倒入面团中揉匀，充分发酵后撒上强力粉，倒入模具中烘烤15～20分钟即可。

特别提醒：糙米面包膳食纤维丰富，有利于促进肠道营养吸收和视力提高，可缓解便秘，防治痔疮。

◇海米糙米粥

食　　材：海米80克，糙米200克，小排骨240克，盐、胡椒粉各适量。

制作步骤：糙米淘净，用清水浸泡1天，沥干水分。小排骨洗净汆烫去腥，捞起。海米浸软去杂质。将材料放进煮锅，加适量清水煮成粥（边煮边搅，以免烧焦）。待米粒成糜烂状、排骨熟烂即可加盐调味，熄火，放入胡椒粉即可。

特别提醒：此粥可清热除湿，缓解便秘，治疗脚气病等。

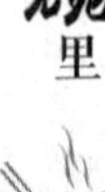

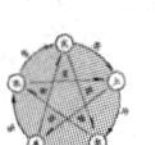

◇糙米茶

食　　材：糙米180克。

制作步骤：把糙米放在未沾油的锅中，炒至黄褐色。锅内加水适量，烧开后放入炒过的糙米，等水再次开滚时，改用小火煮20分钟后，滤渣留汁代茶饮用。

特别提醒：经常饮用糙米茶，可缓解高血压、糖尿病，并能使大小便通畅，预防大肠癌。

糙米烹饪指导

糙米质地紧密，煮起来比较费时，因此需耐心煲煮。在煮糙米之前，可以将糙米淘洗后用冷水浸泡过夜，然后连同浸泡水一起煮。

糙米搭配宜忌

宜：糙米与枸杞子同食，可以补肾养阴、益血明目；糙米与荠菜同食，可以健脾补虚、明目、止血、利尿。

忌：牛奶与糙米汤同食，会导致维生素A大量损失。若长期食用此食物搭配，容易导致“夜盲症”。

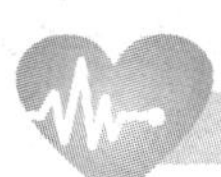

健康小贴士

对于糙米，一般人群均可食用，尤适于肥胖、胃肠功能障碍、贫血、便秘者。然而糙米一定要多煮，未煮熟的糙米不易消化，吃糙米饭的时候一定要多嚼，肠胃不好的人尤其要谨慎食用。

香甜玉米，养生“黄金”

玉米，曾一度被南北美洲一些国家作为主食，现在玉米也是世界总产量最高的粮食作物。玉米不仅香甜可口，可以做成各种美味，而且营养丰富，很受大众的喜爱，常吃有很多的营养保健功效，是粮食中的“黄金”食品。

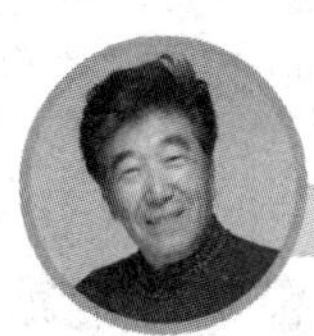

王凤岐

中医专家谈疾病怎么防

我国民国时期及新中国成立初期很多地区也以玉米为主食，那时候的人很少出现“三高”症状，与当时的饮食结构密不可分。实际上，玉米尤为适合现如今有“三高”相关疾病的人群。中医学认为，玉米开胃、健脾、除湿、利尿，是“防三高”最刮油的食物之一。

☆性味归经

味甘、淡，性平；归肾、胃、肝、胆经。

☆食疗功效

具有利尿消肿、清肝利胆、益肺宁心、调中开胃的功效。

☆适宜疾病

1. 玉米对原发性高血压的治疗有辅助的功效。玉米须有利尿降

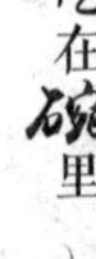

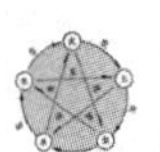

压、止血止泻、助消化的作用。玉米油能降低血清胆固醇，预防高血压的发生。

2. 玉米可防治便秘、肠炎、肠癌等，玉米中的纤维素含量很高，具有刺激胃肠蠕动、加速粪便排泄的特性。

3. 玉米还对治疗食欲不振、水肿、糖尿病、胆结石等症有一定的作用。脾胃气虚、动脉硬化、高脂血症、冠心病、肥胖症、脂肪肝、习惯性便秘、慢性肾炎性水肿等患者都适宜食用。

吴大真

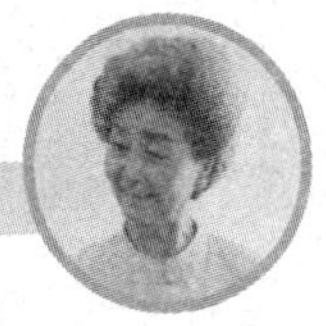

中医养生专家谈营养怎么取

玉米是世界三大粮食作物之一，是世界上公认的“黄金”食品。营养学上认为玉米营养丰富，含钙、磷、镁、铁、硒等多种矿物质和维生素、膳食纤维等，已成为一种热门的营养保健食品。

玉米早在七千多年前就有种植，曾是印第安人唯一的粮食作物，被视为“玉蜀黍女神”的赐物。玉米传入我国约在16世纪，当时外国人朝觐中国皇帝，把玉米果穗作为贡品，国人视为“御麦”。尤其近一个世纪，随着食品科技的发展，以及人们对健康与饮食认识的不断提高，对玉米营养方面的意义愈加重视。美国食品协会将玉米誉为“皇冠上的珍珠”，日本将玉米视为“国宝”，在中国玉米也有“长寿之品”的美誉，世界卫生组织（WHO）也将玉米巧称为“人类膳食结构的平衡大使”。

玉米之所以广受称赞，是因为其中含有大量的营养保健物质。除了含有糖类、蛋白质、脂肪、胡萝卜素外，玉米中还含有异麦芽低聚糖、核黄素、维生素等营养物质。这些物质对预防心脏病、癌症等疾病有很大的好处。玉米中含有的叶黄素和玉米黄质，是强大的抗氧化剂，能够保护眼睛中叫做黄斑的感光区域，预防老年性黄斑变性和白内障的发生。

玉米中含有丰富的镁元素，可以促进肠胃蠕动，有助于肠胃健康，并且可以帮助顺利排出体内废物和毒素，可起到清肠排毒的作用，对减肥瘦身，预防肥胖非常有好处。

然而玉米中赖氨酸、色氨酸和蛋氨酸的含量不足，脂溶性维生素中维生素E较多，维生素D和维生素K几乎没有。因此食用玉米要注意与其他食品搭配，是平衡营养结构的上佳之品。

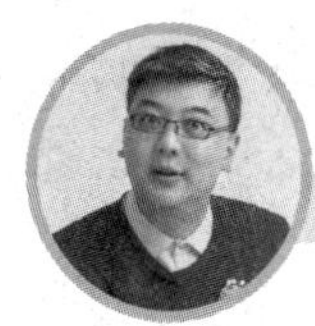

姜 波

御厨传人讲美味怎么做

据传，当年“八国联军”攻陷北京，慈禧太后带领光绪皇帝，仓皇出走山西。到了晋北，因为身边缺乏食物，饿得肚子“咕咕”作响。随行的侍从们从附近的农家搞来一点食物，慈禧吃得津津有味，觉得比山珍海味还强。吃完后问太监：“刚才吃的，是什么珍馔佳肴？”太监回话：“珍珠米馍。”太监可能是让太后听着顺耳才这么叫的，其实珍珠米就是我们经常食用的玉米。

玉米本身香甜可口，可以做成多种美食，可以熬煮，可以做饼，还可以做菜，只要你想，可以做成任何美食，现在我给大家介绍几种玉米食品的常见做法。

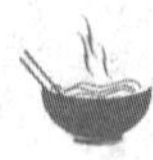

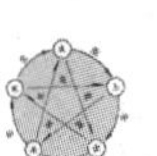

◇玉米粥

取粳米50克，洗净，放入锅中煮粥，粥熟时加入玉米粉适量，边搅拌边煮片刻，玉米粥即成。食用可以白糖调味食用。此粥可宁心和血、调中开胃，适用于冠心病、高血压、高脂血症、动脉硬化等疾病的防治。

◇玉米饭团

鲜玉米100克，糯米100克，红豆馅50克。玉米、糯米洗净，加水煮熟，研成泥状，同红豆馅做成团状即可。早、晚分食。玉米饭团可健脾开胃、养阴生津，适合各型原发性高血压患者食用。

◇豆干烧玉米

豆干200克，熟玉米粒150克，其他调料各适量。将豆干先切成略厚的片，再改切成条，最后切成丁。炒锅内加鲜汤、料酒、葱姜汁，下入玉米粒煮透。下入豆干丁，加入精盐烧至汤汁将尽时，用湿淀粉勾芡，淋入芝麻油，出锅装盘即成。玉米所含的水溶性膳食纤维能促进肠道蠕动，豆干能生津润燥、宽肠降浊。二者合用适用于各型便秘患者。

◇玉米黄豆粥

玉米面150克，黄豆面100克，白糖适量。将玉米面和黄豆面分别用温水调成糊状，然后一起倒入沸水中，同时迅速搅拌。开锅后换小火熬至黏稠，加入适量白糖食用。此粥有健脾益气、清热解毒、降脂降压的作用，适用于慢性胃炎、动脉硬化、高血压、高脂血症和糖尿病的防治。

◇玉米牛奶汤

鲜玉米、牛奶、红糖各适量。玉米洗净后捣烂，呈泥糊状时下锅，加适量水熬煮30分钟。过滤取汁，加牛奶、红糖，煮沸后即可食用。此汤有补脾健胃，补虚降脂的功效，适用于脂肪肝、动脉硬化等症。

玉米油

玉米胚芽油含有饱和脂肪酸和丰富的维生素E，营养价值很高，受到越来越多的家庭喜爱，但食用时应该特别注意以下几个方面：油不要重复使用，一冷一热容易变质。油炸食物时油使用次数不超过3次。油加热时勿烧焦，烧焦容易产生过氧化物，致使肝脏及皮肤病变。使用后应拧紧盖子，放置于阴凉处，并避免水分渗透。

新鲜玉米的挑选

现在市场上主要的玉米有4种——甜玉米、黏玉米（又称粘玉米、糯玉米）、水果玉米和普通玉米。最为常见的当属甜玉米和黏玉米。

甜玉米：颗粒整齐，表面光滑、平整的明黄色玉米，普通黄色玉米则排列不规整，颗粒凸凹不平。

黏玉米：颗粒整齐，表面光滑、平整的白色玉米，而普通的白色玉米则排列不规整，玉米颗粒凸凹不平。

市场上花色和紫色玉米基本也为糯玉米。而玉米颗粒白色和黄色相混杂，口感取决于颗粒颜色较多的种类。比如黄色颗粒明显较多，它的口味就是偏向甜玉米。

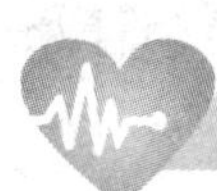

健康小贴士

玉米发霉后会产生致癌物，绝对不能食用；玉米不宜作为主食，否则会因烟酸缺乏而易患糙皮病（又称癞皮病），以玉米为主食的地

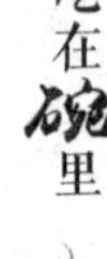

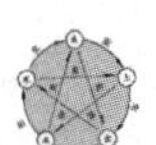

区应多食富含蛋白质的食品，如畜、禽、鱼、蛋、奶及豆类食品，以起到互补作用，避免癞皮病的发生；目前被曝光的“毒玉米”疑使用了玉米香精，这种玉米香精能让玉米长时间“久煮不坏”，且保持新鲜的明黄色，口感爽甜，使用这种香精添加剂煮沸的食物，长期食用会致使人体肝脏受损，危害身体健康。

滋补黑米，“寿米”珍品

我国民间有“逢黑必补”之说，意思也就是说黑色食物补虚的作用非常强。与其他颜色食物相比，黑色食物在我们的饮食中并不常见。但正是因为其稀少，所以显得很珍贵，比如说黑米。

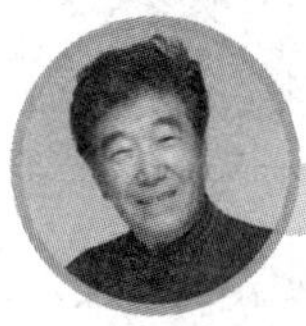

王凤岐

中医专家谈疾病怎么防

黑米是我国稻米中的珍品，据说从汉武帝至清末一直被视为“贡米”，作为贡品呈献给皇家享用。既然能被当作“贡米”，黑米自然有它的过人之处。中医学认为，黑米有非常显著的药用价值。

☆**性味归经**

味甘，性平；归脾、胃经。

☆**食疗功效**

具有滋阴补肾、健身暖胃、明目活血、清肝润肠、滑湿益精、补肺缓筋等功效。

☆**适宜疾病**

1. 黑米对心血管疾病有显著疗效，黑米中的黄酮类化合物能维持血管正常渗透压，减轻血管脆性，防止血管破裂和止血。黑米还具有改善心肌营养，降低心肌耗氧量、降低血压等功效。

2. 黑米滋阴补血，可治疗头晕目眩、贫血白发、腰膝酸软、夜盲耳鸣等症，由于黑米适于孕妇、产妇等补血之用，又称“月米”“补血米”等。

3. 黑米可益气补肾，可用于小便不利、肾虚水肿、食欲不振、脾胃虚弱等症。

吴大真

中医养生专家谈营养怎么取

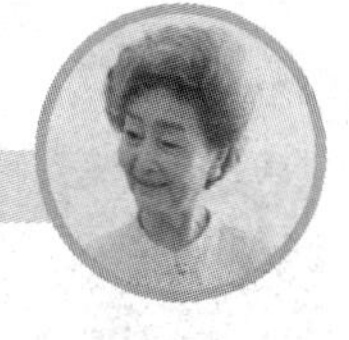

黑米素有“黑珍珠”和“世界米中之王”的美誉，在我国古代，黑米常被称为“药米”“贡米”“寿米”。现代营养学认为，黑米所含蛋白质比普通大米高37%，而且其中氨基酸的含量比普通大米高25.4%，人体所需的赖氨酸、精氨酸、蛋氨酸、色氨酸等必需氨基酸黑米中也都具有。另外，黑米中的B族维生素含量是大米的4倍左右，钾、镁、铁、锌、锰等元素含量也高于大米。常食黑米可增强抵

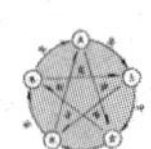

抗力、强身健体，预防多种疾病，尤其适于体虚之人做补养之用。

黑米的米粒外部有一坚韧的种皮包裹，且黑米富含膳食纤维，不易煮烂，然而黑米只有在煮烂以后才能溶出大多数营养物质，所以吃黑米应切忌未煮至烂熟便食用。黑米粥若不煮烂，不仅大多数招牌营养素不能溶出，且未煮烂的黑米能耐受胃液中的胃酸和消化酶的作用，食用后易积留在肠胃中，引起消化不良。

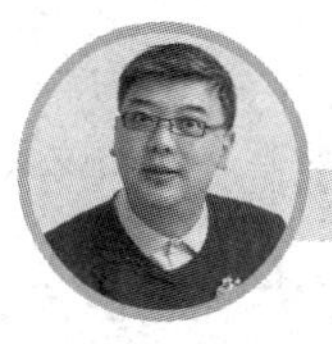

姜 波

御厨传人讲美味怎么做

正因为有如此高的营养和药用价值，黑米才能在众多米中脱颖而出，成为贡米。由于黑米所含营养成分多聚集在黑色皮层，口感较差，所以黑米最适合用来煮粥。煮粥时，最好配些黑芝麻、黑豆、黑木耳等，可以加强滋阴养肾的效果。除了熬粥之外，黑米还可以做成点心、汤圆、粽子、面包等食用。下面跟着我学几款好吃的黑米食疗方吧！

◇三黑鸡蛋粥

黑米150克，黑豆50克，黑芝麻30克，鸡蛋2个，冰糖适量。将鸡蛋煮熟，去壳。黑米、黑豆、黑芝麻洗净入锅，加适量清水慢火煮35分钟左右，然后加入冰糖、鸡蛋即可。此方具有滋阴补肾、养肝补血的作用，可治疗头晕目眩、贫血、白发、腰膝酸软等症。

◇黑米鸡肉汤

黑米100克，鸡肉500克。先将鸡肉切块用沸水焯一下，然后将黑米与鸡块共同入砂锅，加入鲜汤和各种调料，隔水蒸炖，待鸡肉与黑米烂熟后，加香油及食盐等调味即可。此方能补虚益气、养血活血，适用于产妇、病后体虚者。

◇黑米莲子粥

黑米100克，莲子20克。共煮成粥，加入冰糖调味食用。此方能滋阴养心、补肾健脾，适用于孕妇、老人、病后体虚者。健康人食用后也可增强免疫力。

◇黑米银耳大枣粥

黑米100克，银耳10克，大枣10枚，冰糖适量。黑米用清水浸30分钟，洗净；银耳用清水浸发，洗净，撕小块；大枣洗净，撕小条。把全部用料一起放入锅内，加清水适量，用小火慢煮成粥，煮熟后加入冰糖调味即可。此粥具有滋阴润肺、滋补脾胃的功效，四季皆可食用。

黑米烹饪指导

黑米不易煮，因此在食用黑米前应用清水充分浸泡，一般以浸泡12小时为宜。这样煮粥时才易烂，且口感更佳。另外，搭配一些糯米增加粥的黏度，可提高食用口感。

如何挑选黑米

由于市场上存在以次充好和将大米染黑牟利的情况，购买黑米时要注意从以下几个方面鉴别。

一看　正宗黑米只是表面米皮为黑色，剥去米皮，米心是白色，米粒颜色有深有浅，而染色黑米颜色基本一致。

二闻　正宗黑米用温水泡后有天然米香，染色黑米无米香、有异味。

三摸　正宗黑米是糙米，米上有米沟。

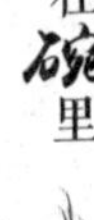

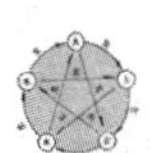

四搓　正宗黑米不掉色，水洗时才掉色，而染色黑米一般手搓会掉色。

五尝　正宗黑米味佳，微甜，无任何异味。而没有味道、微有异味、酸味、苦味及其他不良滋味的为劣质黑米。

黑米的储藏

黑米要保存在通风、阴凉处。如果选购袋装密封黑米，可直接放通风处即可。散装黑米需要放入保鲜袋或不锈钢容器内，密封后置于阴凉通风处保存。

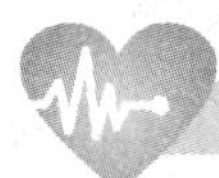

健康小贴士

病后滋补切忌直接食用黑米，黑米比较难以消化，而患者在康复后消化功能往往较弱，此时不可急于食用黑米，可以先吃些紫米，也具有不错的调理效果。

“佼佼”薏米，健康之友

说起薏米，大家并不陌生，薏米是我国一种药食同源的食物，是五谷中的“佼佼者”，营养价值非常高，对人体健康十分有利。现代人因饮食习惯和作息的改变，体内多湿热盛，而薏米有利湿清热的作用，是盛夏消暑佳品，素有“生命健康之友”之美誉，不妨常食。

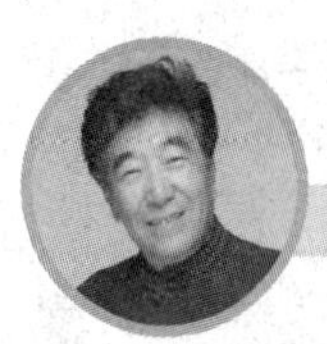

王凤岐

中医专家谈疾病怎么防

薏米，中医学称薏苡仁，是薏苡果实的果仁，是我国古老的药食皆佳的粮种之一，素有“药王米”之称。薏米具有容易消化吸收的特点，不论用于滋补还是用于医疗，作用都很缓和。因含有多种维生素和矿物质，有促进新陈代谢和减少胃肠负担的作用，可作为病中或病后体弱患者的补益食品。

☆性味归经

味甘、淡，性微寒；归脾、胃、肺经。

☆食疗功效

具有健脾利胃、利水除痹、清热排脓、除湿热强筋骨等功效。

☆适宜疾病

1. 适用于慢性肠炎、消化不良等肠胃功能性疾病。

2. 薏苡仁能增强肾功能，并有清热利尿作用，因此对浮肿患者也有疗效。

3. 薏苡仁利水除湿，肺结核、风湿痛等患者可多食。

4. 现代药理研究证明，薏苡仁有防癌的作用，其抗癌的有效成分中包括硒元素，能有效抑制癌细胞的增殖，可用于胃癌、宫颈癌患者的辅助治疗。

5. 薏苡仁中富含维生素E，是一种美容食品，常食可以保持人体皮肤光泽细腻，消除粉刺、色斑，改善肤色，并且它对于由病毒感染引起的赘疣等有一定的治疗作用。

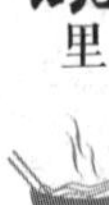

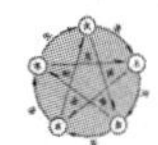

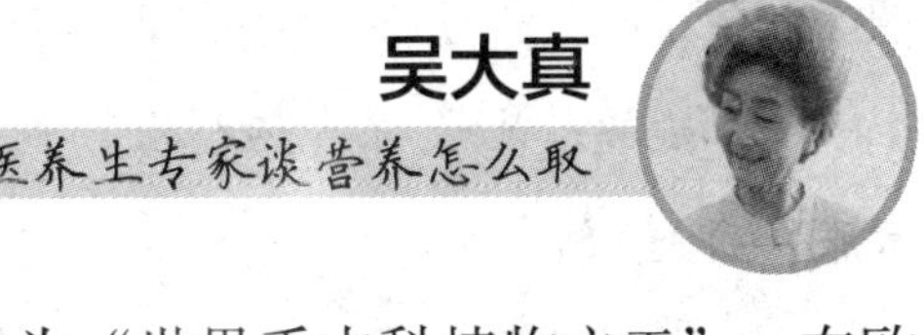

吴大真

中医养生专家谈营养怎么取

薏米的营养价值很高，被誉为“世界禾本科植物之王”；在欧洲，它被称为“生命健康之禾”；在日本最近又被列为防癌食品。薏米含丰富的蛋白质、脂肪、淀粉、糖类、维生素B_1、薏苡素、薏苡仁酯和亮氨酸、赖氨酸、精氨酸、酪氨酸等氨基酸。其特有的薏苡素有解热、镇静、镇痛和抑制骨骼肌收缩的作用。薏米的营养成分全面且易于消化吸收，一般人群包括老人、儿童、患者体弱者均可食用。健康人常食薏米，也可使身体轻捷，增强免疫力，有防癌的功效。

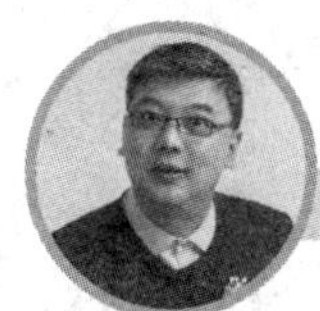

姜　波

御厨传人讲美味怎么做

薏米是老少皆宜的食品，既可作为病中调理，又可作为日常保养，其食用方法很多，可煮粥、煲汤、沏茶等。在这里，我给大家推荐几款薏米的烹调做法。

◇薏米饮

食　　材：薏苡仁30克，冰糖适量。

制作步骤：

1. 将薏苡仁用水浸泡一夜，以除去其特有的难闻气味。
2. 次日把水沥干，加8倍水于砂锅中煮至软黏时，加入适量冰糖调味即可。

特别提醒：此饮有清热利湿、健脾和中等作用，适用于湿疹患者常服，每日1剂。

◇薏米莲子粥

食　　材：薏苡仁30克，莲子30克，冰糖、桂花各适量。

制作步骤：

1. 薏苡仁淘洗干净；莲子洗净，去皮、心。

2. 锅内放入薏苡仁，加适量水，大火烧沸，改用小火熬至五成熟，加入莲子、冰糖、桂花，煮熟即可。3～5日食用1次。

特别提醒：此粥可健脾祛湿，清热益心。适用于食欲不振、大便溏泄、白带过多和湿热上蒸而致心悸、失眠等症。

◇冬瓜薏米老鸭汤

食　　材：老鸭1只（750克），连皮冬瓜1500克，薏苡仁75克，姜蓉10克，陈皮适量，其他调味品各适量。

制作步骤：

1. 将姜蓉浸泡入米酒中制成姜汁酒。

2. 油锅加热，放入老鸭肉略煎，烹姜汁酒后盛起。

3. 取大瓦煲一个，放入冬瓜、薏苡仁、陈皮，加清水适量，先用大火烧沸，放入老鸭，改用小火煲至鸭肉烂熟，然后调入精盐、味精即可。

特别提醒：此方具有清热去湿、健脾的功效，是炎热夏季的滋补药膳。

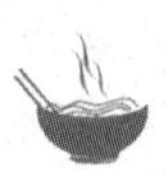

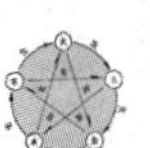

如何挑选薏米

挑选薏米以粒大、饱满、色白者为佳。家庭购买应该选择质地硬且有光泽，颗粒饱满，呈白色或黄白色，多为粉性，味甘淡或味甜者。

薏米的烹饪技巧

薏米较难煮熟，在煮之前需以温水浸泡2~3小时，让它充分吸收水分，在吸收了水分后再与其他米类一起煮就很容易熟了。

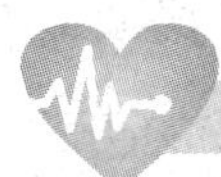

健康小贴士

因为薏苡仁性凉清热，因此虚寒体质不适宜长期服用，如妊娠期及经期女性最好避免食用。此外，汗少、便秘者不宜食用。

神草荞麦，“五谷之王”

荞麦食味清香，在世界很多国家都是很受欢迎的食品。早在公元前5世纪的《神农书》上就提到：“苦荞乃五谷杂粮之王也。”被称作“五谷之王”的荞麦，现在在国际上也引起了广泛关注，日本称其为“长生不老的荞麦”，韩国称其为“神仙的粮食”，德国称荞麦为“东方神草”。国际上的一些营养专家认为：这种安全的、纯天然的、营养成分众多的谷物，是人类渴望健康生活的必需食品。

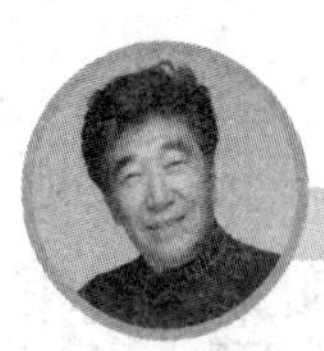

荞麦的药用价值很高，尤其是苦荞，《本草纲目》中说苦荞能“实肠胃、益气力、续精神、利耳目、敛五脏渣秽”。荞麦含有很多特种微量元素及药用成分，对现代“文明病”及几乎所有中老年心脑血管疾病有预防和治疗功能，因而受到各国的重视。在我国民间，关于荞麦的神奇故事颇多。据说秦始皇把苦荞作为长生不老的必食之物，称苦荞有“仙丹之灵气，老参之功力”。今日在云南一些的苦荞产区，以苦荞作为主食的人群中，长寿老人很多，心脑血管疾病的发病率极低，糖尿患者更是少见。

☆**性味归经**

味甘、微酸，性寒；归脾、胃、大肠经。

☆**食疗功效**

具有健脾消积、下气宽肠、解毒敛疮的功效。

☆**适宜疾病**

1. 荞麦最显著的医学功效就是对糖尿病的治疗。荞麦中含有丰富的钾、钙、硒等物质，这些都对降血糖有很大的帮助。尤其是苦荞中含有的荞麦糖醇，能调节胰岛素活性，具有降糖作用。

2. 荞麦中的矿物质对神经系统紊乱引起的偏头痛、正头痛、贫血、绿光眼、烧伤、辐射等有较好的辅助治疗效果。

3. 荞麦能有效地预防和调理心脑血管疾病、消化系统疾病。

4. 荞麦还有“消炎粮食”的美称，荞麦中的某些黄酮成分还具

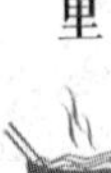

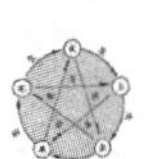

有抗菌、消炎、止咳、平喘、祛痰的作用。

5. 荞麦中的芦丁有降低人体血脂和胆固醇、软化血管的作用，对高血压、高脂血症有很好的疗效。

吴大真

中医养生专家谈营养怎么取

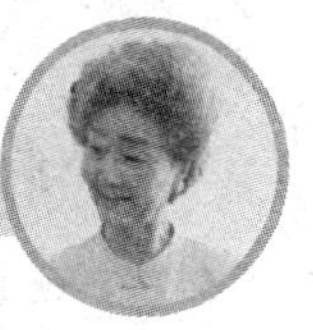

荞麦是谷类作物中唯一集七大营养素于一身的作物，是名副其实的“五谷之王”。荞麦富含淀粉、蛋白质、氨基酸、维生素P、维生素B_1、维生素B_2、芦丁、镁、铁、铜、钾、钙、铬、纤维素、总黄酮等。

因为荞麦含有营养价值高、平衡性良好的植物蛋白质，这种蛋白质在体内不易转化成脂肪，经常食用荞麦不易引起肥胖症。另外荞麦中所含的食物纤维是人们常吃主食品面和米的8倍之多，具有良好的营养保健作用。

最值得称道的是荞麦中含有其他谷类作物缺乏的硒，有利于增强免疫功能，预防癌症。硒在人体内与金属相结合形成一种不稳定的“金属—硒—蛋白”复合物，有助于排解人体中的有毒物质。

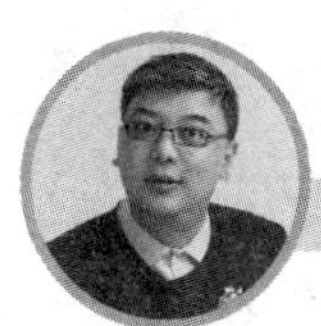

姜　波

御厨传人讲美味怎么做

荞麦富于营养又极易消化，吃法也是多种多样，可做面条、烙饼、面汤、包饺子，其他如荞麦粥、麦片等荞麦美食，也很受欢迎，是老少皆宜的保健食品。下面推荐几种以荞麦为主料的食疗方，以供大家参考。

◇荞麦面疙瘩汤

食　　材：荞麦粉200克，胡萝卜、牛蒡、南瓜、葱、调料各适量。

制作步骤：

1. 将适量胡萝卜、牛蒡、南瓜分别清洗干净，切小块；葱切成小段。

2. 锅内加入适量清水，放入萝卜、牛蒡、葱、南瓜，大火煮至八成熟时，加料酒、酱油调味。

3. 将荞麦粉加水调成如蛋糕一样的软硬度后，用小勺拨入汤中，煮开即可。

特别提醒：常饮此汤有软化血管、降胆固醇、降血脂、降血压的作用，适合糖尿病、高血脂、高血压、肥胖者食用。

◇荞麦牛肉蒸饺

食　　材：荞麦面粉400克，牛肉200克，萝卜500克，其他调料各适量。

制作步骤：

1. 将萝卜洗净，剁成碎末；牛肉剔去筋膜，洗净，剁成肉蓉，放入盆里，加入盐和适量水，边加边顺着一个方向搅动，拌成稠糊状，再放萝卜末、香油、味精、胡椒粉，搅拌均匀即可成馅料。

2. 荞麦面粉放盆中，加水和成面团，盖上湿布，饧面片刻。

3. 然后取出面团，按常规做成蒸饺，放入笼中，用大火隔水蒸熟即可。

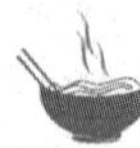

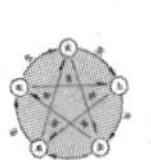

特别提醒：此方可健脾益气、补虚强筋，适用于糖尿病、疲劳综合征、厌食症、身体消瘦、慢性前列腺炎等病症。

如何选购荞麦

选购荞麦的时候，挑选大小均匀、颗粒饱满、有光泽的荞麦，营养自然是非常充足的，而且吃起来很有嚼头，口感好。挑选的时候应选出几颗来用手捏捏，坚实、圆润者为佳。干瘪的则有可能是放了很长时间，或者是根本就没有发育好，这样的荞麦其营养是大打折扣的。

荞麦的储藏

新鲜的荞麦可放入密封袋内，置于阴凉干燥处保存即可。如果是开封了的荞麦，需要连同包装放入密封容器内，盖上容器盖，再置于通风、干燥处保存即可。

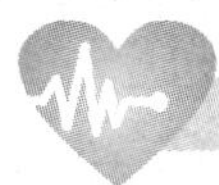

健康小贴士

荞麦一般人群均可食用。食欲不振、饮食不香、肠胃积滞、糖尿病等人群可多食。但一次性不宜食用过多，否则会造成消化不良。另外，肿瘤患者、脾胃虚寒、消化功能不佳、体质易过敏者建议慎食或不食。荞麦忌与野鸡肉、猪肉等同食。

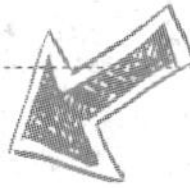

第三章

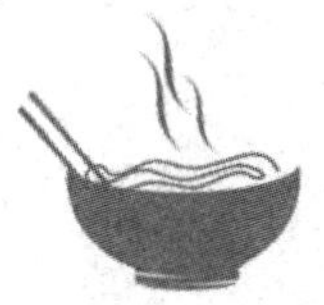

药食同源，食疗

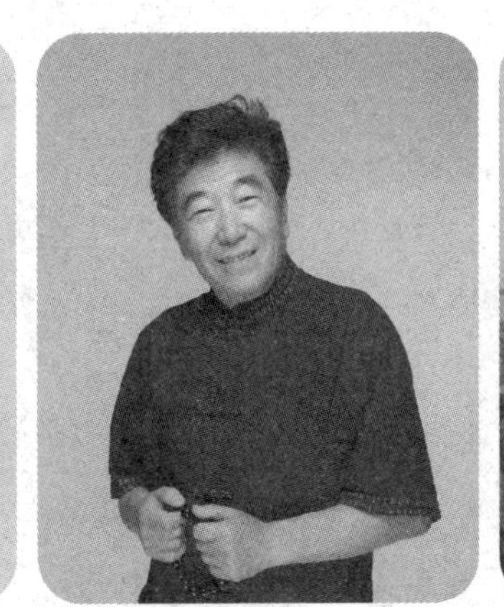
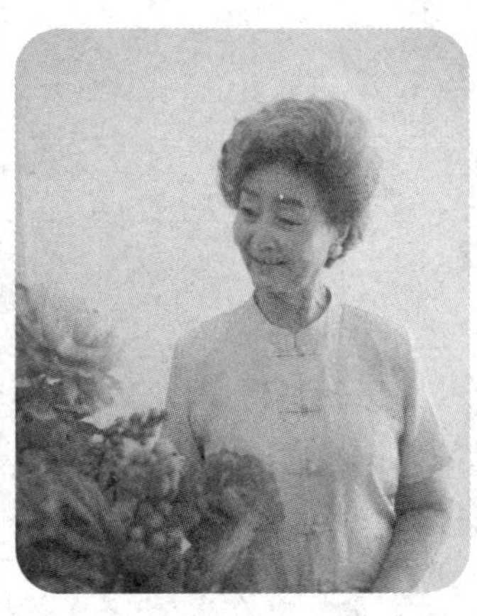
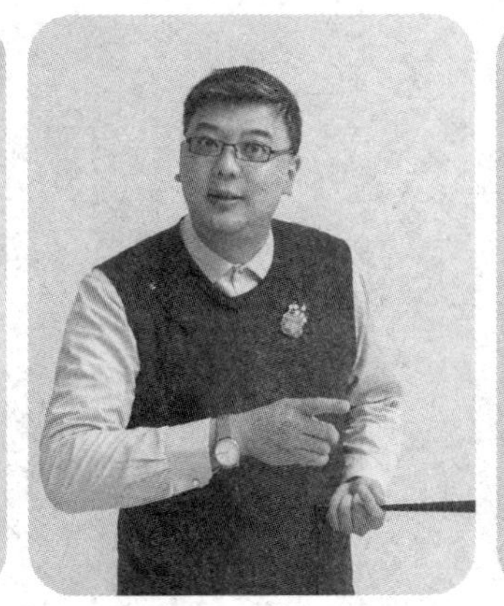

健康，营养，美味，看看专家怎么说

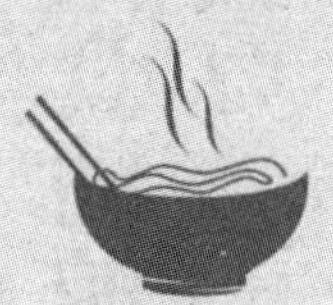

生病了，我们第一时间想到的就是要去药店买药。但是你知道吗？有些食物本身就是药材，它们的治病功效一点也不亚于药店里买到的药材。况且和药物比起来，食物还能带给我们美味，并且没有副作用，那么，我们又何乐而不为呢。

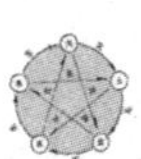

谁说要去药店买抗生素，菜市场就有“鱼腥草”

生活中，人们出现各种炎症，首先会想到去药店买点抗生素。其实，很多蔬菜也能起到抗生素的作用，比如鱼腥草。

鱼腥草

☆性味归经

味辛、苦，性寒凉；归肺、膀胱、大肠经。

☆食疗功效

具有清热解毒、消痈排脓、利水消肿、通淋的功效。

●增进机体免疫功能

鱼腥草有一定的抗菌作用，因其所含的鱼腥草素、月桂醛等挥发油成分，对金黄色葡萄球菌、白色葡萄球菌、痢疾志贺菌等均有一定抑制作用，对金黄色葡萄球菌和白色葡萄球菌作用较强。

●改善毛细血管脆性

鱼腥草还能改善毛细血管脆性，促进组织再生，有镇痛、止血、止咳的功效，但无祛痰平喘的作用。

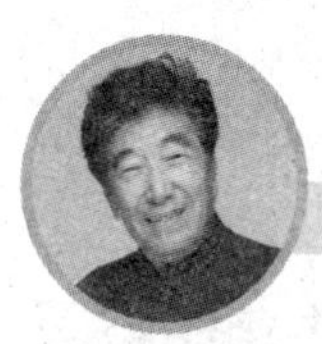

王凤岐

中医专家谈疾病怎么防

鱼腥草是西南一带比较常见的菜，因它有清热解毒的功效，所以不论入菜、入药，对于我们身体抵抗病毒、提高免疫力、利尿等方面都有很大帮助。我国早在两千多年前就把鱼腥草作为野菜佐食。相传春秋时代越王勾践卧薪尝胆、炼意励志之时，曾带领众人择蕺菜（鱼腥草）而食之，以充饥废荒；魏晋时期，蕺菜便正式作为药用，以“鱼腥草”之名收入医药典籍。在历史变迁发展中，它便一直扮演药、食两用的双重角色，为民众养生保健、防病治病发挥着作用。随着现代人们愈来愈崇尚自然、追求真朴，在各地（尤其是我国西南地区）野生或家种的鱼腥草已成为大众餐桌上身价倍增的“大路野菜”。

吴大真

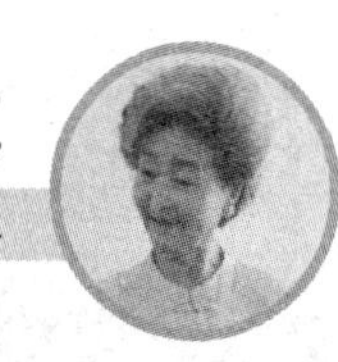

中医养生专家谈营养怎么取

鱼腥草入药具有清热解毒、消痈排脓、利尿通淋的作用，在我国传统医学中具有较为广泛的应用。中医学认为，鱼腥草味辛、性微寒，可入肺经，具有清热解毒、排脓、利尿的攻效。现代医学从鱼腥草中提取有效成分制成鱼腥草注射液，对预防和治疗鼻炎、化脓性中耳炎、咽喉肿痛、扁桃体炎、流行性腮腺炎、上呼吸道感染、肺炎、化脓性关节炎、急性黄疸型肝炎、痢疾等疾病有作用。因此，大家不用担心因食用鱼腥草而出现副作用。

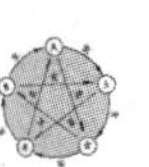

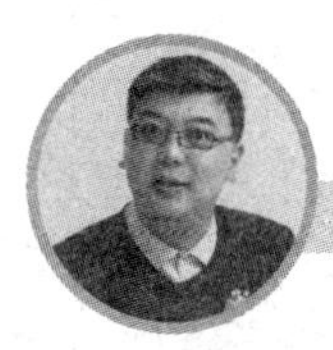

姜 波

御厨传人讲美味怎么做

鱼腥草味浓郁，闻起来有一股鱼腥味，因此得名鱼腥草。食用鱼腥草，一般都是凉拌了吃，但是生鱼腥草有一股腥味，还有点苦，为了缓和这种味道，可以在生鱼腥草里多放点醋、花椒面和辣椒油。或者和绿笋一起凉拌，都能压一下它的腥味。下面，我教大家做一道好吃的凉菜。保准你吃了还想吃！

◇豆瓣鱼腥草

食　　材：鱼腥草500克，郫县豆瓣酱2勺，冰糖粉1勺，醋2勺，生抽3勺，白醋适量，蒜末适量，植物油适量。

制作步骤：

1. 鱼腥草洗净切段，木耳泡发后切丝。烧一锅水，水开后放入木耳焯熟，捞出。

2. 水里加点盐和白醋，放入鱼腥草，立马关火，浸泡2分钟，捞出后立马放冰水里。

3. 炒锅烧热后倒油，放入蒜末煸炒，炒香后加2勺郫县豆瓣酱炒出红油。

4. 放入木耳煸炒，再放冰好的鱼腥草翻炒，加生抽3勺，醋2勺，冰糖粉1勺炒入味出锅。

做这道菜，有几个关键需要跟大家说一下：

1. 去除腥味的关键是在加过白醋和盐的开水里浸泡2分钟，再过冰水，是冰水哦！

2. 鱼腥草鲜品长时间加热会破坏其消炎作用，所以放入鱼腥草以后就关火（不要煮它）。

3. 然后再根据自己的喜好调口味就行啦，第一次吃的人也可以接受。

4. 如果你也喜欢榴莲，说不定很有吃鱼腥草的潜质哦！

鱼腥草有“天然第一抗生素”的称号

中医学用来清热解毒的是天然抗生素，而鱼腥草被誉为“天然第一抗生素”。据现代医学研究表明，鱼腥草主要成分为甲基正壬基酮、月桂烯、月桂醛、栎素等，这些成分具有抗菌、抗病毒作用。据报道，第二次世界大战中有很多人患上了放射病，就是靠服用这种常见的鱼腥草，身体竟然完全康复了。

如何挑选鱼腥草

挑选新鲜鱼腥草，以叶片茂盛、颜色翠绿、鱼腥气浓者为佳。若是挑选干燥鱼腥草，则以无杂质、干燥无潮湿者为佳。

鱼腥草的宜与忌

宜：一般人群均可食用。尤适宜流行性感冒患者、经常便秘、脾胃湿热、脘腹胀满、恶心呕吐、不思饮食者。

忌：虚寒性体质慎食。

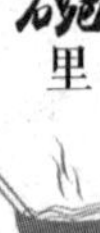

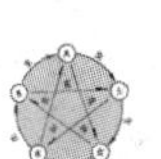

茯苓增强免疫力，专家都说茯苓好

茯苓是一种很奇怪的植物，也是一味滋补养生、延年益寿的良药。古人因看到茯苓长在老松树的根上，便认为它是松树精华所化生的神奇之物，故称之为茯灵、茯神或松腴。正因为茯苓是由树的精气化结而成，因此其滋补效果很好，常食可增强人体免疫力。

茯 苓

☆性味归经

味甘，性平；归心、肺、脾、肾经。

☆食疗功效

具有能渗湿利水、健脾和胃、宁心安神的功效。

●利水消肿

茯苓有利水、消肿、固精、安神、健脾胃等多种功能。

●提高人体免疫力

茯苓还可提高人体免疫功能，有防癌抗癌之功效。

●降血压

茯苓可使平滑肌收缩振幅减少，张力下降。茯苓可影响体内代谢，对电解质的平衡有调节作用，并能降低血糖，抑制毛细血管的通透性。

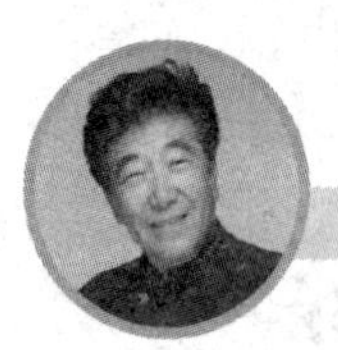

王凤岐

中医专家谈疾病怎么防

据说茯苓饼并不是清朝才有的。我国北宋著名文学家、同时也是养生家的苏东坡就很喜欢吃茯苓饼，并且还会做茯苓饼，他曾指出："以九蒸胡麻，同去皮茯苓，少入白蜜为饼食之，日久气力不衰，百病自去，此乃长生要诀。"据说苏东坡年已六旬还有惊人的记忆力和强健的身体，这可能和他常吃自制的茯苓饼有很大关系。

在《神农本草经》中，茯苓被列为上品，说它"主胸膈逆气，利小便，久服安魂定神，不饥延年"。李时珍在《本草纲目》中也记载："治头风虚眩，暖腰膝，主五劳七伤。"中医学认为，茯苓味甘淡，性平和，有利水渗湿、健脾补中、宁心安神之功效，可以用来治疗脾胃虚弱、遗精早泄、心悸失眠、健忘多梦、小便不利、水肿胀满、痰饮咳嗽、呕吐腹泻等病症。

吴大真

中医养生专家谈营养怎么取

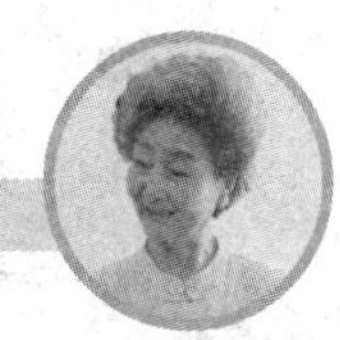

的确，茯苓是一种好东西。常食可滋补养生，延年益寿。茯苓食用，最常见的就是我们说的茯苓饼。茯苓饼可以说是因慈禧太后而晋升为御膳名吃。传说慈禧太后老年时得了心疼病，日夜烦忧，生怕自己活不成了。有人劝她向香山法海寺的老方丈求医。慈禧派人请来老方丈，方丈向她进献了自己亲手制作的圆饼数枚，告诉她说："人生在世不求仙，五谷百草保平安。此饼乃是老衲所采茯苓所制，名曰

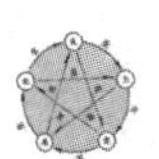

‘茯苓饼’，有养生健身之奇效。”从此，慈禧太后经常进食茯苓饼，不仅很少犯心疼病，而且头发也由白变黑了。

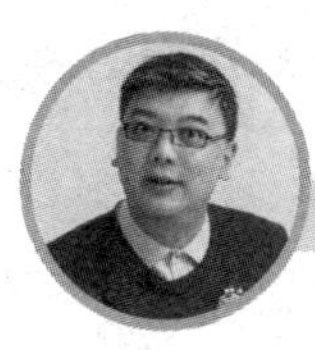

姜 波

御厨传人讲美味怎么做

专家都说茯苓好。要说，茯苓还真是好东西。我发现现在脾胃虚弱的人真的不少，生活压力大、工作压力大、精神过度紧崩、心情长久压抑、思虑过多都会造成脾功能的负累，有些人会觉得胃胀无食欲，有些人会觉得吃得特别多，没个够。这些都是脾胃虚火的症状。在这里，我特别给大家推荐一款茯苓冬瓜鸭汤。这款汤是以健脾清热利水消肿为主，冬瓜清热解毒、解渴利尿、消降胃火作用很好，能调节体液代谢，舒缓慢性肾炎性水肿、孕妇水肿，茯苓更是利水渗水第一药，并且能改善脾胃之调、食欲不振、消化不良，搭配着同样利水效果的鸭肉一起烹制更具有了抗老防衰、维护心血管健康，减少体内脂肪深积的食疗效果，可以说，是一款很好的养生汤。

◇茯苓冬瓜鸭汤

食　　材：茯苓15克，冬瓜200克，鸭边腿2只，姜5克，油、盐、清水各适量。

制作步骤：

1. 首先茯苓用清水迅速冲洗干净，姜切片，冬瓜去皮去籽后切片，鸭边腿切块后滚水焯去血水备用。

2. 姜用油烹香后捞出备用，鸭块入烹过姜的油中煸出香味，将以上材料同入锅中，加入适量的清水大火滚开后转小火约30分钟。

3. 最后放入冬瓜再煮约10分钟，鸭肉软烂，加入调味品调味即可。

特别提醒：公鸭子是很好的养生食材，尤其是调理男性性功能，男孩子们发育过程都适合。不过，鸭肉也属发物，术后、大病刚好或者是伤口发炎状态都不适合吃。

茯苓的挑选小技巧

挑选时，以体重坚实、外皮呈褐色而略带光泽、皱纹深、断面白色细腻、黏牙力强者为佳。置阴凉、干燥处保存，防潮、防蛀。

失眠咳嗽闹人心，养心润肺有百合

一般患肺部疾病的患者都有咳嗽的症状。从西医学上讲，咳嗽其实是肺部有炎症，如果是用西药治疗，那就是要消炎。而中医学认为，咳嗽是肺阴虚造成的，因此需要滋阴润肺。而说到滋阴润肺，百合可以说是当仁不让的“好手”。

百　合

☆性味归经

味甘，性平；归肺、心经。

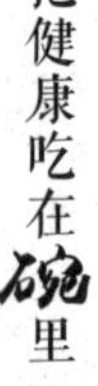

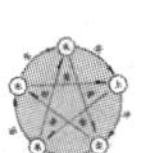

☆食疗功效

具有润肺止咳、养阴消热、清心安神的功效。

●润肺止咳

长于清肺润燥止咳，清心安神定惊，治肺阴虚的燥热咳嗽，肺虚久咳、痰中带血、劳嗽咯血等，为肺燥咳嗽、虚烦不安所常用。

●美容养颜

百合洁白娇艳，鲜品富含黏液质及维生素，对皮肤细胞新陈代谢有益，常食百合，有一定美容作用。

●宁心安神

百合能清心除烦，宁心安神，用于热病后余热未消、神思恍惚、失眠多梦、心情抑郁、喜悲伤欲哭等病症。

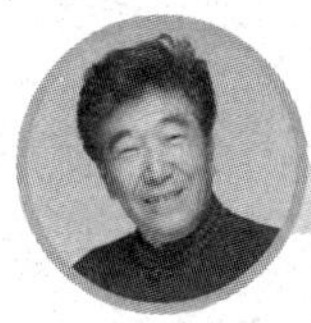

王凤岐

中医专家谈疾病怎么防

百合还是中药中的常用药材，有清火、润肺、安神的功效。现代营养检测分析表明，百合主要含秋水碱等多种百合生物碱和蛋白质、脂肪、淀粉、钙、磷、铁及维生素B_1、维生素B_2、维生素C、β-胡萝卜素等营养物质，有良好的营养滋补之功，特别是对病后体弱、神经衰弱等症大有裨益。

据《中药大辞典》记载：百合性平、味甘微苦，归心、肺经，可润肺止咳、清心安神；可用于治疗肺热、肺燥咳嗽、劳嗽咯血、低热虚烦、惊悸失眠等症。在民间，人们常常用猪肺炖百合来治咳嗽。但是有些人反映说这个方法没有效果，反而让咳嗽变厉害了，于是许多人开始怀疑起百合的功效来。其实，大家是冤枉百合了，原来百合治疗的是肺热咳嗽，而生活中有一些人患的却是风寒咳嗽，如果此时用百合来治疗，那就会越治越病了。

吴大真

中医养生专家谈营养怎么取

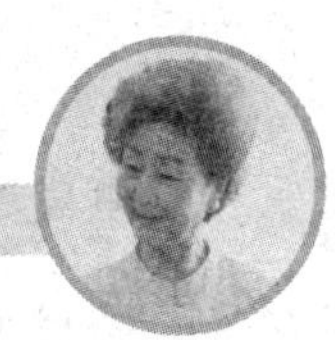

咳嗽就是肺部疾病的一种外在形式

咳嗽发生的时间也非常奇怪，咳嗽最厉害的时候往往会在凌晨天快亮的时候。为什么患者会在凌晨开始咳嗽呢？中医学认为，这和肺经有关。因为凌晨3点到5点是肺经当令，这个时候恰恰是人体气血由静转动的过程，此刻肺经最旺，肝脏在丑时把血液推陈出新之后，把新鲜的血液输送给肺，通过肺送往全身。此时身体最需要的就是睡眠，所以此时睡眠好的人清晨起来面色红润，精力充沛。但肺病患者就得超负荷工作，这样就会造成肺在此时反应尤为强烈。

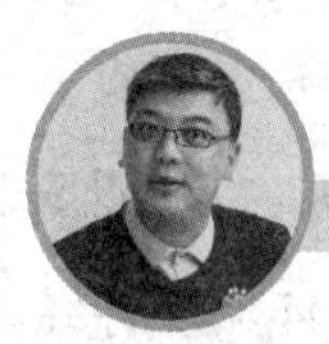

姜　波

御厨传人讲美味怎么做

百合不仅可以用来观赏，还可作为菜肴、点心食用：养阴润肺，清心安神。脆甜的口感，也是很为大众所接受的一道食材，新鲜百合的口感是很脆的，带着微甜，用来作为菜的食材，是很清爽的一种感

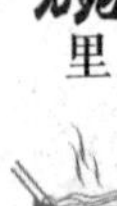

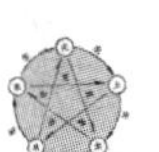

觉。这样洁白的美丽食材，咸甜皆可。

今天，我为大家送上一道比较清新，又不需要太高厨艺，而且很快就能做成的一道家常美味，每一种不一样的食材，吃出不一样的美味，一定会受到大家的欢迎的哦！这就是百合彩色培根。

◇百合彩色培根

食　　材：新鲜百合1个，培根5片，红甜椒和黄甜椒各半个，花生油、盐各适量。

制作步骤：

1. 新鲜百合洗净，剥小片，培根切成小块，红甜椒和黄甜椒也切小块备用。

2. 平底锅放入一点油，将培根块小火煎至微金黄，捞出备用。

3. 平底锅留底油，放入百合和红、黄甜椒翻炒一小会，调入适量的盐（培根本身有咸味了，只要调入一点点的盐去凸显百合和甜椒的甜味即可），翻炒均匀。

4. 加入事先煎好的培根块，快速翻炒均匀即可取出装盘食用。

这道菜就是这么简单，时尚又营养，你学会了吗？不过，在这里我要提醒大家的是：

1. 百合要选大个头、肉厚的百合，这样才足够脆甜。

2. 百合跟甜椒不能炒久，炒一小会让甜椒断生就好，不然，百合就软了，失去了脆甜的口感。

百合的另一大功效就是清心安神

除了能治疗咳嗽，百合还有一大功效就是清心安神。对于那些整晚失眠或者是神经衰弱的人群来说，不妨在日常饮食中多食用百合。而百合食疗，既可以单独食用，也可以和其他中药材一起入药，这样会使其治病效果“强强联合”。

百合如何选购

选购时，要注意剔除杂质、黑瓣、烂心或霉变者。干百合宜挑选干燥、无杂质、肉质厚、晶莹透明者为最佳。

芥菜散风寒，风寒感冒吃芥菜

对于风寒感冒，我们并不陌生，当出现这种感冒时我们一般会熬点生姜红糖水，喝完后盖上被子出点汗就好了。这是什么原理呢？原来生姜的辛味可以解表，而生姜又是温性中药，可以驱寒，所以就可以用生姜来散寒解表，而红糖是用来加强散寒效果的。但是在初春的时候，我们可以选用另一种时令蔬菜来达到这种效果，这种蔬菜就是——芥菜。

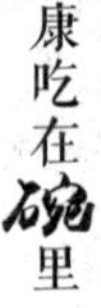

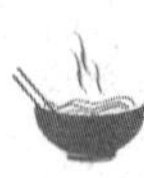

芥　菜

☆性味归经

味辛，性温；归胃、肺经。

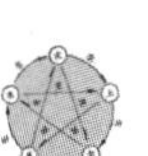

☆食疗功效

具有宣肺豁痰、利气温中、明目利膈的功效。

●止痛明目

芥菜含有丰富的维生素A、维生素B和维生素D，在这些维生素共同的作用下可止血生肌，促进十二指肠溃疡的愈合。其所含的胡萝卜素有明目的作用，可作为眼科患者的食疗佳品。

●解毒消肿

芥菜还有解毒消肿的功效，同时能抗感染和预防疾病的发生，促进伤口愈合。可用于辅助治疗感染性疾病。

●开胃消食

芥菜的组织较粗硬，能增加胃肠消化功能，促进胃肠蠕动，防止便秘。另外，芥菜腌制后有特殊的鲜味和香味，能促进胃肠消化功能，可用来开胃，帮助消化。

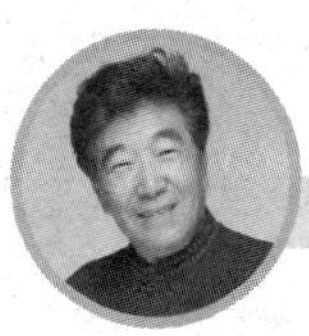

王凤岐

中医专家谈疾病怎么防

芥菜不仅是一种时令蔬菜，它还可以用来治病。《本草纲目》说芥菜能“通肺豁痰，利膈开胃。”《食疗本草》则说：“主咳逆，下气，明目，去头面风。”中医学认为，芥菜性味辛、温，归肺、胃经，有宣肺豁痰、温中健胃、散寒解表的功效，可以治疗外感风寒感冒、咳嗽气喘等疾病。

吴大真

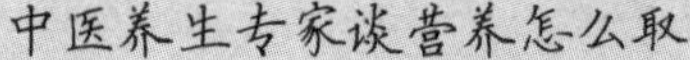

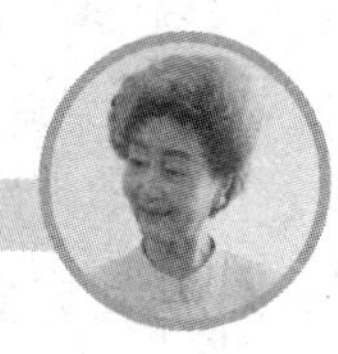

春季是风寒感冒的高发期

春暖花开的季节，患感冒的人群骤然增多。这时候风就成为一种邪气，如果再和热邪结合，就会导致感冒，由于是风邪和热邪共同引起的，所以被称为风热感冒。中医学认为，春季以风气为主，而“风”为百病之长，所以一到春季，风就会变成风邪导致各种疾病，如春季里常见的荨麻疹、皮疹、皮肤瘙痒、头痛、关节疼痛、肌肉酸痛，等等。而风邪还易和其他邪气结合，如风邪与寒邪结合，致使肺气失宣就会导致风寒感冒。此时应当以辛温解表为主。这时候，多食用芥菜是最好的选择。因为芥菜可清热利尿、平肝凉血，有扩张冠状动脉的功效，具有降压作用，尤其对于肝阳上亢型的高血压患者降压效果较好。

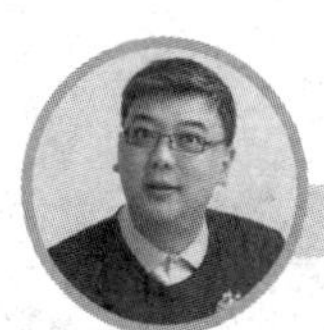

姜　波

御厨传人讲美味怎么做

说到芥菜，大家可能对它有点陌生。但是说到芥末想必大家都不会陌生，日常生活中常用来调味的芥末油就是由芥菜的种子提炼而来的。芥菜又称腊菜，茎叶可腌制咸菜，亦可生食。芥菜含有蛋白质、脂肪油、芥子苷、芥子酶、芥子碱、维生素等物质，对身体有益。芥菜腌制后有一种特殊鲜味和香味，可用来开胃，帮助消化。食用时最好能配点生姜、葱白等。

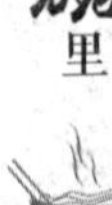

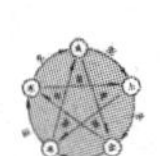

俗话说，吃饭先喝汤，气死好药方。今天我就来教大家做一种好喝的汤。

◇芥菜豆腐汤

食　　材：芥菜250克，水豆腐2块，咸橄榄4枚，生姜、精盐、味精、麻油适量。

制作步骤：

1. 先将水豆腐切成小块，将芥菜洗净切段，生姜切丝。

2. 锅中加清水适量，加豆腐块用小火煮沸，再加入芥菜段连同咸橄榄一起放入，继续同煮至菜熟，调入精盐、味精，淋麻油。每天早、晚各服1次，趁热食菜喝汤。

特别提醒：此汤解表宣肺，化痰止咳。适用于风寒感冒等病症。

在这里，还要提醒大家的是，因为芥菜有些苦味，怕苦可以在下鸡精的时候加点糖，不过本人觉得还是原汁原味的芥菜味儿最好！

芥菜的宜与忌

宜：食欲不振、食积不化、痞满腹胀者宜食。

忌：芥菜不能与鲫鱼同食。若同食，生化反应中产生某些刺激性物质，进入肺、肾，特别是肾，使二脏宣导失常，亦可引发水肿。

芥菜的选购和储存

叶用芥菜要选择叶片完整，没有枯黄及开花者为佳。若是包心芥菜，则需注意叶柄没有软化现象，叶柄越肥厚越好。芥菜不易腐坏，以纸张包裹后放在冰箱可保存约2周。

风热感冒不用怕，小小豆豉解忧愁

春天，是感冒高发期。因为风热感冒症状严重，想必多数人会选择输液或者是打针。其实西药有一个缺点就是副作用大，有些药会影响你的神经系统，让你整天昏昏沉沉；有些药则会影响你的泌尿系统，让你小便困难。因此要想减少副作用，此时不妨试试中药。而说到用中药来治疗风热感冒，在这里我们推荐的是一种药食两用的食物：豆豉。

豆　豉

☆性味归经

味咸，性平；归胃经。

☆食疗功效

具有疏风解表、清热除湿、祛烦宣郁、解毒的功效。

●溶栓

豆豉中含有很高的尿激酶，尿激酶具有溶解血栓的作用；与日本纳豆具有相同的功效。

●抗衰老

豆豉中，含有多种营养素，可以改善胃肠道菌群，常吃豆豉还可帮助消化、预防疾病、延缓衰老、增强脑力、降低血压、消除疲

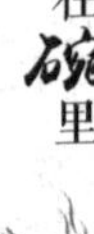

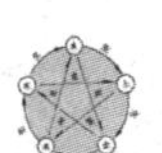

劳、减轻病痛、预防癌症和提高肝脏解毒（包括酒精毒）功能；

●解毒

豆豉还可以解药毒、食毒。

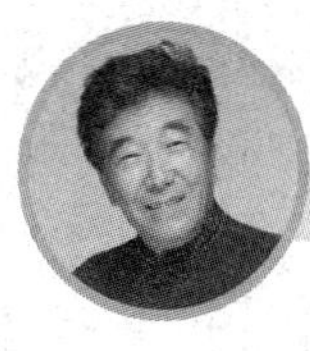

王凤岐

中医专家谈疾病怎么防

豆豉中医学称淡豆豉，是用豆科植物黄豆或黑豆做原料，经过蒸煮，冷却后加入曲菌发酵，盐渍，最后晒干而成，在我国自古以来就是一味中药，历代医书均有记载，如《本草纲目》说豆豉：“得葱则发汗，得盐则能吐，得酒则治风，得韭则治痢，得蒜则止血，炒熟则又能止汗。”《本草从新》则说：“发汗解肌，调中下气，治伤寒寒热头痛，烦燥郁闷，懊恼不眠。”《名医别录》言其：“主伤寒头痛，寒热。”中医学认为，豆豉性味辛、甘，微苦、寒，归肺、胃经，有解表除烦、透疹解毒等功效。

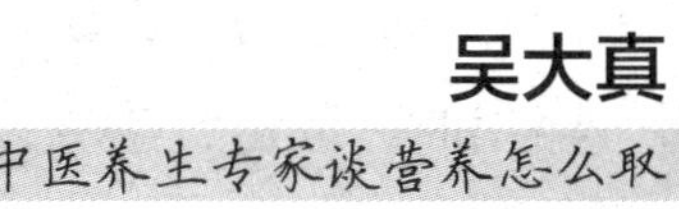

吴大真

中医养生专家谈营养怎么取

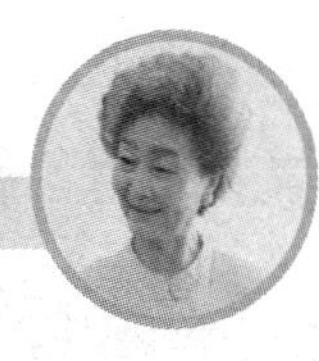

中医学在治疗疾病时一般会采用辨证治疗的方法，也就是根据不同的症状来采用不同的治疗方法。和风寒感冒不同，风热感冒的典型症状包括高热、头胀痛、有汗、咽喉红肿疼痛、咳嗽、痰黏或黄、鼻塞流黄涕、口渴喜饮、舌尖边红、苔薄白或微黄等。中医学认为，此时应该以辛凉解表、清热解毒的方法来治疗。

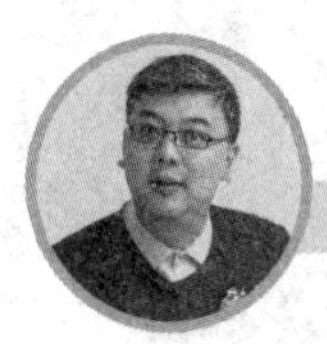

姜　波

御厨传人讲美味怎么做

豆豉是一种豆制食品。一般用黄豆或黑豆蒸煮以后，经发酵制成，风味独特，多用于调味。也可以入药。其实，豆豉治疗风热感冒就是利用其能清热解表的功效。

说到这儿，想必很多人都关心豆豉是如何做得了吧？也许有人觉得超市里有现成的，什么时候想吃了就去买一罐。但是也有些人担心超市里卖的吃着有些不放心，今天我就教大家做一下。有兴趣的朋友，可以抽空做，既有美味，又有情调，自己做好的吃着也会更开心，不是吗？

豆豉的制作

豆豉的制作工艺确实比较简单，只需取桑叶、绿蒿各70～100克，加水煎煮，滤过，煎液拌入净大豆1000克中，等吸尽后，蒸透，取出，稍凉，再置容器内，用煎过的桑叶、绿蒿渣覆盖，闷使发酵至黄衣上遍时，取出，除去药渣，洗净，放在容器内再闷15～20天，至充分发酵、香气溢出时，取出，略蒸，干燥后就制作完成了。

豆豉做好了，干吃也不是个事儿，那么就赶紧做一道美味可口的饭菜吧。豆豉可以做成多种菜，今天，我向大家推荐一款好喝的食疗粥。

◇豆豉大米粥

食　　材：豆豉15克，大米50克，食盐适量。

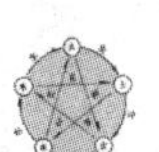

制作步骤：将豆豉择洗干净，放入锅中，加清水适量，浸泡10分钟后，水煎取汁，加大米煮粥，待熟时调入食盐，再煮一二沸即成，每天1～2剂。

特别提醒：此粥可解表除烦，适用于风热感冒、失眠等症。

豆豉的选购和储藏

豆豉是呈椭圆形、略扁的，表面黑色，皱缩不平，质地柔软，断面棕黑色，有香味，味道略甘甜。对于未使用完的豆豉可以将其储藏、置通风干燥处，防蛀即可。

豆豉食疗小建议

在食疗时，豆豉往往和葱白一起熬成汤，也可以用来治疗感冒。但是这个方子是用来治疗风寒感冒的，在治疗风热感冒时千万不能加葱白。因葱白是温性的，加了葱白后反而会让风热感冒症状加重。

豆豉的宜与忌

宜：豆豉作为家常调味品，适合烹饪鱼肉时解腥调味。与此同时，豆豉又是一味中药，风寒感冒，怕冷发热，寒热头痛，鼻塞喷嚏，腹痛吐泻者比较适宜食用；胸膈满闷，心中烦躁者也宜食。

忌：肝病、肾病、消化性溃疡和动脉硬化患者应少吃；患有高血压的病患者不宜进食过量；体质虚寒者亦不宜大量食用。

内火太盛伤身体，清热泻火有茭白

生活中，我们经常发现有些人脾气不好，一顿大怒后会感觉头晕头痛或胸口疼痛等症，严重的会引发脑出血导致死亡。这其实就是怒伤肝引发肝火导致的，这时的火就是实火。那么，上火了，吃什么泻火呢？我们请各位专家为我们解疑吧！

茭　白

☆性味功效

味甘，性微寒；归肝、脾、肺经。

☆食疗功效

具有祛热、生津、止渴、利尿、除湿、通利的功效。

●降血压

茭白营养丰富，含有蛋白质、脂肪、钙、磷、铁、糖类、维生素B_1、维生素B_6、维生素E、胡萝卜素、核黄素以及较多的氨基酸。茭白高钾低钠，对保护心脑血管有益。

●易吸收

嫩茭白的有机氮以氨基酸状态存在，容易被人体所吸收。其味道鲜美，营养价值较高，尤其适合在夏季食用。

●通乳

茭白具有退黄疸、通乳汁的作用，对于黄疸型肝炎和产后乳

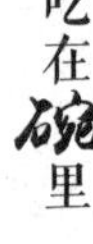

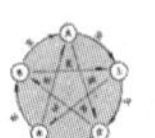

少有一定辅助疗效。

●解酒

茭白还有解酒、醒酒的功效。

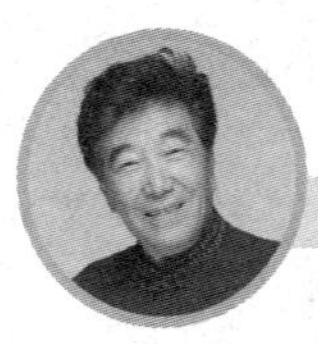

王凤岐

中医专家谈疾病怎么防

除了肝火，实火患者还会表现出面红目赤、口唇干裂、口苦燥渴、口舌糜烂、牙龈出血、尿少便秘等症状。中医学认为，“实则泻之”，治疗实火时可以采用一些苦寒制火、清热降火、泻实败火类药力大的中药或食物。而说到清热泻火，我们就不得不提一种食物——茭白。

茭白中含有大量的营养物质，其中以糖类、蛋白质、脂肪等营养物质的含量最为丰富。在日常生活中经常吃些茭白，可为人体补充充足的营养，从而维持人体的正常运转保证身体健康。并且茭白中所含有的这些营养物质具有健壮机体的作用，适量多吃可有效地增强人体的抵抗力以及免疫力，从而有效地对抗各种疾病。

吴大真

中医养生专家谈营养怎么取

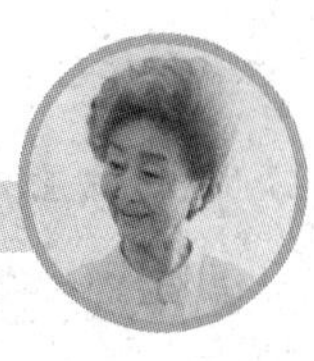

茭白能清热泻火

茭白是我国特有的水生蔬菜，不但味美，更是食疗好食材，其药用价值不可低估。明李时珍在《本草纲目》中记载：“气味甘、冷、滑，无毒。主治心胸中浮热风……”清吴仪洛《草本从新》中也说：“茭白，泻热通肠。甘、冷、滑，利五脏，去烦热，除目黄，解酒毒，利小便。”中医学认为，茭白性寒、味甘无毒，归肝、脾经，能清热泻火、除烦止渴、解毒、通利二便等，可用于治疗阴虚、高血压、心脏病等症。

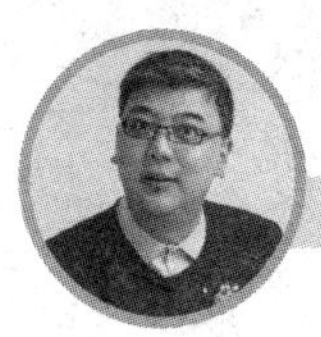

姜 波

御厨传人讲美味怎么做

茭白味道鲜美，含有丰富的糖类、维生素E、钾、钠、膳食纤维、蛋白质、脂肪等，嫩茭白的有机氮素以氨基酸状态存在，并能提供硫元素，味道鲜美，营养价值较高，容易为人体所吸收。茭白吃法多样，将茭白切成丝、片、丁、块，经凉拌、烧烩、蒸炖、煮汤，做成各色菜肴。我推荐一道油焖茭白。

◇油焖茭白

食　　材：茭白300克，酱油15克，白糖、盐各适量。

制作步骤：将茭白切成长条块，入六成热油锅炸1分钟，捞出控油，然后放入炒锅内，加酱油、盐、白糖、味精和少许水，煮1～2分钟，淋上麻油即可。

特别提醒：除烦、利水、清热解毒。

茭白选购技巧

茭白选购孕穗后期，肉质茎显著膨大，抱茎叶鞘中部向左右裂

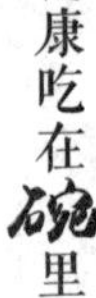

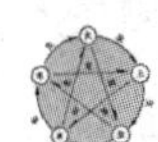

开，露出1～2厘米茭肉即所谓“露白”。过期老化，肉质松软，纤维粗硬，在茭白内发生黑点，逐渐扩大成为黑褐色不宜购买。

茭白的搭配宜忌

宜：茭白与牛肉搭配。

忌：茭白不宜与豆腐、蜂蜜搭配。

茭白烹饪小建议

因茭白含草酸太多，食用前要做好初步热处理，要过水焯一下，或开水烫过再烹调。而且茭白讲究新鲜，宜现买现吃。

绿豆一杯清热毒，轻轻松松过暑天

说到降暑，不得不提到一种平民“饮料”，它就是绿豆汤。绿豆汤是由绿豆熬制而成，是中国民间传统的解暑佳品，深受大众的欢迎和喜爱。

绿　豆

☆性味归经

味甘，性寒；归肺、肝经。

☆食疗功效

具有清暑止渴、利尿解毒、退目翳的功效。

●降血压

绿豆属高钾低钠食物，因此常食绿豆及绿豆制品可降低血压。

●止渴利尿

夏天温度高，出汗多，体内的水液损失大，电解质平衡易被破坏，喝绿豆汤不仅能补充水分，而且还能及时补充无机盐，从而维持水、电解质的平衡，达到清暑益气、止渴利尿的功效。

●解毒

绿豆还可用于解毒。常服绿豆汤，对于接触有毒、有害化学物质（包括气体）而中毒的患者有一定的防治效果。

●强体

经常食用绿豆可以补充营养，增强体质。

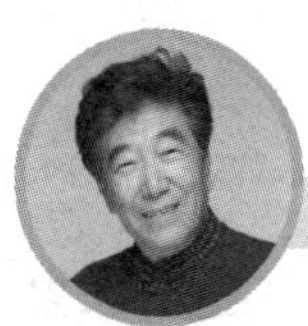

王凤岐

中医专家谈疾病怎么防

都说绿豆好，细细数来，绿豆的好处的确有很多，夏天在高温环境工作的人出汗多，水液损失很大，体内的电解质平衡遭到破坏，喝绿豆汤能够清暑益气、止渴利尿，不仅能补充水分，而且还能及时补充无机盐；如遇有机磷农药中毒、铅中毒、酒精中毒（醉酒）或吃错药等情况，在医院抢救前都可以先灌下一碗绿豆汤进行紧急处理。另外，食用绿豆可以补充营养，增强体力。

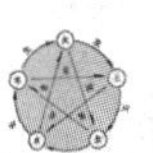

吴大真

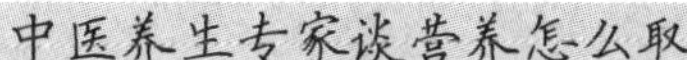

绿豆汤，味甘、凉，归心、胃经，有清热解毒、止渴消暑、消肿的功效。适用于热病烦渴、疮痈肿毒及各种肿毒等症。此外，绿豆还能开胃健脾，增强食欲。

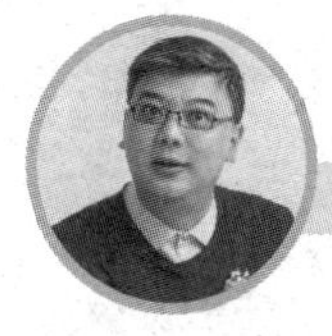

姜 波

御厨传人讲美味怎么做

绿豆的吃法，最简单的就是做成绿豆汤，且制作方法不同其功效也有差异。中医学认为，绿豆的清热之力在皮，解毒之功在肉。因此，如果只是想消暑，可将绿豆用大火煮约10分钟左右即可。这样熬出来的汤颜色碧绿、汤汁透明。喝的时候不需要把绿豆一起吃进去。如果为了清热解毒，熬制时间可长些，最好把豆子煮烂。这样的绿豆汤色泽浑浊，消暑效果较差，但清热解毒作用更强。

不过，煮好的绿豆汤如果没有及时饮用，过不了多长时间绿豆汤就会变成红色。这是因为绿豆里的某些成分被空气氧化导致的，而氧化后绿豆汤清热解暑的功效就会大打折扣。因此为了避免绿豆汤被氧化，煮绿豆汤最好直接用纯净水。若没有，只需在水中加入半勺白醋，或挤入半勺柠檬汁，但注意不能加太多。

绿豆选购小技巧

挑选绿豆的时候一定要注意挑选无霉烂、无虫口、无变质的绿豆。新鲜的绿豆应是鲜绿色的，老的绿豆颜色会发黄。

绿豆汤的宜与忌

宜：适宜湿热天气或中暑时，有烦躁闷乱、咽干口渴症状者食用。

忌：由于绿豆具有解毒的作用，若是人们服用的药物中含有有机磷、钙、钾等成分，绿豆就会与这些成分结合形成沉淀物，从而分解、降低药效，影响治疗。特别是正在服用一些温补性中药的人，更不宜喝绿豆汤，以免降低药效。

不要小看白菜，止咳平喘它最棒

健康的饮食是健康长寿的关键，并不是海珍海味才有保健养生功效，我们身边的很多常见的食物对健康也是大有裨益的。比如说白菜，是再普通不过的蔬菜了，可营养功能却很多，常食白菜，对人体健康很有帮助。

白　菜

☆性味归经

味辛、甘，性平；归肝、脾经。

☆食疗功效

具有祛风除湿、清热解毒的功效。

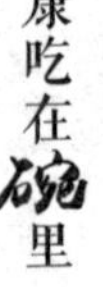

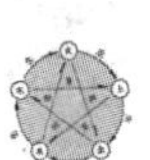

●降血脂

白菜有丰富的营养价值，其所含的植物固醇能够显著降低低密度胆固醇的含量，而其中的B族维生素则能够增加高密度胆固醇的含量。对于高脂血症患者来说，白菜是很好的降脂蔬菜。白菜中的纤维素还能够促进胃肠蠕动，增加排毒功效，能够辅助治疗高脂血症。

●补钙

白菜含钙丰富，能够维持骨骼和牙齿的健康。

●美容养颜

大白菜中含有丰富的维生素，常吃大白菜，可以起到较好的护肤和养颜作用。

●润肠

大白菜中的纤维素能起到润肠作用，促进人体对动物蛋白质的吸收。

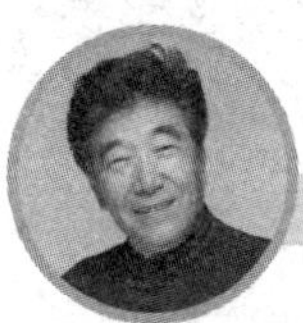

王凤岐

中医专家谈疾病怎么防

百菜不如白菜之说，这是有一定道理的。白菜易储藏，价格实惠，而且适用于各种烹调，可以跟多数菜肴搭配，是名副其实的“平民菜”和“百搭菜”。不管熬、炒、烧、扒，还是做馅、拌、炝、腌，只要烹调合理，白菜都让人百吃不厌。白菜含有丰富的维生素、膳食纤维和抗氧化物质，能促进肠道蠕动，帮助消化，防止大便干燥。尤其值得注意的是，大白菜的维生素C含量高于苹果和梨，与柑橘类居于同一水平，而且热量还要低得多。白菜中的纤维素不但能起到润肠、排毒的作用，还能促进人体对动物蛋白质的吸收。中医学认为白菜微寒味甘，有养胃生津、除烦解渴、利尿通便、清热解毒之功。可见，多吃白菜还是很有好处的。

关于白菜，我有个故事想给大家讲讲：

慈禧太后是历史上有名的“奢侈太后”，这一点在饮食方面表现得尤为突出。但是在1909年秋末冬初，病入膏肓的慈禧太后再也不能吃那些山珍海味了，原来慈禧此时得了一种病，病症就是高烧不退，且口干舌燥、咳嗽痰多、心慌怕冷，以致呼吸困难、上气不接下气。其症状与现代医学的老年性支气管肺炎并发呼吸衰竭十分相似。这时有一御医从远道而来的和尚那里讨了一偏方，偏方只有八个字，“少吃肉鱼，多吃白菜。”慈禧为了保命，在治疗期间，不再吃那些大鱼大肉了，改为吃大白菜为主的白菜宴。慈禧慢慢增进了食欲，身体也逐渐康复，她赞不绝口，称大白菜为“天下第一菜”。

可见，白菜的名头并非只是虚名！

吴大真

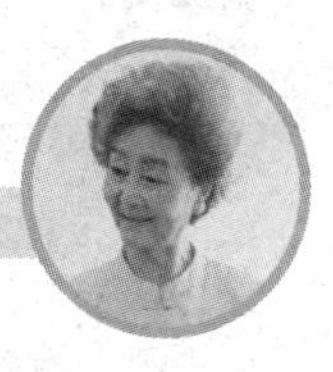

中医养生专家谈营养怎么取

在北方的冬季，大白菜是餐桌上必不可少的一道菜，因为白菜富含纤维和维生素C，可以补足冬天蔬果摄取的不足。白菜鲜美可口，营养丰富，因而有“冬日白菜美如笋”之说。不过，并不是所有的大白菜都是那么安全的。我先给大家讲个我亲身经历的一个例子。

我们小区有个姓戴的阿姨，已经50多岁了，儿女都在外地，平

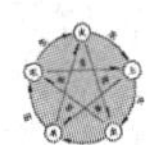

时就她和老伴在家，老伴身体不是很好，因此戴阿姨经常换着花样给老伴做饭。因此，每天戴阿姨都会去菜市场买菜。突然有一天，有着多年买菜经验的戴阿姨发现她买的大白菜和平时买的不一样，隐隐闻到一股刺鼻的味道，这是因为，菜贩在白菜上喷洒了一种溶剂——甲醛，这种溶剂能够起到保鲜作用，使白菜看起来嫩嫩的，不易腐烂。有菜贩明确表示，白菜使用了甲醛，因为现在的白菜水分多，外面气温又高，两三天就烂掉了，更何况不少白菜还要销往外地，需要经过长途运输，保鲜就成了个大难题，所以不少人喷洒甲醛进行保鲜。有人在市场上买了一些白菜送到了检测机构，对白菜的根部和叶片分别进行甲醛检测，有两份白菜样本显示含有甲醛。

甲醛是一种破坏生物细胞蛋白质的原生质毒物，会对人的皮肤、呼吸道及内脏造成损害，麻醉人的中枢神经，可引起肺水肿、肝昏迷、肾衰竭等。世界卫生组织确认甲醛为致畸、致癌物质，长期接触将导致基因突变。

尽管甲醛白菜样本中检测到了少量甲醛，但有专家表示，因为甲醛非常易溶于水易挥发，从市场买到的白菜经过仔细冲洗，基本不会有大的残留，可以放心食用。

所以朋友们买到白菜后，最好扒掉外面的一层，再用清水洗几遍。时间允许的情况下最好泡一泡，基本上可以洗掉甲醛溶液。千万不要为了省事儿而害了自己及家人。

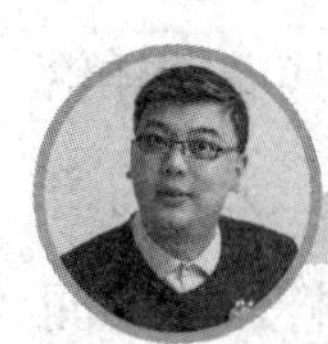

姜 波

御厨传人讲美味怎么做

吴老师已经说了白菜的药用价值，我来说说白菜的食疗价值。白菜，俗称大白菜，是人们餐桌上必不可少的一道美蔬。尤其是在北方的冬季里，大白菜更是餐桌上的常客，故有“冬日白菜美如笋”之说。白菜既可炒食，也可制成酸菜、腌菜、酱菜、泡菜等。在这我给大家推荐一道家常菜，这道菜很是简单，即使平时不怎么会做菜的人，按照我的方法，也能很快就学会哦！

◇白菜红枣豆腐皮汤

食　　材：白菜500克，豆腐皮100克，大枣5枚，精盐等调味料少许。

制作步骤：将白菜洗净，切段；豆腐皮切宽条；大枣去核。后二者稍浸泡，与白菜共置于瓦煲中，加水适量，先用大火煮沸，然后改用小火煲约一个半小时，再调入食盐、味精适量即成。分2次食用。

特别提醒：清肺热，养胃阴。可缓解咳嗽、喘息、痰多等症。

以白菜、豆腐皮配益气养血安神的红枣，能清热滋肺、润燥止咳、养益胃阴，适用于老年慢性支气管炎、干咳、秋燥咳嗽、痰带血丝、胃肠燥热、大便干结、痔疮出血等症状。

由于白菜在日常生活中吃得比较多，我在这里特别给大家介绍一下白菜烹饪技巧：烹调时，要先洗后切，尤其是竖着切，有研究表明这样切对保存水分更好，菜内的水分损失减少，水溶性营养素丢失也

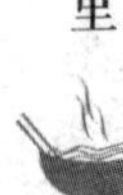

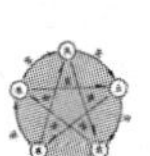

会减少。其次，这样切白菜容易熟；最后，大白菜顺丝切能够保留更多粗纤维，更有利于刺激肠蠕动，可起到通便作用。

白菜选购小技巧

一般来说，9～10月份上市的白菜属早熟品种，为白口菜，粗纤维较少，口味较淡，宜随吃随买；11月份上市的白菜属晚熟品种为绿口菜，初期食用菜质较粗，但储存后，口味会变好；中熟品种，为绿白口菜，质量介于早熟品种和晚熟品种之间。优质的大白菜要求菜叶新鲜、嫩绿，菜帮洁白，包裹得较紧密、结实，无病虫害，宜购买。根据上市时间，白菜有早熟、中熟、晚熟3种类型，按叶球颜色分有白口、绿口和绿白口之分。

白菜食疗的宜与忌

宜：尤为适宜患慢性习惯性便秘、伤风感冒、肺热咳嗽、喉发炎、腹胀及发热者食用。

忌：寒性体质、肠胃功能不佳、慢性肠胃炎患者慎食。

内热引起咽喉痛，看罗汉果显威力

罗汉果是我国特有的珍贵葫芦科植物，素有良药佳果之称，尤其是在治疗咽喉肿痛方面，效果极佳。咽喉肿痛不同于一般的疾病，它很容易复发，一般的药物是治标不治本，而且如果长期服用某种药物，很容易让咽喉疾病对药物产生抗药性，下次吃就没有效果了。因此，要想治疗咽喉肿痛，莫过于吃罗汉果。

罗汉果

☆性味归经

味甘，性凉；归脾、肺经。

☆食疗功效

具有清肺利咽，化痰止咳，润肠通便的功效。

●清热润肺

罗汉果有润肺止咳，生津止渴的功效，适用于肺热或者肺燥咳嗽、百日咳及暑热伤津口渴等症。

●滑肠通便

罗汉果有润肺生津的作用，可以滑肠通便，用于治疗肠燥津伤所致的便秘等症。

●利咽开音

罗汉果可清热润肺，止咳利咽开音。

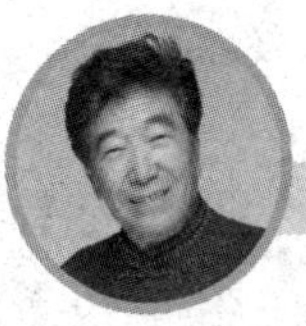

王凤岐

中医专家谈疾病怎么防

罗汉果果实中含有丰富的葡萄糖、果糖及多种维生素等，用途广泛，畅销国内外市场，在国际市场上享有很高的声誉。人们最常利用罗汉果的一种方式就是用其泡水喝，这种方式十分便捷，又不会影响它的功效，是很多人喜欢的方式。关于罗汉果，在广西还有一个

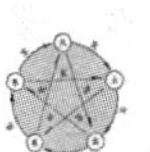

传说呢。

相传广西一位瑶族樵夫砍柴时不慎被野蜂蜇伤，他从身边树藤上摘了只野果，咬破在伤口处擦了几下，疼痛立刻减轻了许多，并且口中感觉香甜如蜜。于是他采摘了一些，回家孝敬老母，老人连续食用后，久治不愈的咳喘病竟好了。此事被一位名叫罗汉的串乡郎中知道了，通过反复研究，发现此果有清热解毒、消肿止痛、止咳利咽的功效，从此开始了药用及人工培植，并把这种果子称为罗汉果。

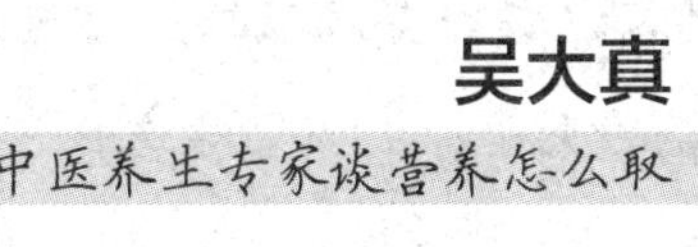

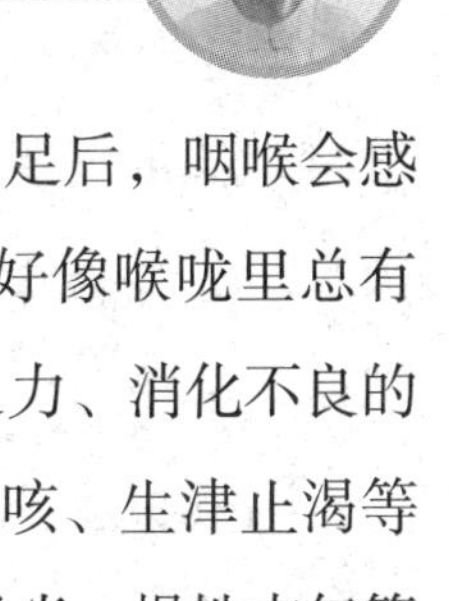

咽喉肿痛通常与肺有密切的关系。当出现肺阴不足后，咽喉会感到干且痒痒的，有轻微的疼痛感，患者常会干咳，好像喉咙里总有东西似的。除此之外，可能还会出现低热、头痛、乏力、消化不良的症状。而罗汉果味甘性凉，归肺、大肠经，有润肺止咳、生津止渴等功效，对于治疗肺热或肺燥咳嗽、百日咳、慢性咽喉炎、慢性支气管炎、急性扁桃体炎、急性胃炎、暑热伤津口渴等症都有很好的疗效。因此，如果得了上述几种病，不妨泡一杯罗汉果茶，既好喝，又能治病。

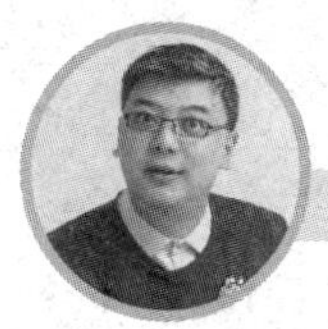

姜 波

御厨传人讲美味怎么做

罗汉果确实有清热润肺的功效。它是一种名贵药材，被人们誉为“神仙果”。用罗汉果少许，冲入开水浸泡，是一种极好的清凉饮料，既可提神生津，又可预防呼吸道感染，常年服用能延年益寿。

虽然很多人都知道罗汉果是一个好东西，购买后却不懂如何吃，通常都是拿来泡水，不过，即使是简单的泡水，也是有讲究的，下面我就来介绍一下罗汉果泡水的基本方法：

1. 要选择优质的罗汉果，罗汉果干果外观棕黄色，完整，不裂不破，绒毛多的为佳。看罗汉果是否有烤焦现象。果心不发白，不显湿状。拿起罗汉果摇一摇，摇不响为佳。

2. 把用来泡水的罗汉果敲碎后分成几份，分量的多少取决于水杯，或是水壶的大小，太少则味道偏淡，太多则味道太甜。

3. 将罗汉果放入水杯或水壶，取沸水冲入，数分钟后即可饮用。如果用于治疗咽炎，可在其中加入点生甘草、胖大海。罗汉果性微寒，有胃病者可加入点姜片。

当然，罗汉果也可以作为食材，做菜、做粥都可以，下面我就教大家简单一点儿的做法，不然太麻烦了，就算再养生，想必也会有些人嫌麻烦而不去动手做。因此，我在这里教大家一个简单又实用的做法，不但简单，而且还能填饱肚子，更重要的是让身体更健康！

◇**罗汉果麦冬粥**

食　　材：罗汉果、麦冬各20克，粳米100克，白糖适量。

制作步骤：罗汉果（打碎）、麦冬各20克，水煎3次，去渣取汁备用。将粳米100克洗净，加清水适量煮粥，待粥煮至浓稠时，放入药汁稍煮片刻，并用白糖调味食用。

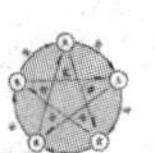

特别提醒：此粥宣肺清热，滋阴润燥。适用于肺热咳喘、咽喉肿痛、口渴心烦等症。

罗汉果果实缺肉少汁，难以直接食用，因此在治病时常将其烘干用开水冲泡当茶饮，或水煎服用，也可煲汤、粥。先把罗汉果洗净，直接砸开，每次泡水用1/4就好，连皮带肉一起泡。煲汤、粥时，放个罗汉果，会代替冰糖，令汤、粥有天然的清润和甘甜之味。

◇罗汉果膏

食　　材：罗汉果1000克，白糖2000克。

制作步骤：将罗汉果打碎，水煎3次，滤出药汁，合并浓缩至黏稠，加入白糖，拌匀后晒干，磨碎，制成罗汉果膏密封备用。每次取10克，用开水冲服。

特别提醒：此膏清热润肺，止咳化痰。适用于急慢性咽炎、咽喉炎、咳嗽、气喘等症。

罗汉果选购小技巧

形状：好看饱满的椭圆形。

色泽：很均匀的浅黄到深褐，表面没有黑斑。

手感：把罗汉果掂在手中，觉得很轻巧，表面绒毛很明显。

气味：有一种很好闻的药香，没有让人不适的味道。

罗汉果食疗的宜与忌

宜：适宜失音者及扁桃体炎、咽喉炎患者。

忌：不适宜糖尿病患者及风寒感冒、咳嗽患者。

脾胃不和怎么办，赶紧熬一碗南瓜粥

我国江南地区，每逢立春，家家吃南瓜，以示迎春。一些文人雅士在快要成熟的小巧“桃南瓜”表皮刻上诗文或图案，随着瓜的成熟，瓜皮上便留下了美丽的图画和诗文，把它搁置于案头，可增添生活情趣，在西方许多国家，每年10月31日的万圣节上，人们用南瓜制作出一盏盏精美的南瓜灯，用它来祛邪避鬼，欢度节日。不过，南瓜最主要的用处还是用来填饱肚子，并且，南瓜还有很多养生作用呢！下面我们就请几位专家来为我们讲解一番。

南　瓜

☆性味归经

性温，味甘；归脾、胃经。

☆食疗功效

具有补中益气、化痰排脓的功效。

●降血压

南瓜含有丰富的维生素C以及矿物质钙元素，对原发性高血压有很好的治疗作用。

●防治糖尿病

南瓜可促进人体胰岛素分泌，富含大量纤维素且果肉细腻味甜，食后能饱腹且排泄物多，故体胖和糖尿病患者食用后可防止

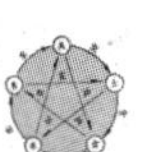

饥饿和肥胖。

●防毒抗癌

南瓜能消除致癌物质——亚硝酸胺的突变作用。其果胶还可以中和及清除体内重金属和部分残留农药，故有防癌、防中毒的作用。

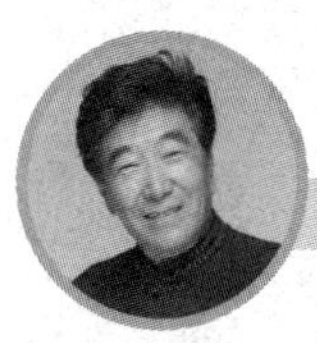

王凤岐

中医专家谈疾病怎么防

现代人生活节奏快，三餐也常常因此失去规律，于是越来越多的人出现胃痛、饱胀、食欲减退、大便不调，甚至呃逆、烧心等各种肠胃不适，中医学将这些症状称之为“脾胃不和”。中医学认为，脾胃不和治疗的原则就是和胃健脾，而粥本身就容易消化，并且有养脾胃的功效，所以出现脾胃不和时不妨熬点南瓜粥来治疗。

中医学认为，南瓜性味甘温，归脾、胃经，有补中益气、清热解毒等功效。《本草纲目》言其“补中益气”，其实就是能健脾益胃的意思。而现代营养研究表明，它含有较丰富的维生素B_1、维生素B_2、维生素C、胡萝卜素及一定量的钙、铁、磷、钾及钴等矿物质，这些营养物质对维护机体的生理功能有重要作用。

吴大真

中医养生专家谈营养怎么取

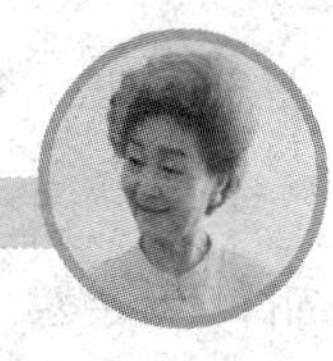

脾胃不和最常见的症状就是没有食欲，这是因为脾胃消化功能减

弱，吃下去的食物没被消化，而是堆积在胃肠了，因此人们常常会感觉“不饿”。但是这个不饿其实是胃发出的一个错误信号，而机体其实已经很“饿”了，但是脾胃消化功能失调了，这时机体只能“干着急”，因为没有能量供给，因此人们就会显得没有精神，说话有气无力。而未消化的食物在胃肠里发酵，就会出现胃胀、呃逆、烧心等症状。

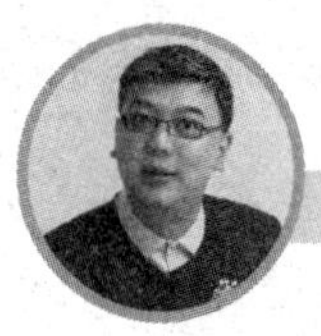

姜 波

御厨传人讲美味怎么做

南瓜可是个好东西。南瓜所含果胶还可以保护胃肠道黏膜，免受粗糙食品刺激，促进溃疡愈合，适宜于胃病患者。常食南瓜，可加强胃肠蠕动，帮助食物消化。

南瓜的食用方法很多，可煮粥、蒸食、熬制、煮饭等。不妨用南瓜熬粥，做南瓜黑米粥。取南瓜200克，黑米150克，大枣60克。将南瓜洗净切成小方块，并将黑米、大枣洗净，与南瓜块一起放入锅内，加水适量，先用大火煮沸，后改用小火，煮至米烂即可。健脾益胃的功效非常好。

挑选南瓜小技巧

挑选外形完整，表面有损伤、虫害或斑点的不宜选购；并且最好是瓜梗蒂连着瓜身，这样的南瓜说明新鲜，可长时间保存；用手掐一下南瓜皮，如果表皮坚硬不留痕迹，说明南瓜老熟，这样的南瓜较甜；同等大小的情况下，分量较重的那个更好；南瓜切开后，金黄色越深的那种南瓜越老越好，相反颜色越淡越浅的说明越嫩。

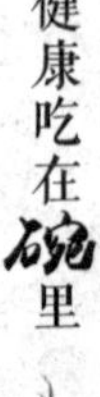

吃南瓜时一次不能进食太多

因南瓜中含有大量β-胡萝卜素，而β-胡萝卜素过量时会沉积在表皮的角质层当中，因此像鼻子、人中、眼睛周围，或身体表皮皱褶较多的地方，皮肤会转变成柠檬黄般的颜色，这种症状被称为胡萝卜素黄皮症。所以，食用南瓜，每天不要超过一顿主食的量即可。

第四章

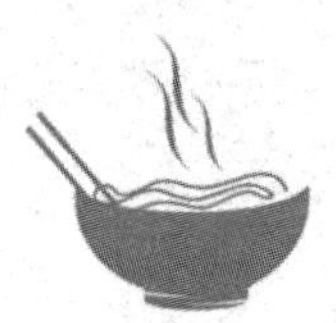

小病治，大病防，小小蔬菜有奇效

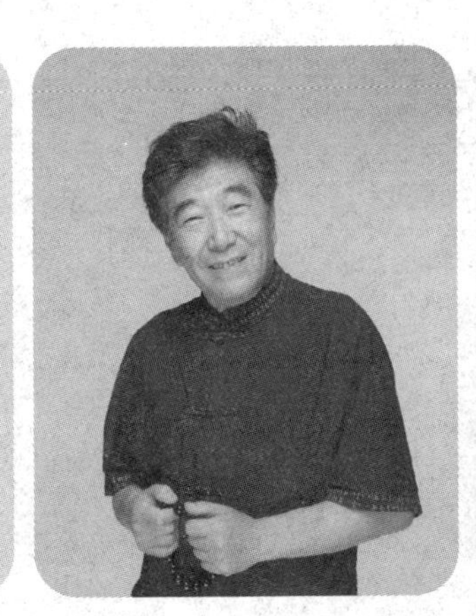

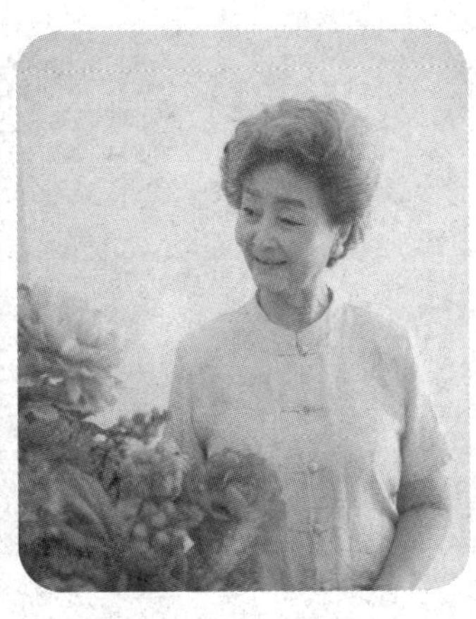

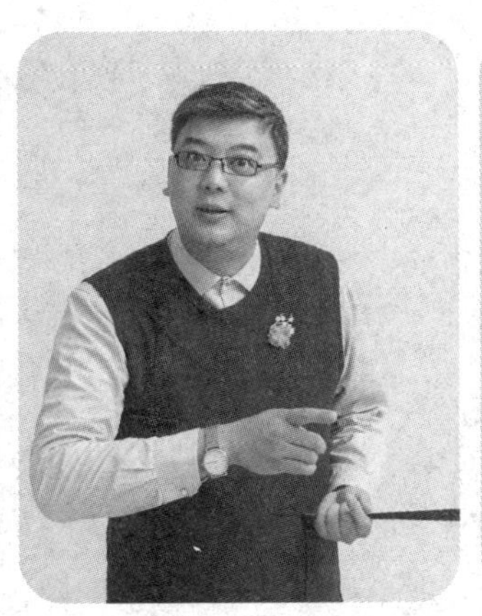

健康，营养，美味，看看专家怎么说

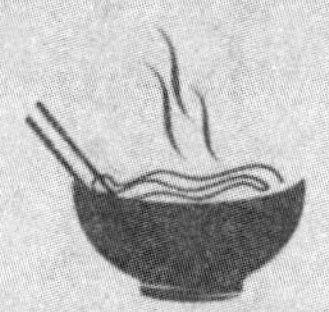

蔬菜，是家家户户餐桌上的一员，我国是以植物性食物为主的国家，蔬菜在人们的膳食中具有重要意义。人体必需的维生素A、维生素C以及一些矿物质等大部分都来自蔬菜。并且蔬菜中含有的纤维素能帮助消化，缓解便秘，从而预防癌症。除了有较高的营养价值，许多蔬菜还具有养生保健作用，所以平时饮食中蔬菜是必不可少的。

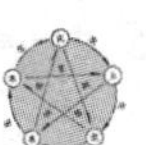

冬吃萝卜好处多，敢让医生都下岗

俗话说得好："冬吃萝卜夏吃姜，不劳医生开药方。"许多南方人不明白为什么北方人在大冬天里喜欢吃这又凉又涩的大萝卜。其实这不仅仅是南北方饮食的不同习惯造成的，更是因为地域的环境造就了这种差异。

萝　卜

☆性味归经

味甘、辛，性凉；归肝、胃、肺、大肠经。

☆食疗功效

有清热生津、凉血止血、下气宽中、消食化滞、开胃健脾、顺气化痰的功效。

●降血压

常吃萝卜不仅可降低血脂、软化血管、稳定血压，而且还可预防冠心病、动脉粥样硬化等疾病。

●减肥

萝卜所含热量较少，膳食纤维较多，食后易产生饱胀感，故有助于减肥。

●防癌抗癌

萝卜能诱使人体自身产生干扰素，增加机体免疫力，并能抑制癌细胞的生长，对防癌、抗癌有重要作用。

●助消化

萝卜中的芥子油和粗纤维可促进人体胃肠蠕动，有助于体内废物的排出。

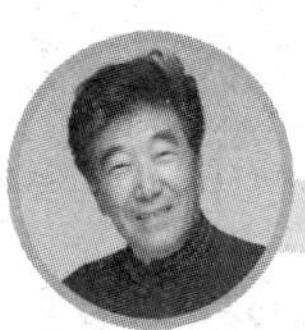

王凤岐

中医专家谈疾病怎么防

北方冬季外面北风凛冽，但是屋里却是温暖如春。几乎家家户户都有暖气，即使在没有通暖气的农村，人们也会将火炉烧到最旺，这就人为地导致局部气温过高，加上北方干燥的空气，很容易使人们出现上火的症状，如流鼻血、牙痛等。因此此时身体需要一些能清热降火的食物来改善这种情况，而中医学认为，萝卜味甘、辛，性凉，具有清热生津、顺气化痰的效果。在出现上火症状后，可以吃点萝卜来降火。

吴大真

中医养生专家谈营养怎么取

不仅如此，因萝卜味辛，辛味的食物可以行气导滞，而在冬季，人们都吃得比较油腻，又缺少活动，食物很容易滞留胃中，出现腹

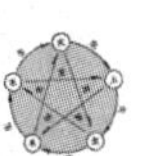

胀、腹痛等疾病，也就是我们常说的消化不良，而萝卜因行气导滞的功效非常强，适宜在冬季食用。

再有冬季天气寒冷，抵抗力差的稍不注意保暖就会患上咳嗽等症，而萝卜味辛，有止咳祛痰的效果，因此在冬季出现咳嗽后也可以用萝卜来食疗。

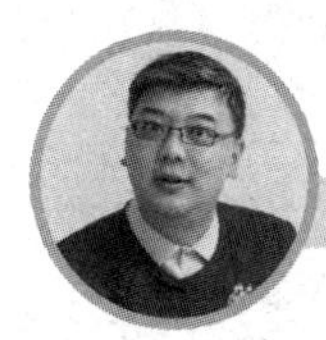

姜　波

御厨传人讲美味怎么做

两位专家说了萝卜的那么多好处，接下来我们重点谈谈萝卜到底怎么吃才好。因为萝卜性凉，所以不建议单独食用，萝卜在冬季最好还是和肉类一起食用，因为肉类能提供大量热量，但是单独吃不易消化，所以加入萝卜来帮助消化。我在这里教大家两种美味可口的汤，萝卜羊腩汤和杏仁萝卜猪肺汤，大家可以在空闲的时候做一做，犒劳一下自己的肚子，同时也能达到养生的效果。

◇萝卜羊腩汤

食　　材：白萝卜1个，羊腩500克，生姜适量，食盐少许。

制作步骤：

1. 将萝卜与生姜分别用清水洗干净，去皮。将白萝卜切成小块，将生姜切成薄片，备用。

2. 将羊腩用清水洗净，切成块备用。向瓦煲内加入适量的清水，先用大火煲至水开，然后放入以上全部材料，改用中火继续煲3小时左右，加入少许食盐调味即可食用。

◇杏仁萝卜猪肺汤

食　　材：猪肺300克，杏仁20克，料酒、葱段、姜块、大料包、食盐、胡椒粉、鸡精、香菜段各适量。

制作步骤：

1. 将猪肺块放入温水里并加入适量的料酒，用大火煮开，待水开后把猪肺捞出放入清水里洗净，这样做是为了去掉猪肺的浮沫和血腥味儿。

2. 然后将萝卜洗净，切成小块，与洗净的猪肺和备好的葱段、姜块还有大料包一起放入盛有温水的沙锅里，再加入适量的食盐，先用大火煮开，待锅开以后放入杏仁，盖上锅盖改用小火慢炖，20分钟后再加入适量的胡椒粉和鸡精，最后撒上香菜段，这样，杏仁萝卜猪肺汤就做好了。

此萝卜非彼萝卜

我们这里所说的萝卜都是白萝卜，而有些人却将胡萝卜当作治病的萝卜了，千万不要弄错了。

萝卜虽好，但是在服用人参、鹿茸、何首乌等补品期间，最好不要食用萝卜，以免影响药效。因萝卜性凉，脾胃虚寒者、慢性胃炎、胃溃疡患者不宜大量食用；身体有伤口以及各种手术后的患者也最好不要食用。

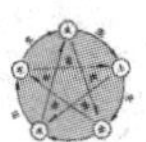

每天一个土豆，再也不怕中风

我们知道，很多疾病都与情绪有关，《说岳全传》里面就有一个“气死金兀术笑死牛皋”的故事，许多人听完后都觉得它非常精彩，并没有多想，其实这个故事还蕴含着养生的知识：那就是要注意管理自己的情绪。就拿金兀术来说，据说他死时是七窍流血，这个其实就是我们生活中常见的中风的一种情况。虽然说一般人中风后不会丢了性命，但是对于中风我们仍然要高度重视。

土　豆

☆性味归经

味甘，性平；归胃、大肠经。

☆食疗功效

具有益气健脾、调中和胃的功效。

●降血脂

土豆能供给人体大量黏液蛋白，能够预防心血管系统的脂肪沉积，保持血管弹性，并可辅助治疗高脂血症。

●通便、降低胆固醇

土豆含有大量的膳食纤维，有促进胃肠蠕动和加速胆固醇在肠道内代谢的功效，有通便和降低胆固醇的作用。

●糖尿病食疗佳品

土豆淀粉在体内被吸收的速度缓慢，不会导致血糖过高，是糖尿病患者的食疗佳品。

●降低中风

土豆含钾量很高，可以降低中风的发病率。

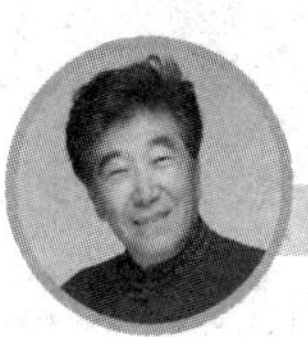

王凤岐

中医专家谈疾病怎么防

在现实生活中经常会看到，许多中风患者的发病都与情绪激动有关，尤其是经常有生气、吵架、恐惧、焦虑、兴奋、紧张、悲伤、嫉妒等情绪的患者，常常在这些情绪的剧烈发作当中或之后发生中风。据调查，一般人口中约有15%～20%的人有情绪障碍、心理困扰。经医学证实：这些情绪的经常刺激，能够引起大脑皮质和丘脑下部兴奋，促使去甲肾上腺素、肾上腺素及儿茶酚胺等血管活性物质分泌增加，导致全身血管收缩、心率加快、血压上升，使脑血管内压力增大，容易在已经硬化、失去弹性、形成微动脉瘤的部位破裂，从而发生脑出血。

对于中风，一般采取中医治疗与西医治疗相结合，但是中风复发率高，因此日常预防至关重要，而饮食又是重中之重。中医学建议，除了要远离烟酒及油腻之物外，还可以吃一些能预防中风的食物，如土豆。

土豆外观上看上去毫不起眼，吃起来滋味也一般，因此很长一段时间土豆都是受“冷落”的。但是近年来随着对土豆的研究越来越

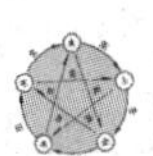

多，人们发现土豆是一种很有价值的食物。首先就是可以预防中风。

我们知道，钾对于人体细胞有着重要的生理功能，它能维持细胞内的渗透压，参与能量代谢过程，维持神经肌肉正常的兴奋性，因此，缺钾的人脑血管容易破裂，发生中风，而土豆中含有丰富的钾，可以改善身体缺钾的这种状况。另外，土豆中的粗纤维可以起到润肠通便的作用，可防止便秘。事实上，便秘者用力憋气解便时，会使血压突然升高，这也是中风的一个重要诱因。土豆中还含有一种类似转换酶的物质，具有降压药一样的功效，而高血压正是引发中风的一个主要原因。

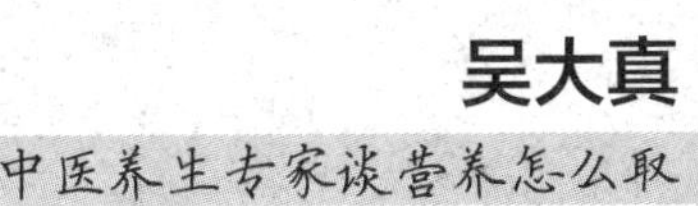

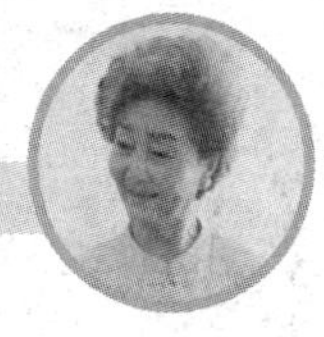

土豆的营养价值丰富，容易消化，正确食用的话，特别适合需要控制体重的人。

可是……现在买土豆要长个心眼，市场上不只有老土豆、新土豆，还有翻新的老土豆。原来，储存时间一长，加上气温升高，土豆很容易变绿，进而发芽。大家都知道发芽的土豆含有龙葵素，吃了会中毒，自然不会有人购买。

将土豆扔掉，黑心商肯定不甘心，怎么办呢？有黑心商贩发明了一种机器，专门用来翻新老土豆。将老土豆放进去，倒入水，再按动开关，机器中的铁毛刷三下两下就刷掉了老土豆上的芽。之后，再将老土豆放到焦亚硫酸钠溶液中泡一泡。

焦亚硫酸钠是漂白剂、防腐剂，不但能够让老土豆变得色彩明亮，外表宛如新土豆，还能防止老土豆继续变质。

老土豆翻新，翻的只是外表，并没有去除土豆发芽时产生的龙葵素。一口气吃掉200毫克的龙葵素，也就是半两左右发芽变绿的土豆，人就可能中毒。中毒的症状是先觉得喉咙发痒，然后腹部疼痛难忍，上吐下泻，滋味很不好受。

老土豆翻新时，要被浸泡在焦亚硫酸钠溶液里，长期摄入这种物质可能致癌。而它的残留物二氧化硫，还会吸附在人体的呼吸道黏膜上，生成亚硫酸、硫酸和硫酸盐等腐蚀性物质，损害呼吸系统，引发多种疾病。

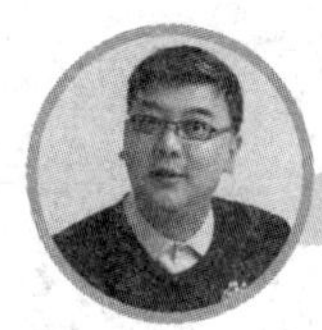

姜 波

御厨传人讲美味怎么做

吃土豆不但可以防中风，还是减肥的佳品。想减肥的人可以吃些土豆。这是因为土豆是一种低热量、低脂肪食品，热量仅为同量大米或面粉的20%左右，所含脂肪是大米或面粉的7%左右，因此土豆还是一种减肥食品。此外，土豆中所含的蛋白质比大豆要好，是最接近动物蛋白的一种植物蛋白，被人体吸收后利用率较高。

而土豆食疗，蒸、煮、炒、炖皆可，或者是以土豆为原料加工成粉丝、薯条等食品。不过，我现在要教大家做的是一种家常菜，不仅好吃，而且营养美味！

◇红烧土豆牛腩

食　　材：牛腩500克，土豆1个，胡萝卜1根，洋葱半个，八角1

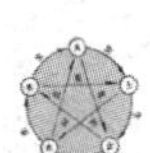

个，大葱半根，姜5片，料酒1汤匙，老抽1.5汤匙，白糖、盐各少量。

制作步骤：

1. 牛腩切大块用流动的水反复冲洗干净，控干水分。土豆、洋葱、胡萝卜等材料清洗干净。

2. 土豆、胡萝卜切滚刀块，洋葱切块备用，姜切片，大葱切段、八角冲洗一下。

3. 锅中放凉水加两片姜，放入牛肉块焯水，水煮沸后继续煮3分钟，待牛肉吐尽血沫，捞出用热水冲洗干净。

4. 锅中油烧至六成热，依次放入胡萝卜、土豆和洋葱，煸炒至八成熟（土豆透明边缘有些焦黄），盛出备用。

5. 用锅中余油放入葱、姜、八角爆香，然后放入焯水后的牛腩翻炒，然后加入一汤匙料酒翻炒片刻，加入足量热水，大火烧开后转小火炖1.5小时。

6. 加一汤匙半老抽、一点点白糖和盐调味，将土豆、胡萝卜、洋葱倒入锅中，和牛肉放在一起炖15分钟，转大火收浓锅中汤汁，即可出锅。

这道菜看似复杂，但是掌握门道了，也就不复杂了，这里有几个注意事项需要大家注意下：

1. 牛腩焯水的时候不要盖盖子，以利于腥味散发出去。

2. 配料的土豆胡萝卜之类不要事先放入一起炖，应该先炒至八成熟，等牛腩炖酥后再放入锅中，调好味道一起炖15分钟左右即可。这样既可以吸收调味料的味道，又不至于因为事先放入和牛肉一起炖变得酥烂不成形。

莫让“坏”土豆入口

此外，土豆虽好，但食用土豆必须是新鲜的，长芽或是腐烂的土豆是不宜食用的。原来土豆中含有一种毒素称为龙葵素，又称马铃薯素，经试验证明马铃薯各部位均含有龙葵素，但其中芽的含量最高，皮次之，肉质部较少，即使蒸煮后马铃薯的龙葵素并不减少，又不溶于水，水浸泡也无法除去。因此，要忌食发了芽的马铃薯，腐烂后的土豆里龙葵素含量也较多，更应忌食，否则易造成食物中毒，出现腹泻、恶心、呕吐等症状，严重者可发生脱水、血压下降、烦躁不安、抽搐、呼吸困难、昏迷，最后可因呼吸麻痹而死亡。

中风的急救措施

1. 当根据患者意识丧失、嘴流口水等症状而初步确诊患者为脑中风重症时，最重要的是保证患者呼吸道通畅，此时应让患者侧身俯卧，下颌略向前突，这样可以避免舌根阻塞呼吸道。采用这种体位，即使患者呕吐，也不会引起窒息。

2. 若患者出现呼吸困难，立即令患者取仰卧位，使头向后仰并对患者进行口对口人工呼吸。

3. 患者如果发生肢体瘫痪，应将其肢体放于正确的体位，防止产生挛缩。床上可垫枕头或沙袋，防止肢体发生扭转。

4. 少对患者移动，在运送患者到医院的路上，要尽量避免震动患者，如果找不到担架的话，可用毛毯之类当作担架抬运，并以最快的速度送到条件较好的医院抢救。

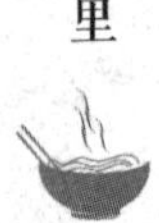

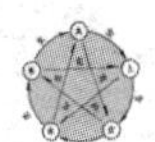

山药是天然的人参，补脾养胃效果好

人们常说，春养肝、夏养心、秋养肺、冬养肾。而人体有五脏，剩下的脾应该什么时候养呢？有的人认为应该长夏养脾，有的人则认为养脾应该在四季。也就是说四季的任何时候都要注意养脾。为什么呢？

山　药

☆性味归经

味甘，性平；归肺、肾经。

☆食疗功效

具有益气养阴、补脾肺肾、固精止带的功效。

●对糖尿病的益处

山药性平，味甘。中医学认为可以补虚、降血糖，在治疗糖尿病方面有奇效。山药中含有丰富的多糖和皂苷，现代医学研究证明，在中药中，皂苷和多糖是目前发现降糖作用最明显的，长期服用效果更佳。同时，山药具有提高免疫的作用，对减轻糖尿病患者常见的并发症及延缓病情的发展均有极大帮助。

●健脾止泄，补肺益肾

山药中含有皂碱、黏液质、尿囊素、精氨酸、淀粉酶、蛋白质、维生素C、维生素B等，黏液中含甘露聚糖与植酸。其性味甘、平，归肺、脾、肾经，具有健脾止泄、补肺益肾之功效。

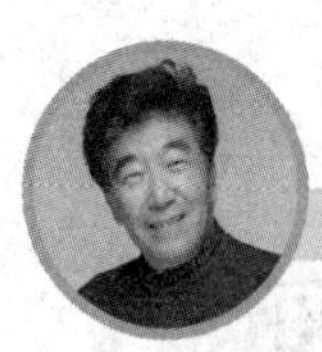

王凤岐

中医专家谈疾病怎么防

脾在五行中属土，土位居中央，四方兼顾，“土”的含义就在于能生化万物。脾与胃共同参与饮食消化吸收，“脾胃者，仓廪之官，五味出焉”。《黄帝内经》将脾胃的受纳运化功能比作仓廪，可摄入食物，并输出水谷精微以化生气血，输布全身。人体需要的能量及血液等都是经过脾胃化生而来，而这些是维持生命最基本的物质，所以才有了四季养脾胃的说法。

因脾属土，因此养脾可以吃从土里长出的食物，在这些食物当中，山药是其中的“佼佼者”。山药貌不惊人，土褐色的外皮，细长的圆柱状，外面分布着细细的毛须，一看就是土里刨出来的东西，因此山药本身就有土的性质，根据“同气相求”的理论，脾属土，因此山药可以入脾胃进而起到养脾胃的作用。

吴大真

中医养生专家谈营养怎么取

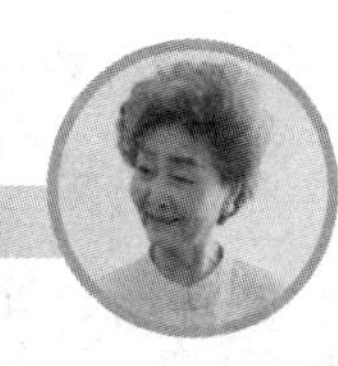

的确如此，“同气相求”的理论最早来自于《易经》，意思就是说具有相同属性，相同功能的事物都是相通的。中医学根据这个理论，结合以往经验，把这个理论应用到了养生里，认为有相同属性的药物或食物可以治疗相对应的脏腑疾病。因山药和脾的属性是相通的，所以山药有很好的养脾胃的功效，这一点在古代中医养生里有许多记载。

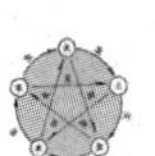

如《神农本草经》对山药的描述为："主健中补虚，除寒热邪气，补中益气力，长肌肉，久服耳目聪明。"《名医别录》说其"止腰痛，补虚劳羸瘦，充五脏，除烦热，强阴。"《本草纲目》认为山药能:"益肾气，健脾胃，止泻痢，化痰涎，润皮毛。"中医学认为，山药具有健脾补肺、固肾益精等多种功效。可用于治疗脾虚久泻、慢性肠炎、肺虚咳喘、慢性胃炎、糖尿病等症。多食山药对人体健康非常有益，因而山药也被称为"食物药"。

而现代医学则认为山药含有蛋白质、糖类、维生素、脂肪、胆碱、淀粉酶等成分，还含有碘、钙、铁、磷等人体不可缺少的无机盐和微量元素。而山药的最大特点是含有大量的黏蛋白，黏蛋白是一种多糖蛋白的混合物，对人体具有特殊的保健作用，能防止脂肪沉积在血管上，有利于保持血管弹性，阻止动脉粥样硬化过早发生。

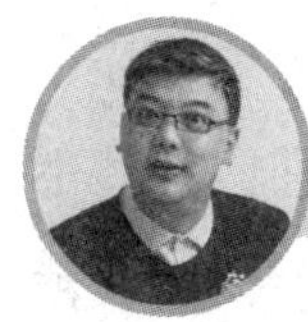

姜 波

御厨传人讲美味怎么做

除了专家讲解的那些之外，山药还是一种天然的瘦身佳品。因山药含有大量的纤维素，能推迟胃内食物的排空，产生饱胀感，从而达到控制食欲的目的。而且山药本身是一种低热量食物，因此吃再多也不用担心能量过剩而发胖。下面我们就步入正题，今天要学的是一道靓汤——山药乌鸡汤。

因为脾为气血生活之源，因此脾胃一虚，不仅会造成脾胃疾病，还可能会导致气虚、血虚之症，此时同样可以食用山药来治疗，可以将山药与补虚作用很强的乌鸡一起做成山药乌鸡汤。

食　　材：山药30克，乌骨鸡100～200克，葱、姜、食盐适量。

制作步骤：将乌骨鸡肉切块，葱切段，姜切片，与山药一起放入砂锅中，大火煮沸改小火炖熟后加入食盐等调味品即可食肉喝汤。

特别提醒：此方对因气虚、血虚导致的手脚冰凉症尤其适宜。

选择山药的注意事项

俗话说："好马配好鞍。"为了保证山药的功效充分发挥，食用山药必须选择质量上乘的，好的山药外皮应无伤，切开后断层雪白，黏液多而水分少。并且山药切片后需立即浸泡在盐水中，以防止氧化发黑。还要提醒大家的是山药药性收涩，故平时大便秘结者不宜食用。

长芽的山药最好不要吃

我们都知道长芽的土豆不能吃，因为它含有龙葵碱，这种毒素会损伤胃肠道、麻痹中枢神经，严重者会致人死亡。那么，山药长芽了还能不能吃呢？有关专家解释说山药跟土豆是不一样的，它们分属不同的科，土豆属于茄科，而山药是薯蓣科。茄科是产毒高手，而薯蓣科不是，但是因为在发芽的过程中营养都用到芽上了，所以发芽的山药不但营养降低了，口感也大不如前，所以这时的山药就不宜再食用了。

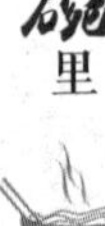

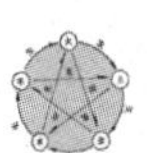

辣椒是维C之王，感冒统统靠边站

在日常饮食中，辣椒也是深受许多人欢迎的，人们喜爱吃辣椒，最主要的一个原因就是辣椒能健助消化。辣椒中含有的龙葵苷、辣椒红素等会对口腔及胃肠有刺激作用，能增强肠胃蠕动，促进消化液分泌，从而增强食欲。除此之外，辣椒还有很多其他的功用，我们请吴教授和姜波老师分别为我们讲解辣椒的美容功效和营养功效吧！

辣　椒

☆性味归经

味辛，性热；归肺、肾经。

☆食疗功效

具有温中健胃、散寒燥湿的功效。

●开胃散寒

果实含有辣椒碱、高辣椒碱、壬酰香荚兰胺等。色素有辣红素、胡萝卜素。此外尚有维生素C、柠檬酸等。有温中、散寒、开胃、消食的作用。

●促进血液循环

辣椒具有强烈的促进血液循环的作用，可以改善怕冷、冻伤、血管性头痛等症状。

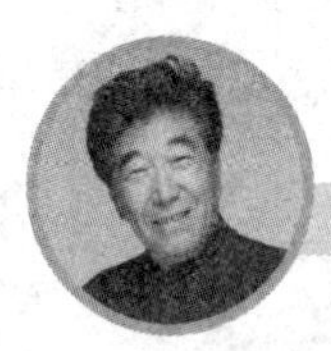

王凤岐

中医专家谈疾病怎么防

生活中也许你会有这样的体会，有时饭不香不想吃饭时，若在菜里放上一些辣椒马上就会感到胃口大开，吃完后还想再吃一点，就像上瘾一样。那么，吃辣椒为什么会上瘾呢？ 这是因为当辣椒的辣味刺激舌头、口腔的神经末梢时，机体的神经系统会反射性地出现心跳加速、唾液及汗液分泌增加、肠胃蠕动增快而加倍“工作”，同时兴奋性的刺激会使大脑释放出内啡肽，再吃下去，大脑又会以为有痛苦袭来，于是释放出更多的内啡肽。内啡肽会促进大脑内另一种物质——多巴胺的分泌。多巴胺相当于每个人体内“奖励系统”的物质基础，是一种类似肾上腺素的物质，可以影响一个人的情绪，在短时间内令人高度兴奋。于是享乐主义的大脑让我们吃辣吃上瘾了，以致于闻到辣味时就有进食的冲动。

另外，辣椒还是一种理想的减肥品。人们吃辣椒后，身上会产生热乎乎的感觉，这其实是体内储存的脂肪燃烧的结果。人体消耗多余的脂肪，就可减轻体重，从而达到减肥的目的。又因辣椒碱极为辛辣，刺激唾液分泌，促进胃壁蠕动，可强心活血，扩张颜面皮肤血管，供给脸孔血液营养，使皮肤滑润，达到美容的效果。

辣椒中维生素C含量是各种蔬菜之首，维生素C能阻碍亚硝胺这种强致癌物质的合成，而且可以提高细胞表面的环磷腺苷的水平，使已发生轻度癌变的细胞恢复正常，等等，因此吃辣椒可以预防癌症。并且维生素C能提高白细胞的趋化和噬菌作用，提高淋巴细胞和巨噬细胞功能，从而提高机体抵抗力，有效减少感冒发生率。除此之外，

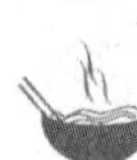

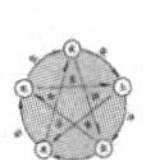

辣椒还可以治疗坏血病、风湿症，杀死胃肠道内的寄生虫，并刺激神经起镇痛作用，且有控制心脏病及冠状动脉硬化的奇功。

吴大真

中医养生专家谈营养怎么取

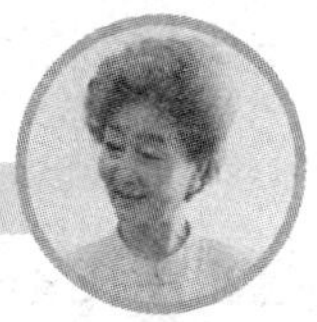

趁着周末有时间，几个朋友一起相约到郊外烧烤。那天，朋友们早早就奔到菜市场采办各种野餐烧烤的原料。买完肉和菜后，平时最爱吃辣的老李说："咱们必须买点儿辣椒面，等羊肉串烤熟了，撒上辣椒面才更好吃嘛！"于是，又直奔卖辣椒面的摊位而去。

老李在摊位前抄起一大包红艳艳的辣椒面，问老板，这辣椒面多少钱一斤？还没等老板说话，食品专业出身的小徐凑上来说，先等一下，让我瞧瞧。

他捏起一点儿辣椒面，用手搓了搓，手上没有留下红颜色。便笑着说："老李你也太着急了，也不知道先看看这辣椒面是不是真的。要是买错了，你可就吃不着辣椒，光吃玉米皮了。本来烧烤就不健康，再吃些假冒伪劣调料，不是雪上加霜吗？"老板听见他俩的对话，也笑着说："嘿，您还真说对了。不过，我们可不敢卖那种染色辣椒面，那东西吃多了能要人命啊，卖那种东西，不是缺德吗？"

十斤辣椒面，七斤玉米皮

对那些嗜辣如命的人来说，一顿饭不吃辣椒，就会觉得菜没滋味。菜市场里那一袋袋红艳艳的辣椒面可是某些人家厨房里必不可少的调味料。可是这些看起来美艳的辣椒面，却不一定都是好东西，其中不乏染了色的冒牌货。

黑心商贩为了节省成本，把价格便宜的玉米皮研磨成粉，掺进辣椒面里。至于500克辣椒面里要掺多少玉米皮，怎么掺，则完全取决于黑心商贩的胆量。胆子大的，500克辣椒面能掺350克玉米皮。真是坑人坑到家了。

如果只是掺点儿玉米皮，倒也罢了，玉米皮又吃不坏人。关键是这玉米皮不是红色的，要让它看起来和辣椒面一样，就得给它染成红色。而黑心商贩最喜欢用的染色剂就是罗丹明B。

罗丹明，红艳艳，却是强力致癌物

罗丹明B是人工合成的染料，又称“花粉红”“玫瑰红B”，曾被用作食品染色剂。但后来，人们发现它有很强的致癌性。有人用罗丹明B喂老鼠，喂了一段时间，老鼠身上就长了肉瘤。后来又有人证明，在老鼠身上发生的事，也有可能发生在人的身上。

自从知道罗丹明B的危害后，国家就禁止将它用在食品中了。经常吃加了罗丹明B的食物，不但会损害心脏，还容易得癌症。

一张纸巾教你辨别真假

玉米皮辣椒面再怎么好看，也是染色剂染出来的，和优质的辣椒面还是不一样。好的辣椒面红中带黄，松散干燥，没有杂质，因为辣得厉害，离得近了，鼻子、眼睛都会不舒服。

染色辣椒面恰好相反，红得浓艳，辣味却淡。这里还有一个小窍门要介绍给大家，只需要事先准备一张湿纸巾。买辣椒面的时候，可以捏一点儿辣椒面到湿纸巾上，等上一会儿，再把湿纸巾上的辣椒面弄掉，看看纸巾有没有变红。如果纸巾被染红了，就说明这辣椒面里加了人工染色剂。

因为，正常辣椒面中含天然色素，只溶于油，不溶于水，不会遇

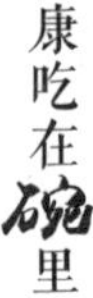

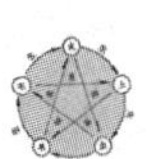

到水就褪了色。而罗丹明B却是溶于水的，会在湿纸巾上留下痕迹。另外，也有黑心商贩用苏丹红给玉米皮染色，苏丹红和罗丹明B一样，都会在湿纸巾上现原形。

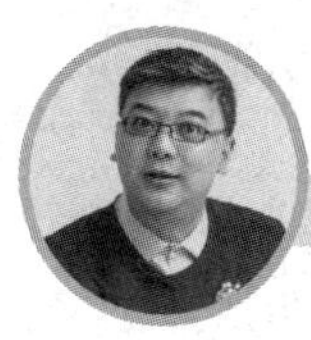

姜　波

御厨传人讲美味怎么做

因辣椒对胃有一定刺激和损伤作用，故一次不宜食之过多，有胃炎、消化性溃疡者不宜食用。凡目赤肿痛、风火牙痛、痔疮、疖肿感染者，也不宜食用辣椒。因其所含的维生素C不耐高热，易被破坏，故烹调时，不宜过炒。不过，只要吃得得当，任何问题都不是问题，今天我就教大家做一道色香味俱佳、营养又丰富的美味佳肴。

◇豆豉辣椒蒸鳕鱼

食　　材：鳕鱼2块，黑豆豉一大勺，姜2片，红尖椒1个，葱花一大勺，蒸鱼豉油两大勺，糖少许，油一大勺，料酒一大勺，盐1/4小勺。

制作步骤：

1. 鳕鱼自然解冻，去除鱼鳞冲洗一下沥干水分，用腌鱼料抹擦一遍，腌5分钟左右。

2. 豆豉泡水约3分钟，取出放在小碗中，姜切末、红尖椒切成小圈备用。

3. 豆豉、姜末、红尖椒加调味料调匀成料汁。

4. 把料汁淋在鱼身上。

5. 蒸锅水开后，放入鳕鱼用大火蒸6～7分钟就熟了。

6. 鱼身撒上葱花，再淋下一大勺烧热的油就可以上桌了。

做这道菜，有两点需要大家注意：

1. 鳕鱼从冷冻室取出来之后，最好放在冷藏室自然解冻。解冻的时候不要放在水里，尤其不要放在热水里，除了鱼肉容易散之外，还会影响鱼的口味和口感

2. 水开了之后再把鳕鱼放入蒸锅，用大火蒸6～7分钟就熟了，不用蒸太久，时间太长肉就不好吃了

马齿苋是名副其实的长寿菜，毛主席的菜单里都有它

春天到了，喜欢踏青的朋友们都会到郊外走走。细心的朋友就会发现，很多野菜也正欣欣向荣地生长着，懂得野菜的好，肯定会当成宝一样采挖。在众多野菜中，马齿苋是一颗耀眼的“明星”。就连我们的领袖毛主席也特别钟情马齿苋。这是怎么回事儿呢？还是请我们的专家为我们讲讲吧！

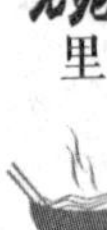

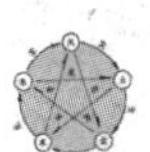

马齿苋

☆性味归经

味微苦，性微寒；归心、肝、脾、大肠经。

☆食疗功效

具有清热解毒、凉血止血、消痈利尿、除湿通淋的功效。

●降血脂

马齿苋中含有丰富的ω-3脂肪酸，该物质能抑制人体内血清总胆固醇和三酰甘油的生成，促进血管扩张，降低血液黏度，有防治高脂血症的作用。马齿苋能够改善动脉脂质代谢紊乱，降低胆固醇效果显著。

●预防细菌性痢疾

马齿苋的抗菌作用明显，可用于预防细菌性痢疾。

●抑制白发生长

长年服食马齿苋可有效抑制白发生长。

●防治冠心病

马齿苋还对冠心病有防治功效，冠心病患者可经常食用。

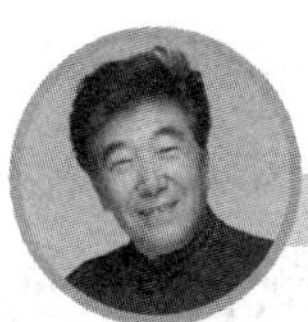

王凤岐

中医专家谈疾病怎么防

2014年5月，我们受邀到北京卫视《养生堂》做节目，主讲夏季养生全攻略，在这期节目中，我们特别讲到了马齿苋。要说这马齿苋，真是好东西，最近，美国医学研究发现，野生马齿苋中含有大量对心脏病具有防治效果的ω-3脂肪酸，有助于人体抗衰老。疾病治愈了，身体自然就强壮了，人也就能健康长寿了，因此把马齿苋称为“长寿菜”是再合适不过了。

这马齿苋的好，可是连毛主席都认同的。在延安时期，由于敌伪封锁，生活异常艰苦。毛主席饮食生活中的几大偏好，如辣椒、霉豆腐、酸泡菜等，时常得不到满足，只有生命力极为顽强的马齿苋，即使在陕北贫瘠的黄土高坡上，也很容易采挖到。这种生长在沟畔路旁的野菜，在艰难岁月里给毛泽东的饮食带来了很大快慰，因此他就越来越爱吃马齿苋菜了。新中国成立以后，住进北京的毛主席仍念念不忘马齿苋，时常提出吃马齿苋的要求。对此，保健人员曾感到不安，害怕对主席的健康有害。于是，拿来一些样品，找到有关部门化验，还查阅了各种中草药方面的书籍。化验和查证的结果，马齿苋真的是一种“养生良药”。

吴大真

中医养生专家谈营养怎么取

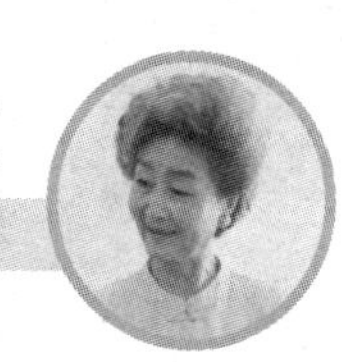

称马齿苋为“养生良药”，一点也不夸张，《中华人民共和国药典》已将马齿苋正式收入其中。据不完全统计，马齿苋治疗疾病多达40多种，无论外敷内服，均有很好效果。中医学认为，马齿苋味酸性寒，主要的功效就是清热利湿、凉血解毒、散淤消肿。而现代研究证实，马齿苋对大肠埃希菌（大肠杆菌）、痢疾志贺菌（痢疾杆菌）、伤寒沙门菌均有较强烈的抑制作用，因此可以治疗因细菌引起的痢疾等胃肠疾病。因马齿苋含丰富的维生素A，故能维持上皮组织如皮肤、角膜及结合膜的正常功能，参与视紫质的合成，增强视网膜感光

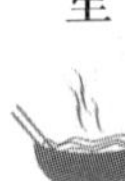

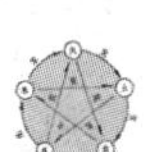

性能，也参与体内许多氧化过程，所以又可用于维生素A缺乏症，如皮肤粗糙、干燥、角膜软化症、眼干燥症、夜盲等，并能促进溃疡的愈合，对胃和十二指肠溃疡、口腔黏膜溃疡均有良好效果。

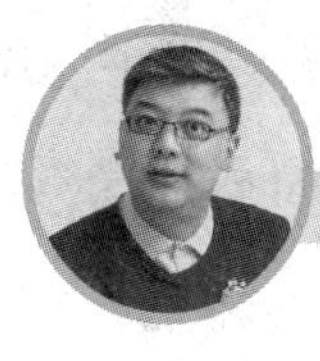

姜 波

御厨传人讲美味怎么做

对于马齿苋，医学界将之视为良药，但别忘了，它还是一种药食同源的蔬菜，吃了它有病防病，没病还能起到养生的功效。如在马齿苋生长旺盛的夏季，我们可以直接到山坡或野地里采集其幼嫩的茎叶，然后洗净炒食或做汤或焯水后拌、炝，吃起来均是脆润微酸、鲜美可口。我在去年的北京卫视的《养生堂》节目中，为大家讲解的一道“怪味马齿苋”，不知道有多少人学会了？口感如何？今天我再教大家做两道关于马齿苋的药膳，想必吃后会有另一番感受。

◇凉拌马齿苋

食　　材：马齿苋200克，蒜瓣3瓣，盐、生抽、醋、香油和橄榄油各适量。

制作步骤：

1. 将马齿苋摘成段，洗干净。

2. 锅内加水，加少许盐和油，水开后放入马齿苋焯水，色成碧绿即可捞出。

3. 用清水多次洗净黏液，淋干水分，放入大碗中。

4. 将蒜瓣捣成蒜泥，浇在马齿苋上，放入生抽、盐、醋、香油和橄榄油，拌匀即成。

特别提示：马齿苋不要焯水太长时间。

◇马齿苋煎

鲜马齿苋茎叶500克，洗净切碎，加水1500毫升，煎取500毫升，过滤。成人每次70毫升，每天3次，连服2～7天。儿童量：马齿苋30克，水煎2次，早晚分服，可治疗痢疾。余液加水适量煎沸后捞弃残草，稍温擦洗患处，止痒效果颇佳，能治疗急性荨麻疹。

天然“化妆品”西红柿，让女人告别美容院

无论是在哪个年代，美丽都是一个永恒的话题。有人为了美容可以“挨上一刀”整容，有人出门前恨不得将化妆品全部用上。钱花了不少，可一点效果都没有，有的还会出现副作用。很多女性为此感叹，为什么上天对自己这么不公平呢？还请专家给她们指条变美的明路吧！

西红柿

☆性味归经

味酸、甘，性微寒；归肝、胃、肺经。

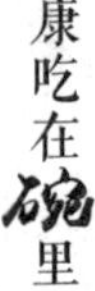

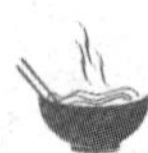

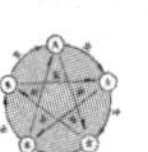

☆食疗功效

具有止血、降压、利尿、健胃消食、生津止渴、清热解毒、凉血平肝的功效。

●降血压

番茄中的黄酮类物质有显著的降压、止血、利尿作用。现代临床医学证实，经常吃些番茄对高血压、心血管病以及眼底出血等都有一定疗效。

●防癌抗癌

番茄红素独特的抗氧化能力，能消除自由基而保护细胞，使脱氧核糖核酸及基因免遭破坏，增强人体免疫功能，阻止癌变进程。

●抗衰老

多吃番茄具有抗衰老作用，能润泽皮肤，并使之保持弹性。

●预防便秘

番茄中含有果胶，有预防便秘的作用。

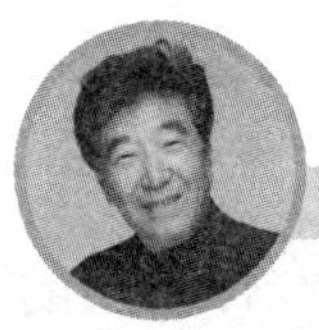

王凤岐

中医专家谈疾病怎么防

有句诗是这么说的：“山重水复疑无路，柳暗花明又一村。”当你苦苦寻找美容的方法而不得时，为什么不换一种方法呢？例如饮食。在众多的食物中，许多食物都是天然的“化妆品”，这些“化妆品”不但没有副作用，而且还可以从中享受到美食的快乐，那么又何乐而不为呢？比如我们经常食用的西红柿。在西红柿的成分中，番茄红素的含量很高，也正是因为番茄红素的存在，西红柿才能发挥它的诸多作用。研究发现，番茄红素是类胡萝卜素的一种，能够降低眼睛黄斑的退化、减少色斑沉着，并且还有很好的美白作用，因此，爱美的人可以多食用一些西红柿。

西红柿的营养十分丰富，尤其是它清除自由基的功效远胜于其他类胡萝卜素和维生素E，是迄今为止自然界中发现的最强抗氧化剂之一。正因为番茄红素中含有超强的抗氧化生物活物质，所以，它具有极强地清除人体自由基的能力，这就可以促使细胞的生长和再生，达到美容祛皱、维持皮肤紧致的功效。因此，对于那些“只要风度不要温度”的爱美女性来说，可以用西红柿来让自己的皮肤变得更加白嫩紧致。

吴大真

中医养生专家谈营养怎么取

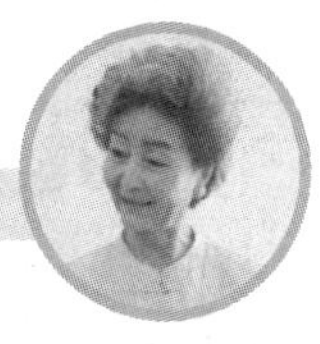

西红柿在国外又有“金苹果”“爱情果”的美称，这说明西红柿既是蔬菜，又是水果。西红柿不仅色泽艳丽、形态优美，而且味道可口、营养丰富，因此，堪称为菜中之果。

果类蔬菜，相对于叶类蔬菜，病虫害少，尤其是西红柿，用的农药相对来说较少，所以老百姓大可以“放心吃”。然而如今却让老百姓感到越来越“不放心”。果身都是通红的，“一看就是被催熟的”，而且有的是尖顶、硬芯，购买时就不免犯了嘀咕。

使西红柿早熟早红的物质，是涂抹在西红柿表面的“乙烯”，乙烯是一种植物的生长激素，不是化学物质，更不是动物激素。使用这

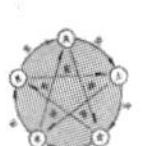

种植物的生长激素，是因为西红柿本身的成熟过程靠自身体内的乙烯来完成，人为加入乙烯之后，对西红柿的成熟可以起到“催促”的作用。乙烯对人体并无伤害，在自然情况下可以挥发，所以可以保证安全。

但是催熟西红柿在性质上和未熟的西红柿一样，含有大量有毒的番茄碱。番茄碱对中枢神经有干扰作用，长期食用这种西红柿对人体有害无益。

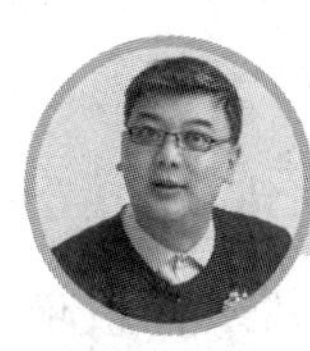

姜　波

御厨传人讲美味怎么做

对于西红柿，很多人喜欢将它作为一种水果生吃，其实这种吃法是不科学的。因为番茄红素是一种脂溶性的维生素，只有经过加热和油脂烹调后，才更有利于发挥它的健康功效。因此建议无论是用西红柿来养颜美容还是日常食用，最好将西红柿加油炒熟食用，如我们日常生活中最常见的西红柿炒鸡蛋，或者是将西红柿和豆腐一起做成西红柿炒豆腐。

◇西红柿豆腐

食　　材：西红柿、豆腐各250克，植物油、酱油、盐、糖各适量。

制作步骤：

1. 把西红柿用开水泡一下，然后切成小块儿，把豆腐也切成长方块。

2. 将锅烧热，放油，油热后即把西红柿放入锅中炒1～2分钟，把豆腐倒入，加酱油、盐、糖等调味品，然后炒透滚几滚即好。

关于西红柿，我在这里特别强调一下，一定不要把宝贝当垃圾！

许多人在食用西红柿时总爱把皮剥掉不吃，怕西红柿皮不容易被消化。其实西红柿皮中番茄红素的含量是非常丰富的，扔掉会损失一部分番茄红素，我们只要把西红柿切成极小的块儿就可以了，这样不但可以有效吸收番茄红素，也不至于难消化。

西红柿的挑选

西红柿因品种、颜色、成熟度、甜度、生产季节的不同，其中的番茄红素含量都是不一样的。黄色品种的西红柿中番茄红素含量很少，红色品种的西红柿则含量较高；从颜色看，西红柿颜色越红番茄红素含量越高，未成熟和半成熟的绿色西红柿番茄红素含量相对较低；此外因为夏天阳光充沛、光照时间长，此时长成的西红柿中番茄红素的含量就很高，而冬天温室大棚里种植的西红柿，不但吃起来没有味道，番茄红素的含量比也较低。

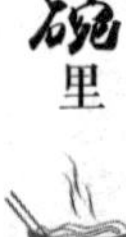

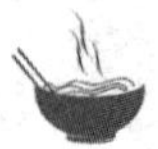

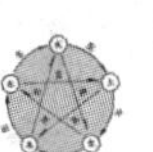

孩子长不壮，吃西兰花增强骨密度

有的妈妈看到别人的孩子比自己的孩子高，就会犯愁，担心孩子是不是又缺乏营养了，总是买来各种补品给孩子进补。不过有的孩子天生身体比较羸弱，个子不见长，还经常发生骨折，其实这就表明孩子缺钙了。有的家长可能想不明白，为什么孩子每天都喝牛奶怎么还是缺钙呢？我们来听听王老师是怎么说！

西兰花

☆性味归经

味甘，性平；归脾、肾、胃经。

☆食疗功效

具有补肾填精、健脑壮骨、补脾和胃的功效。

●防癌抗癌

西兰花不但能给人补充一定量的硒和维生素C，同时也供给丰富的胡萝卜素，起到阻止癌前病变细胞形成的作用，抑制癌肿生长。

●提高免疫力

西兰花的维生素C含量极高，不但有利于人的生长发育，更重要的是能提高人体免疫功能，促进肝脏解毒，提高人的体质，增加抗病能力。

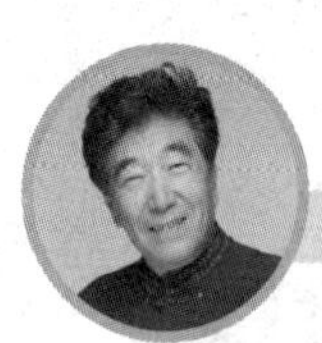

王凤岐

中医专家谈疾病怎么防

首先，每500克牛奶的含钙量为600毫克，而生长期的孩子需要的量为1500毫克/天，因此其他的都需要从食物中摄取，如果孩子挑食、厌食，那么缺钙是必然的。其次，钙的吸收率也不可能100%，即使孩子每天吃的钙达到了需求量，在转化过程中一些钙会与植物性食物中的草酸结合形成沉淀，这样会损失一部分的钙。

其次，现在孩子缺少户外活动，晒太阳少。我们知道，维生素D可促进钙的吸收，而阳光中紫外线可使人体皮肤中的7-脱氢胆固醇转化为维生素D。因此，缺乏户外运动也会使钙的利用率降低。

吴大真

中医养生专家谈营养怎么取

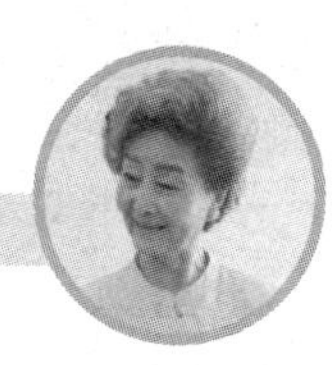

既然缺钙了，那就要给孩子补钙。除了要保证每天的牛奶，其他的钙都需要从饮食中摄取，因此当孩子缺钙时，需要选一些含钙量高的食物来让孩子食用，在这里给大家推荐的是一种常见的蔬菜，这种蔬菜就是西兰花。

西兰花被誉为“蔬菜皇后”，其中的营养成分不仅含量高，而且十分全面，主要包括蛋白质、糖类、脂肪、矿物质、维生素C和胡萝卜素等。据分析，每100克新鲜西兰花的花球中，含蛋白质3.5～4.5克，是菜花的3倍、番茄的4倍。此外，西兰花中矿物质成分比其他蔬菜更全面，钙、磷、铁、钾、锌、锰等含量都很丰富，是一种天然的

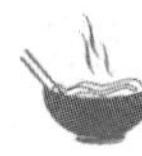

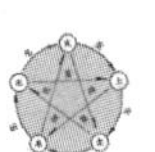

补钙食物。

除了补钙，西兰花中维生素C的含量也特别高。因此常吃还可以补充维生素C，维生素C能增强肝脏的解毒能力，提高机体免疫力，还具有美容、防治动脉硬化和冠心病等功能。200克西兰花即可满足人体一天维生素C的需要。人们都知道胡萝卜是补充胡萝卜素的理想食品，然而西兰花中所含的胡萝卜素比胡萝卜高近2倍，是新鲜蔬菜之冠。胡萝卜素具有预防癌症、心血管疾病以及延缓衰老的作用。另外，西兰花中含有异硫氰酸盐，长期食用可以减少乳腺癌、前列腺癌、直肠癌及胃癌等癌症的发病。

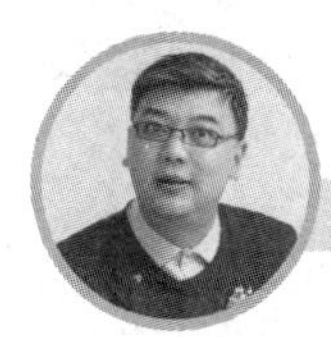

姜 波

御厨传人讲美味怎么做

既然西兰花有这么多的功效，家长们赶快给缺钙的孩子的食谱中加入西兰花吧。西兰花有一个特点，就是水煮或水焯过后颜色依然翠绿，而且口感更加爽脆。因此，凉拌或做汤也是很好的选择。今天，我就教大家多做几道菜吧！

◇西兰花炒虾仁

食　　材：虾仁、西兰花各100克，大蒜（白皮）、辣椒（红、尖、干）各15克、植物油、料酒、盐各适量。

制作步骤：

1. 将西兰花去粗茎，分成小朵，粗茎削除厚片，切成恰可入口的大小。

2. 在沸水中添加少许盐，放进西兰花汆烫，再用冷水过一下，捞出沥水。辣椒去蒂、去籽，切成粗末备用。

3. 将植物油与蒜末放进锅中，用小火爆香，放入辣椒与小虾仁，用中火拌炒，待小虾仁变色，可淋入少许料酒。

特别提示：此方适合身体发育中的孩子补钙。

◇**西兰花牛奶羹**

食　　材：西兰花10克，牛奶一大匙，淀粉若干。

制作步骤：将西兰花用水洗净，放入盐开水中煮软。将煮过的西兰花加入牛奶并用粉碎机粉碎。将混合物放入锅中煮，再加淀粉糊煮至黏稠即可。

因西兰花和牛奶含钙量都很高，所以此方补钙的效果很强，适合缺钙的孩子食用。

◇**西兰花炒蘑菇**

食　　材：蘑菇2朵，西红柿1个，西兰花少量，盐、大蒜各适量。

制作步骤：

1. 蘑菇和西红柿洗净、切丁。

2. 西兰花洗净切碎，大蒜切碎成蓉。炒锅烧热，放有机椰子油，加蒜蓉微炒，加西红柿、蘑菇炖煮至烂，最后加入碎西兰花拌炒，加少许盐调味。

特别提醒：此方中椰子油含有丰富的月桂酸、辛酸，不含反式脂肪酸，具有很好的抗病毒杀菌功效，而西兰花补钙效果强，因此适合身体虚弱缺钙的儿童食用。

怎么样，三道“绿色大餐”，你学会了吗？

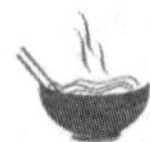

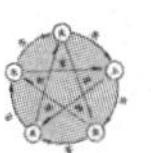

如何选购西兰花

西兰花是一种蔬菜，蔬菜一般都要求新鲜，因此要想西兰花“秀色可餐”，选购上等的新鲜西兰花很重要，以菜株亮丽、花蕾紧密结实的为佳。花球表面无凹凸，整体有隆起感，拿起来没有沉重感的为良品。若发现有开黄色花朵者，表示已经不新鲜了。但若上部略带紫色，则不是不新鲜，也不会影响味道。烹调前的清洗工作也很重要。第一步要先除掉叶，依序分成小株，在大碗中放水加1匙盐，把西兰花放进盐水中浸泡5分钟，接着再用水冲洗后沥干，放入大量滚盐水中烫熟，捞出时可将花蕾朝下放，水分会去除得比较彻底。

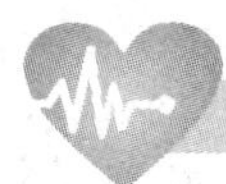

健康小贴士

当儿童缺钙时，有的家长喜欢让儿童直接服用各种钙制品，而且也不限量，认为吃的越多补的就越多，其实这是不科学的。科学的补钙方法应是，在食补的基础上，给儿童补充其生长发育所需要量的一半的钙制品。也就是说补钙要留有余地，超量同样会导致儿童出现异常情况。

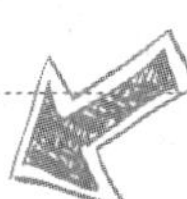

新采嫩藕胜太医，清热除烦保健康

古代诗人赞美莲花的诗句不计其数，但其实，莲花却没有什么药用价值，而真正藏在污泥里不起眼的莲藕这时却是治病的“主角”。民间有“新采嫩藕胜太医”的说法，具体是怎么回事儿呢？我们请王教授为我们讲这个有趣的传说。

藕

☆性味归经

味甘，性寒；归心、脾、胃经。

☆食疗功效

具有清热、生津、凉血、散瘀、补脾、开胃的功效。

●清热凉血

莲藕生用性寒，有清热凉血作用，可用来治疗热性病症；莲藕味甘多液，对热病口渴、衄血、咯血、下血者尤为有益。

●通便止泻、健脾开胃

莲藕中含有黏液蛋白和膳食纤维，能与人体内的胆酸盐、食物中的胆固醇及甘油三酯结合，使其从粪便中排出，从而减少脂类的吸收。莲藕散发出一种独特清香，还含有鞣质，有一定健脾止泻作用，能增进食欲，促进消化，开胃健中，有益于胃纳不佳，食欲不振者恢复健康。

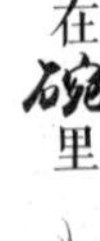

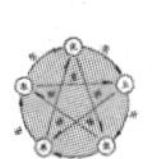

●益血生肌

藕的营养价值很高，富含铁、钙等微量元素，植物蛋白质、维生素以及淀粉含量也很丰富，有明显的补益气血，增强人体免疫力作用。故中医学称其:“主补中养神，益气力。”

●止血散瘀

藕含有大量的单宁酸，有收缩血管作用，可用来止血，还能凉血、散血。中医学认为其止血而不留瘀，是热病血症的食疗佳品。

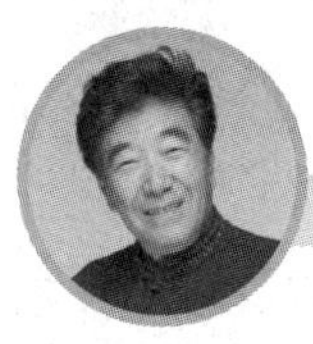

王凤岐

中医专家谈疾病怎么防

说到藕，我先给大家讲一个关于藕的典故：

传说有一年夏天，宋孝宗因食不洁螃蟹而得了重痢，御医百般诊治，全无疗效，只得张榜招贤。有一老者扯下金榜，他为皇上诊脉完毕，即向大臣索得一枝鲜藕，捣烂绞汁，调上热酒，让孝宗慢慢喝下去。服了几次，加上几天调理补养，孝宗元气大振，痢疾全除。于是皇上传旨，将宫中捣药用的金杵臼赏赐给这位民间高手，于是民间便留下了“金杵捣玉藕”的传说。

传说归传说，不可尽信。但是莲藕的妙用，的确是有目共睹的。中医学认为，生藕性寒，甘凉入胃，可消瘀、凉血、清烦除热、止呕渴等；适用于烦渴、酒醉、咳血、吐血等症。一般女性在产后都需要忌食生冷，唯独不用忌藕，就是因为藕有很好的消瘀作用。藕煮熟后，其性由凉变温，有养胃滋阴、健脾益气的功效，是一种很好的食补佳品。

莲藕原产于印度，很早便传入我国，在南北朝时代，莲藕的种植就已相当普遍了。莲藕微甜而脆，可生食也可做菜，而且药用价值相当高，它的根根叶叶、花须果实，无不为宝，都可滋补入药。用莲藕制成粉，能消食止泻，开胃清热，滋补养性，预防内出血，是妇孺童妪、体弱多病者上好的流质食品和滋补佳珍，在清咸丰年间，就被钦定为御膳贡品了。

吴大真

中医养生专家谈营养怎么取

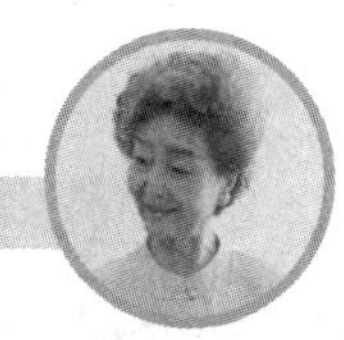

近年来，毒莲藕的出现让人十分忧心。深圳布吉有无良菜贩竟利用硫酸镁和柠檬酸，为出于污泥的莲藕“美白”，令其外表洁白鲜嫩。不少“贪靓”的消费者都被漂白莲藕的外表所吸引。但是专家称，过量或长期摄入硫酸镁，可致胃痛、腹泻、心跳减慢和休克。

菜贩：我们也不敢吃

那些看起来白白胖胖的莲藕，都是用“药水”处理过的，数个小时过后会变色。除口感偏酸外，漂白莲藕对人体无害。“洗过的藕我们自己也不敢吃。”卖菜的小贩这样说。小贩还说，漂白莲藕批发价比普通藕低，售价又高，从中可多赚近一倍，很多零售商和餐馆都会来购买。

如何选购莲藕

我们知道了有些莲藕有毒，吃了会对身体造成伤害，难道我们就不吃了吗？当然不是，莲藕丰富的营养还是值得你去费一番心思来购

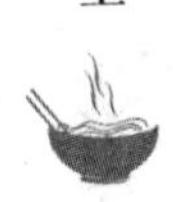

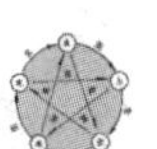

买的。以后在选购莲藕过程中，可参考以下3条：

1. 以夏秋的藕为好，藕多节，尖较嫩。

2. 宜选藕节肥大粗短，鲜嫩，不烂不伤不带尾的。

3. 颜色特别白的，一定要谨慎购买。

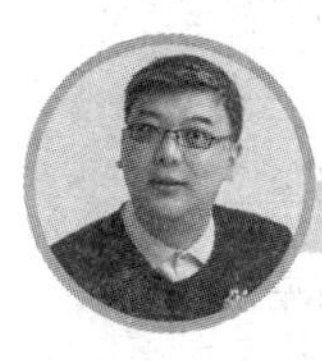

姜 波

御厨传人讲美味怎么做

除了日常食用，因藕具有很强的治病效果，因此我们可以将藕做成各种药膳来防病治病。尤其是刚生完孩子的产妇，多吃些藕，好处是很多的。如果你家里有产妇，不妨现在就着手做吧！

◇鸡茸莲藕

食　　材：鲜藕、鸡肉各250克，香菇适量。

制作步骤：

1. 先将藕洗净，刮去外皮，连藕节一起切成碎泥；鸡肉洗干净后剁成鸡茸；香菇放入热水中浸泡回软后取出，冲洗干净后切碎。

2. 取大碗1个，内层涂上麻油，放入藕、鸡茸、香菇，再加入酱油、白糖、精盐、料酒等调料适量，调拌均匀，上面摊平，上笼隔水蒸约20分钟取出，扣在盘上即成。

特别提醒：此方不仅味道鲜美，且能补脾胃，益气血、止血。

◇莲藕粥

食　　材：鲜藕250克，糯米50克，红糖100克。

制作步骤：

1. 先将藕洗净，刮去表皮，切成小块。

2. 糯米淘洗干净。取沙锅1只，倒入清水，放入糯米、藕块，用大火烧沸，再用小火煮至米烂汤稠时，加入红糖，调匀即成。

特别提醒：此粥有健脾止泻、营血生肌之功效。

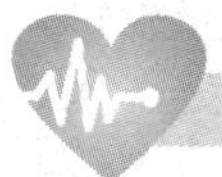

健康小贴士

在平时食用藕时，人们习惯性地去掉藕节不用，其实藕节也是一味著名的止血良药，其味甘、涩，性平，含丰富的鞣质、天门冬素，专治各种出血如吐血、咳血、尿血、便血、子宫出血等症。如民间常用藕节捣碎加适量红糖煎服，用于止血，效果非常好。

清热通经吃丝瓜，一般人我不告诉他

有一则谜语是这样说的：“绿藤挂满棚，结果像绿龙，嫩时当菜吃，老了也有用。”猜一种蔬菜名。如果是对生活有经验的人想必很快就能猜出来，答案就是“丝瓜”。丝瓜可以说全身是宝，尤其是美容功效和养生功效，更是深受人们的喜欢。

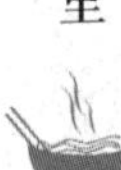
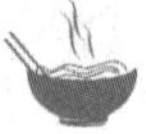

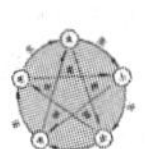

丝　瓜

☆性味归经

味甘，性凉；归肺、肝、胃、大肠经。

☆食疗功效

具有清热化痰、凉血解毒的功效。

●降血脂

丝瓜中含镁比较丰富，镁有减少血液中胆固醇含量、降低血脂的功效。维生素C含量也较高，能够促进脂质代谢。高脂血症患者经常食用丝瓜，能够显著改善症状。

●美容

丝瓜中含有维生素B_1，能够防止皮肤老化，保护皮肤光滑，减少色斑，对于爱美女士来说，是美容佳品。

●富含维生素C

丝瓜富含维生素C，能够用于抗坏血症及各种维生素C缺乏症。

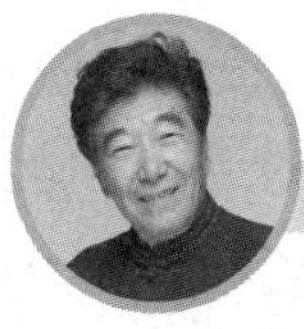

王凤岐

中医专家谈疾病怎么防

现代医学认为，丝瓜具有丰富的营养价值，除含有大量的蛋白质、脂肪、淀粉和多种维生素外，还富含磷、铁、钙等无机盐类。丝瓜中蛋白质的含量在瓜类蔬菜中居于领先地位，且其热量也高。每100克食用部分含蛋白质1.46克、糖4.3克、维生素A 72毫克、维生素

C 22毫克。所以即使没有病，只当蔬菜食用，丝瓜也是非常值得推荐的。当然了，既然丝瓜治病的效果这么好，如果不用丝瓜来治病，那就有点可惜了。因为丝瓜还有疏经通络的效果，因此人们常用丝瓜来疏经通络，治疗女性的月经不调、通经以及产后缺乳等症。

吴大真

中医养生专家谈营养怎么取

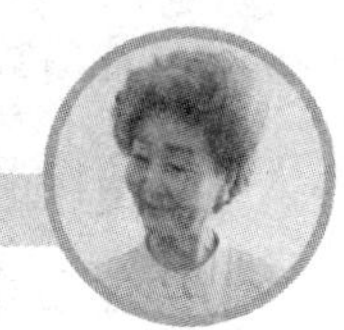

是药材也是食材

丝瓜原产于南洋，明代才引种到我国，慢慢成为人们常吃的蔬菜，正如李时珍所说："丝瓜，唐宋以前无闻，今南北皆有之，以为常蔬。" 但别以为它只是一种普通的蔬菜，丝瓜的治病效果绝不亚于某些药材。中医学认为，丝瓜性平味甘，有通经络、行血脉、凉血解毒的功效。如《本草纲目》说它能"清热利肠"。《陆川本草》说丝瓜能"生津止渴，解暑除烦，治热病口渴，身热烦躁"。

说起丝瓜，可以说全身都是宝，丝瓜除了丝瓜肉，丝瓜的络、籽、藤、叶均可入药。中医学认为丝瓜络性微寒，味甘微苦，有祛风湿、通经络、治疗胸肋疼痛、筋脉酸、乳痈痛等功效。丝瓜藤常用于通经活络、去痰止咳，丝瓜藤茎汁液还具有美容去皱的特殊功能；丝瓜的籽可用于治疗月经不调、腰痛不止、食积黄疸等症；丝瓜根可消炎杀菌、去腐生肌。

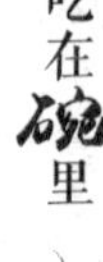

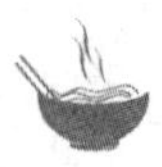

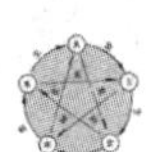

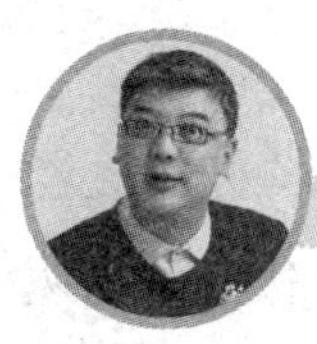

姜 波

御厨传人讲美味怎么做

◇丝瓜紫菜香菇蛋汤

食　　材：丝瓜1根，紫菜适量，咸蛋1个，干香菇2朵，小葱、盐、麻油各适量。

制作步骤：

1. 香菇用水先泡发，去蒂，背面切十字花刀，将丝瓜去皮切条，小葱切成葱花，紫菜洗干净。

2. 咸蛋将蛋清和蛋黄分开，只用蛋清，将蛋清搅拌均匀。

3. 锅内放入适量的水，烧开，放入香菇，待到有香菇的香味出来。

4. 放入搅拌均匀的咸蛋蛋清，打散，放入丝瓜，看见丝瓜软了即可出锅。最后撒上葱花，依个人口味加入食盐，淋上麻油即可。

同样的，做这道菜有几个方面需要注意：

1. 泡香菇的水可以留着。锅内放水的时候可以和清水一起烧，这样香菇的味道更加浓烈，而且还不浪费。

2. 香菇不切丁，去蒂后背面切十字花刀，煮出来的汤味道也很好。

3. 丝瓜很容易熟，一见到变软就可以了，否则多煮会煮出很多水来。

丝瓜的挑选

从外形上来分，丝瓜分为有棱的和无棱的两类。有棱者称为棱丝瓜，无棱者称为普通丝瓜，俗称“水瓜”。常见品种有蛇形丝瓜和棒丝瓜。一般来说，棱丝瓜肉质脆嫩，但极不耐老，采收稍迟，肉质变硬，水分迅速丧失，内部已布满纤维，种子变硬，影响食用品质，但此瓜外观变化较慢，因此，选购时须格外小心，以防买到老丝瓜。蛇形丝瓜品质中等，但由于瓜形较长，去皮时比较麻烦。而棒丝瓜果肉细腻而柔软、肥嫩而多汁、纤维少，清香滑口，品质上乘，耐老且食用方便，为丝瓜之佳品。

第五章

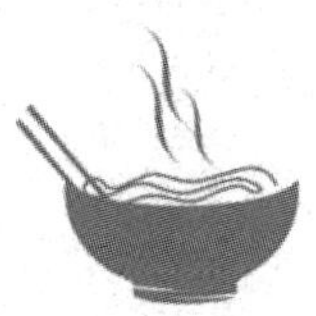

水果浑身都是药，养生治病不可少

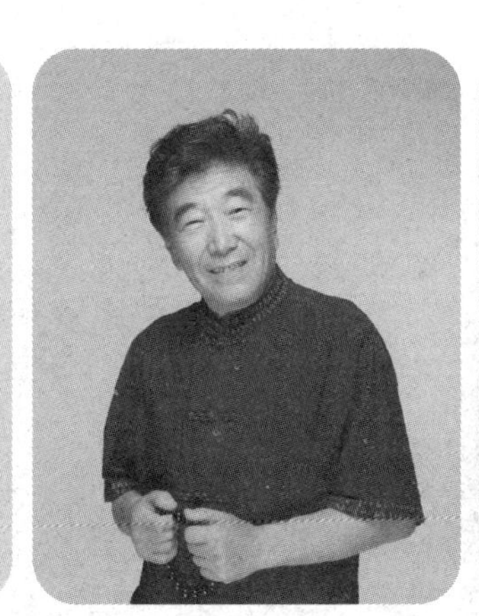
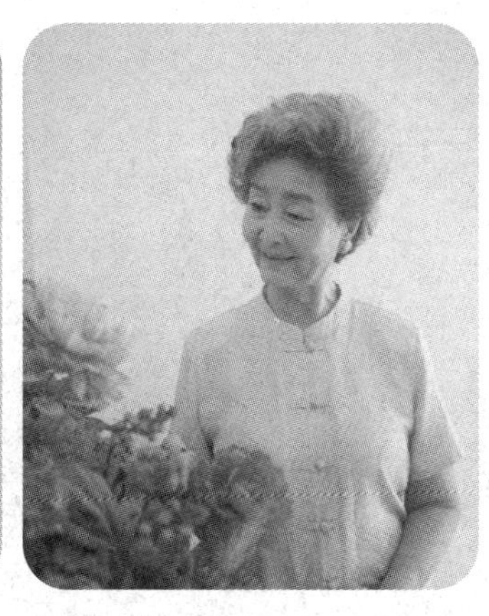
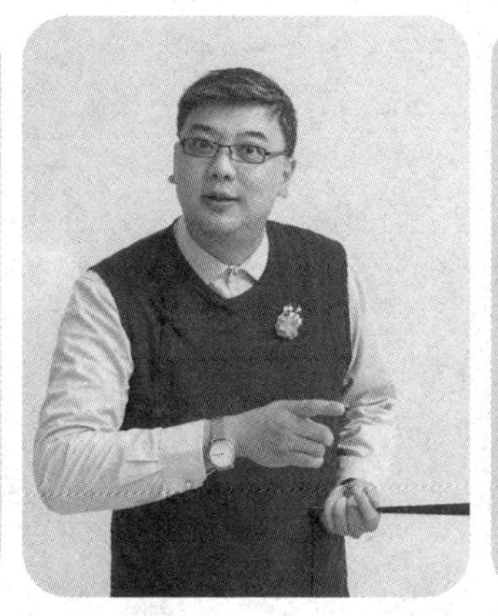

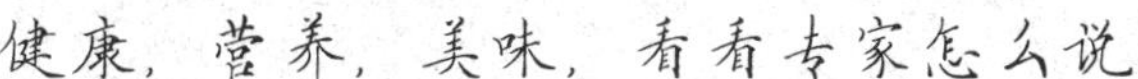

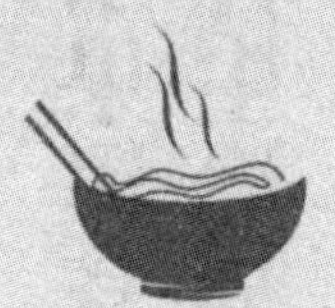

水果中不仅含有丰富的维生素、水分及矿物质，而且果糖果胶的含量也比其他食品高，多吃水果能给人提供充足的营养成分。水果除了能补充各种营养外，还能够健身防病。因此，我们有必要了解不同水果的属性和功效，然后根据自己的身体状况去选择水果来进行食疗。

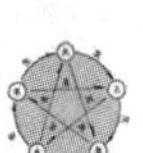

压力过大吃香蕉，润肠通便心情好

便秘的痛苦，想必很多人都体会过，便秘男女都有，但是从实际情况看，女性患病概率远大于男性。中医学认为，便秘和大肠的功能失调有关。那么，为什么大肠的传导功能会失效呢？我们请两位专家为我们讲解一下这方面的知识！

香　蕉

☆性味归经

味甘，性寒；归肺、脾经。

☆食疗功效

具有清热、润肺、滑肠、解毒的功效。

●降血压

美国科学家研究证实，连续1周每天吃2根香蕉，可使血压降低10%。如果每天吃5根香蕉，其降压效果相当于降压药每天服用量产生效果的50%。由此可见，香蕉具有降血压的神奇功效。

●镇静

香蕉富含一种能帮助人脑产生5-羟色胺的物质，可以使人的心情变得安宁、快乐，甚至可以减轻疼痛。而且，睡前吃香蕉还可以起到镇静的作用。

●有助于减肥

香蕉几乎含有所有的维生素和矿物质以及丰富的食物纤维，而其热量却很低。因此，香蕉还是一些爱美女性减肥的最佳食品。

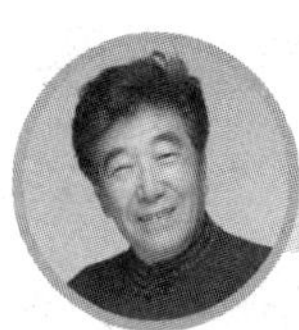

王凤岐

中医专家谈疾病怎么防

这个主要有两方面的原因。想要将大便排出体外，一方面需要气的推动作用，另一方面大肠需要足够的津液润滑大便，任何一个出问题都会导致便秘。而当代女性一方面要照顾家庭，一方面还要工作，压力过大致使脾虚。脾虚后大便没了动力，自然就会滞留在大肠中。另外女子以血为本，因为各种原因血虚后，津液亏虚不能滋润肠道，也会导致便秘。因此，想要治疗便秘，可以从两方面入手：一方面女性要注意控制好自己的情绪，另一方面就是要多吃一些能养阴生津的食物，而能两方面兼顾的食物不多，香蕉是其中之一。

在众多食物中，香蕉被称为“快乐食品”。这是为什么呢？原来香蕉中含有丰富的色氨酸，色氨酸进入人体后，能转化为“血清素”，这种物质能够刺激神经系统，给人带来欢乐。假若你因压力过大导致抑郁失眠，香蕉有缓解压力催眠的作用。

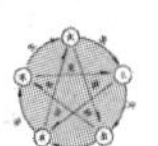

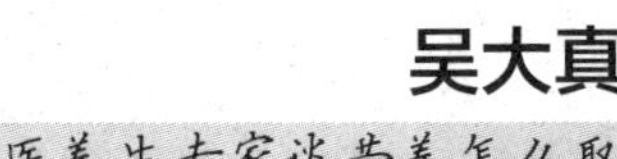

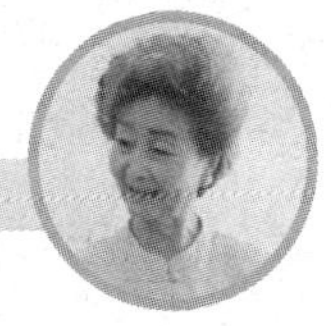

现在，不分地域、不分时令，香蕉基本上都进入了寻常百姓的生活。在美国，它甚至是最廉价的水果。这一切，除了现代物流的发达，最根本原因就是人们掌握了香蕉成熟的密码——要它什么时候成熟，它就得什么时候成熟。

催熟是香蕉产业链中不可缺少的环节，全世界都在广泛使用，已有百年之久，催熟剂不超标使用对人体无害。专家表示，乙烯利作为一种催熟剂，在香蕉催熟中被广泛使用，在用量上和使用间隔时间上都有着严格限制。由于香蕉要长途运输，必须采摘绿果，而从树上砍下来的成串香蕉很难自熟，如果不使用乙烯利，大部分香蕉就会腐烂。所以香蕉正常催熟不会产生对人体有害的物质，而超量使用则有害人体健康。

因此，我们最好在购买香蕉时多花点儿心思，下面我就教大家几招：

乙烯利催熟香蕉较为常见，但有些不法商家使用二氧化硫和甲醛等化学药品为香蕉催熟，而这就需要一定的识别技巧：首先催熟的香蕉表皮一般不会有香蕉熟透的标志——“梅花点”，因此在挑选香蕉时，有“梅花点”的香蕉相对安全；其次用化学药品催熟的香蕉闻起来有化学药品的味道；此外自然熟的香蕉熟得均匀，不光是表皮变黄，而且中间是软的；而催熟香蕉，中间则是硬的。

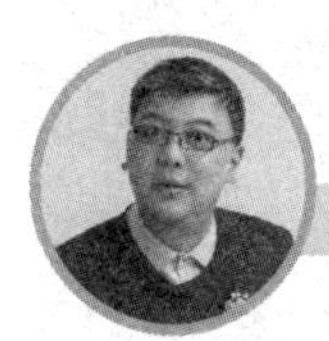

姜　波

御厨传人讲美味怎么做

两位专家都说香蕉好了，那么怎么吃呢？我们前面一直在说怎么蒸啊，怎么炒啊，今天我们换个口味，现在我就来教大家做一道时尚又美味的饮品，相信很多人都会喜欢的。

◇香蕉草莓奇异果奶昔

食　　材：草莓250克，香蕉1条，奇异果1个，纯牛奶100克，炼乳25克。

制作步骤：

1. 草莓用清水冲洗净表面，放入盐水中浸泡10分钟，草莓、香蕉、奇异果切成小块备用。

2. 把草莓、香蕉、奇异果放入摇摇杯里，放上刀架，盖紧母盖，用力摇50秒，再倒入纯牛奶，倒入炼乳，盖紧母盖，用力摇10秒，即可做出一杯香浓的奶昔。

做这道饮品，同样有几点需要大家注意：

1. 最好要选择熟透了的软质水果，如草莓、奇异果、西瓜、番茄、香蕉等。

2. 如果想喝到暖和的奶昔，可以先将牛奶隔水加热。

3. 需要注意的是，因香蕉是寒性的，所以腹泻的人群不宜食用。香蕉含钾高，患有急、慢性肾炎及肾功能不全者，都不适合多吃。因香蕉糖分高，糖尿病患者也必须多注意进食量。

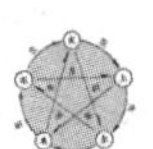

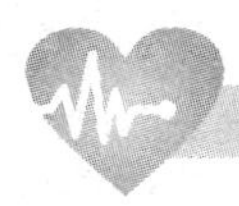

健康小贴士

无论是缓解压力，还是治疗便秘，香蕉都必须是在熟透的情况下进食，生香蕉不但没有效果，反而会起到反作用。那些绿色没有熟透的香蕉中含有较多的鞣酸，鞣酸对于消化道有收敛作用，会抑制胃肠液分泌并抑制其蠕动，如摄入过多就会引起便秘或加重便秘病情。所以，如果香蕉没有熟透，是不能用于润肠通便的。

桑葚，女人更年期的家庭必备“药”

俗语有云：“破屋更遭连夜雨，漏船又遇打头风。”用这句话形容更年期的女性是很合适的。这时她们的情绪无常，而家人不但不理解，反而有时会质疑其故意在“撒娇”。与此同时，许多疾病也来“捣乱”，如女性在更年期常见的潮热。那么，什么是潮热呢？

桑　椹

☆性味归经

味甘、酸，性寒；归心、肝、肾经。

☆食疗功效

具有补血滋阴、生津润燥的功效。

●降血压

桑椹对促进血红细胞的生长、防止白细胞减少有重要作用，并对高血压有辅助疗效。

桑椹对人体免疫功能有促进作用。

促消化：桑椹能补充胃液，增强胃的消化力。

延缓衰老：桑椹具有改善皮肤血液供应、营养肌肤的作用。因此，常食桑椹可使皮肤白嫩，延缓衰老。桑椹是中老年人健体乌发、驻颜、抗衰老的食疗佳品。

明目：常食桑椹可以明目，改善眼睛疲劳干涩的症状，是经常使用电脑人士的保健佳品。

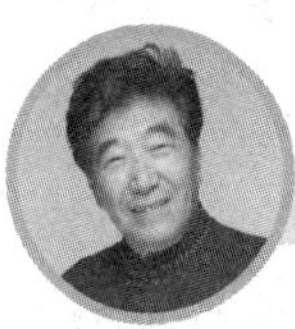

王凤岐

中医专家谈疾病怎么防

潮热发作时，热会像潮水一样迅速涌向面部，而过不了多久，热又会慢慢退去，接着热又开始袭来，这种规律的来去就像潮水的涨落一般，所以人们将这种热称之为潮热。具体而言，潮热发作时，热会迅速地由胸部向面部、头部和双上肢蔓延，而且发作时间会在夜间或凌晨发作，让人一觉醒来浑身是汗，不得不掀开被子来散热，但散热后身体又会感觉寒冷。如此反复，更年期妇女的睡眠质量大大下降，缺少了睡眠，白天就会显得无精打采，做起事来难以集中精神。与此同时，许多上火的症状也会在潮热期间“光临”，如腰膝酸软、五心烦热、眩晕耳鸣、心烦失眠等。那么，为什么更年期的女性会出现这

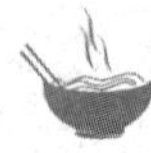

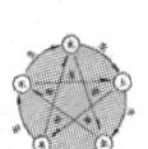

些症状呢？

中医学认为，女性的生长周期是以七为基数的。在《素问·上古天真论》里说："七七任脉虚，太冲脉衰，天癸竭，地道不通，故形坏而无子也。"女性大概在49岁左右的时候迎来更年期，此时任脉空虚，太冲脉衰微，月经断经，也就没有怀孕能力了。为什么会这样呢？其实这些和肾有密切的关系。中医学认为，人的阴气会随着生命的不断延长而消耗。而这些阴气主要就是肾阴，而肾阴不足，就会表现出阳的一面，就会出现烦躁不安、眩晕头痛、耳鸣、腰酸腿痛、失眠心悸、潮热盗汗等多种阴虚症状。

因此，对于更年期的女性来说，此时"防火"应当以滋肾养阴为主。而中医学认为，肝肾同源，肾阴虚后往往会导致肝出现阴虚，因此在养肾的同时不要忘了养肝。而说到滋肾养阴，许多人会想到阿胶。的确阿胶滋补的效果非常好，但鉴于其昂贵的价格并不是所有人都能负担得起。因此如果有一种既能滋阴养肾又便宜的方法就好了，而在众多的食物里，桑葚可谓"不二之选"。

桑葚是一种很好的健康食品，如果能够常常食用一些桑葚，不仅可以预防疾病，而且可以改善睡眠，美容养颜，防止脱发。桑葚含有多种维生素，尤其是含有丰富的磷和铁，能益肾补血，使人面色红润，头发漆黑亮丽。若与黑豆、大枣相配，还能提供使头发变黑的黑色素及供头发生长所需的蛋白质。

吴大真

中医养生专家谈营养怎么取

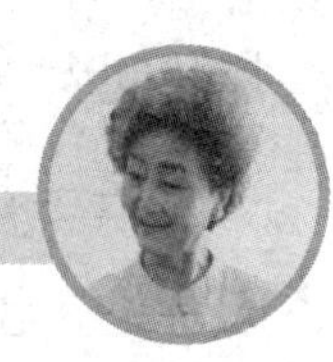

桑葚中医学称桑椹，性味甘、凉，归心、肝、肾经，有滋肾养阴、清热养血等功效。如《本草纲目》言其："止产渴，利五脏，通血气、令人聪明，生精神。捣汁后服，解酒中毒，酿酒服，利水气，消肿。"《滇南本草》言其："益肾脏而固精，久服黑发明目。"《新修本草》言其："单食，主消渴。"《随息居饮食谱》则说它能"滋肝肾，充血液，祛风湿，健步履，息虚风，清虚火，聪耳明目，安魂镇魄"。因此，食用桑椹对头晕耳鸣、心悸失眠、眼目干涩、视力下降、记忆减退、腰膝酸软、须发早白、肠燥便秘等更年期病症均有良好的治疗效果。

而食用桑椹，既可以直接生食，又可以和其他食物做成各种食品来治病养生。

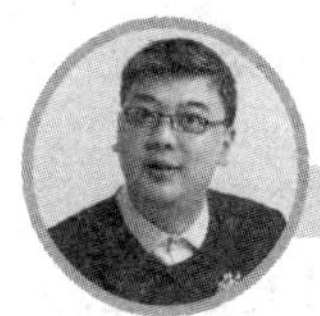

姜　波

御厨传人讲美味怎么做

生活在农村的人，说到桑椹可能立马就能想到那种酸酸甜甜的味道，而生活在大城市的人却很可能不知道桑椹是什么，更别提它的好处了，但是通过两位专家的分析，你可能知道了一些，但是如何吃？还是一头雾水吧？别着急，我今天就给大家讲讲桑椹这种宝贝的几种吃法！

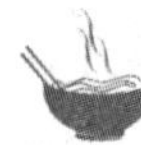

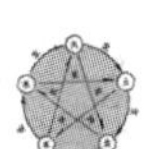

◇桑椹粥

食　　材：鲜桑椹、糯米各60克，冰糖适量。

制作步骤：将桑椹洗净，糯米淘洗干净，一同下锅加适量水，先用大火烧沸，再改用小火慢煮，待煮熟后加入冰糖，搅匀即可食用。

特别提醒：桑椹粥具有补肝养血、明目益智的作用，还可以治疗肝肾亏虚引起的头晕眼花、失眠多梦、耳鸣腰酸、须发早白等症。

◇桑椹糖

食　　材：白砂糖500克，干桑椹粉末200克。

制作步骤：

1. 白砂糖放进铝锅中，加水少许，以小火煎熬至稠。

2. 然后加入干桑椹粉末调匀，再继续煎熬，边熬边搅，至稠厚时停火，将糖倒在表面涂过食油的大搪瓷盘中，待稍冷，将桑椹糖分成条，再切成块食用。

特别提醒：用于肝肾阴虚引起的头晕、耳鸣、视力衰退、大便干燥等症。

◇桑椹芝麻膏

食　　材：桑椹30克，黑芝麻60克，糯米粉、粳米粉、白糖各适量。

制作步骤：

1. 将黑芝麻放入锅内，用小火炒香，备用。

2. 桑椹洗净后，放入锅内，加清水适量，用大火烧沸后，转用小火煮20分钟，去渣留汁。

3. 将糯米粉、粳米粉、白糖放入盆内，加桑椹汁，再加清水适量，揉成面团，做成糕。

4. 在每块糕上撒上黑芝麻，上笼蒸15～20分钟即成。每天1次，随量做早餐食用。

特别提醒：此糕具有健脾胃、补肝肾的作用，适用于老年人体虚、肠燥、大便干结、脾胃虚弱等。

怎么样，三道菜一上来，是不是胃口大开啊？不仅能填饱肚子，身上有些什么小毛病，也会“食到病除”，一举多得，何乐而不为？

吃桑椹的注意事项

1．桑椹不好保存，刚买回来时桑椹还是非常甜美多汁，可是放到了第二天，口感就变差了，即使放到冰箱，口感一样不如新鲜时。所以，购买时最好吃多少买多少。

2．桑椹皮比较薄，清洗的时候要避免用力搓洗。只要用流动的水冲洗，然后再用淡盐水浸泡一下就好了。

3．桑椹性寒，如果体质偏于虚寒的人群就不适合大量食用，可饭后少量食用以助消化。

苹果，全方位的健康水果

眼下，一曲《小苹果》成了广场舞的新宠，一到傍晚，男女老少齐聚在一起，随着节拍摇头晃脑、伸臂转腰，好不热闹。有关专家表

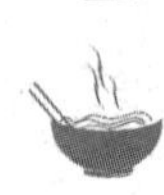

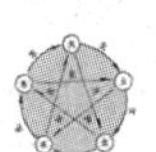

示，广场舞具有非常多的好处，它不仅能活动关节，还能使心血管和呼吸系统都得到良好的锻炼，加速新陈代谢，促进消化，消除疲劳和精神紧张，从而达到增强体质、增进健康、延缓衰老等作用。其实，不仅是这个“苹果”可以健身，日常生活中真正的苹果也是可以强身健体的。我们请专家为我们讲解一下真正的苹果的用处吧！

苹　果

☆性味归经

味甘、酸，性平；归脾、肺经。

☆食疗功效

具有生津止渴、润肺除烦、健脾益胃、养心益气、润肠、止泻、解暑、醒酒的功效。

●降血压

苹果中含有丰富的钾元素、果胶、纤维素、维生素C等，能促进体内钠盐的排出，从而可起到降压的作用，故对高血压患者有利。同时，苹果中还含有一种特有的类黄酮元素。它是纯天然的氧化剂，不仅能抑制低密度脂蛋白的氧化，而且还可平稳地降血压。

●降低胆固醇

苹果中含有丰富的有机酸，具有吸附胆固醇和刺激肠壁及增加肠蠕动的作用，可使血中胆固醇降低，从而减少动脉硬化及预防心血管病的发生。

●促发育

苹果的含锌量较高，而锌对增强记忆力有特殊作用，所以苹果有“记忆果”的美称。此外，锌还是促进性成熟的重要物质，所以吃苹果对促进青少年的生长发育也是十分有益的。

●消毒杀菌

苹果汁有杀灭传染性病毒的作用。爱吃苹果的人患感冒的概率远比不吃或少吃的人小得多。目前空气污染比较严重，多吃苹果则可改善呼吸系统和肺功能，从而使肺部免受空气污染的影响。

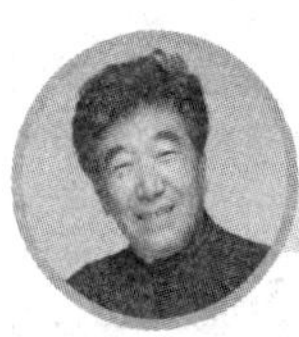

王凤岐

中医专家谈疾病怎么防

西方有句谚语：“一天一苹果，医生远离我。”苹果的营养价值很高，含有多种维生素。苹果中含有15%的糖类及果胶，维生素A、维生素C、维生素E及钾和抗氧化剂等含量也很丰富。苹果所含的多酚及黄酮类天然化学抗氧化物质，可及时清除体内的代谢“垃圾”，降低血液中的中性脂肪含量，而中性脂肪是造成血管硬化的罪魁祸首，对预防心脑血管疾病尤为重要。所以说，每天都吃一个苹果，对身体还是很有好处的。

苹果由于营养丰富，还成为一种广泛使用的天然美容品，被许多爱美人士奉为美容圣品。苹果中含有0.3%的蛋白质，0.4%的脂肪，0.9%的粗纤维和各种矿物质、芳香醇类等。其所含的大量水分和各种保湿因子对皮肤有保湿作用，维生素C能抑制皮肤中黑色素的沉着，常食苹果可淡化面部雀斑及黄褐斑。另外，苹果中所含的丰富果酸成分可以使毛孔通畅，有祛痘作用。

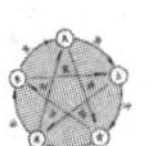

除此之外，苹果性能温和，可作为天然面膜，也可以切片涂敷。对油性皮肤而言，将1/3个苹果捣成泥状，敷于面上15分钟，然后洗净，再用冷水洗脸，可以软化角质层，使油脂分泌平衡。将苹果切片后敷在黑眼圈部位也是近年来流行的去黑眼圈妙方。最新医学研究还发现，苹果中除含丰富的维生素和果胶以外，还含有大量的抗氧化物，能够防止自由基对细胞的伤害与胆固醇的氧化，是抗癌防衰老的佳品。

吴大真

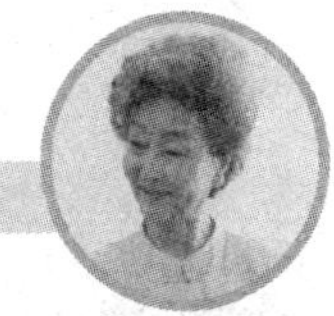

中医养生专家谈营养怎么取

前一段时间说，橙子“上妆”后不仅卖得好，而且保存的时间还长，如今在网上报道出《五个苹果刮出半斤蜡》，看到这个信息后，你还相信营养学家说的苹果皮比苹果肉有营养，宜多吃皮吗?

又红又大的苹果，看起来很是诱人，然而，苹果上蜡早已不是新鲜事，营养学家说，苹果皮比苹果肉有营养，宜多吃，但裹蜡的苹果皮还能多吃吗？事实上，国家是允许在水果表面做打蜡保鲜处理的。苹果表皮本身就含蜡，是一种脂类成分，可防外界微生物入侵，而加工中的食用蜡，主要成分是纯天然的虫胶和巴西棕榈蜡，两种都是可食用的，对身体并无害处。但不能排除个别无良商家为节约成本，用工业蜡代替食用蜡。工业蜡中含汞、铅，可能会给人体带来危害。

我们知道打蜡苹果的害处了，但是又不能因为这个原因就不吃苹果了吧？最好的办法就是购买优质的苹果！

那么，如何购买优质苹果呢？下面几招大家不妨学学！

1. 成熟度可通过手捏判断，太硬则不熟，太软则过熟，以软硬适中为好。

2. 果皮光洁无伤，无虫害，色泽鲜艳，成熟度适中，肉质致密，有芳香味。

3. 掂重量。形大较轻，则肉质松绵；形小较重，则有可能是僵果。

4. 以果皮薄、细有光泽，果肉脆嫩，汁多味甜，果心小，芳香者为佳。

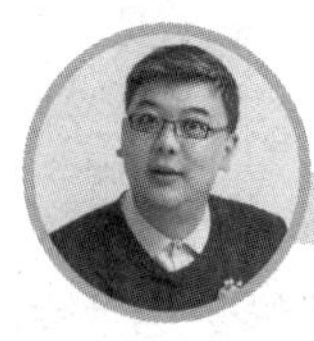

姜 波

御厨传人讲美味怎么做

王老师和吴老师为我们讲了这么多关于苹果的知识，我们也知道吃苹果对身体有很多好处，对于一些不喜欢吃苹果的人，是不是为了健康也要偶尔吃一个呢？对于苹果，人们最常见的就是生吃，其实苹果也是可以做成其他食品的，下面为大家推荐几种苹果食疗方。

◇ 苹果芹菜汁

苹果400克，西洋芹菜300克。切块或切条，并打成蔬果汁，可略加盐、胡椒调味。具有降血压、血糖之功效。

◇ 苹果炒猪大肠

猪大肠500克。炸或炒至熟，即加入适量已去皮的苹果片，炒一分钟即可上碟。该菜味酸甜，有健胃作用。

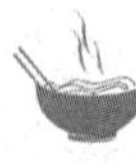

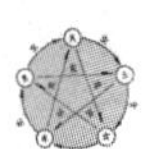

◇**苹果大枣汤**

苹果100克，大枣10枚，龙眼肉、莲子各10克，银耳5克。水煎后，食果饮汤。具有补气养血之功。

◇**苹果炒牛肉**

牛肉250克，猛火炒至八成熟，然后加入已去皮的苹果片，以及少量姜丝、葱花，炒至牛肉全熟即上碟。该菜味酸甜可口，有健脾作用。

◇**猪脚苹果汤**

猪脚1只，玉竹、茯苓各10克，大枣15枚。各材料洗净一起入锅，加水煲至猪脚熟透脱骨为度，再加入切成厚片的苹果，约再煲15分钟即可。该汤味酸甜，有健胃、安神、润肺作用。

这几道菜，都是既简单又养生的，有时间就变着花样犒劳一下自己的身体吧！

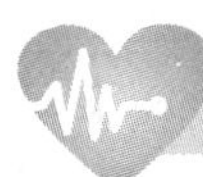

健康小贴士

苹果虽好，但不是人人适宜。比如患有溃疡性结肠炎的患者，肠壁因溃疡变薄，而苹果质地较硬，不利于肠壁溃疡面的愈合。而白细胞减少症的患者、前列腺肥大的患者也不宜生吃苹果，以免使症状加重或影响治疗效果。

你会洗苹果吗？

为了让苹果更具卖相，许多商贩都会给苹果表皮打蜡，因此如何将苹果彻底洗净成了人们普遍关心的一个问题，在这里推荐洗苹果的四个小窍门：

窍门一　准备一个小盆，放些淀粉，然后洗苹果。这个方法也适用于洗梨和葡萄，等等，而且水果表面不易变色。尤其是洗葡萄这办法很好用，因为葡萄很难洗干净，用力洗又会破坏葡萄原有的状态。

窍门二　苹果过水浸湿后，在表皮放一点盐，双手握着苹果来回轻轻地搓，表面的脏东西很快就能搓干净，然后再用水冲干净，就可以放心吃了。专家介绍，这样清洗的原理是利用了盐的小颗粒状态，增强了摩擦，而且，食盐也非常干净。

窍门三　将牙膏涂在苹果表面当清洁剂，这个办法也很好用。用热水洗苹果也是个很好的办法，这样很容易将苹果表皮的保鲜剂等清洗掉。

窍门四　最好在超市买洗水果的专用洗液。专家提醒，不要用质量难保证的洗洁精，因为用质量差的洗洁精，不但洗不干净，还可能有危害身体健康的化学品残留。

菠萝，消化饮食胃口好

春天一到，走在水果摊，诱人的果香让你不得不侧目，苹果、香蕉、梨子、菠萝……说到菠萝，作为一种热带、亚热带水果，它是受很多人欢迎的。菠萝除了营养丰富以外，还有很多被人们所忽视的健

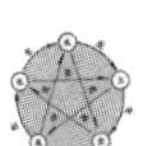

康功效。具体是什么呢？两位专家为你来解惑！

菠　萝

☆性味归经

性平，味酸、甘；归胃、肾经。

☆食疗功效

具有解烦、健脾解渴、消肿祛湿、醒酒的功效。

●消炎

菠萝含有一种叫“菠萝朊酶”的物质，它能分解蛋白质，溶解阻塞于组织中的纤维蛋白和血凝块，改善局部的血液循环，消除炎症和水肿。

●利尿

菠萝中所含的糖、盐类和酶有利尿作用，适当食用对肾炎，高血压病患者有益。

● 消食

菠萝性味甘平，具有健胃消食、补脾止泻、清胃解渴等功用。

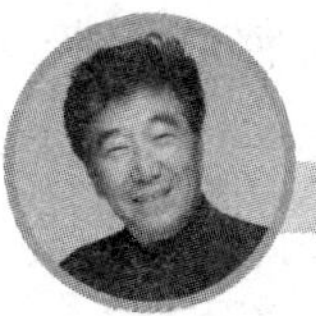

王凤岐

中医专家谈疾病怎么防

菠萝能够治疗多种疾病

现代医学则认为，菠萝含有丰富的果糖、葡萄糖、氨基酸、有机酸、维生素等营养物质。所含糖类与鸭梨相仿，钙含量为香蕉的2

倍、葡萄的5倍，磷含量是苹果的3倍、梨的5倍，维生素C含量远远超过桃、李、杏等夏果，尤其值得称道的是其中的维生素B_1，其含量仅次于柑橘。菠萝中含有菠萝蛋白酶，这种酶在胃中可分解蛋白质，补充人体内消化酶的不足，使消化不良的病人恢复正常消化机能。此外，菠萝蛋白酶对肾炎、高血压、支气管炎也有一定的治疗作用。

中医学认为，菠萝味甘、微酸，性平，有补益脾胃、生津止渴、润肠通便、利尿消肿等功效，可治疗中暑烦渴、肾炎、高血压、大便秘结、支气管炎、血肿、水肿等疾病，并对预防血管硬化及冠心病有一定的作用。

吴大真

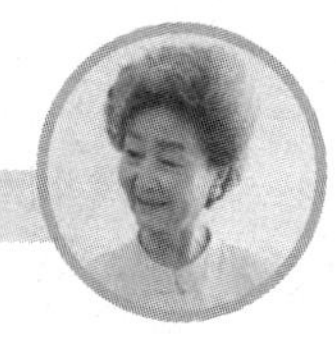

中医养生专家谈营养怎么取

菠萝虽好，但未经处理的生菠萝切忌过量食用，易造成菠萝蛋白酶过敏反应，出现“菠萝病”，其主要症状为腹痛、呕吐、腹泻、头晕、皮肤潮红、全身发痒、四肢及口舌发麻，严重的还可能出现呼吸困难、休克。而为了防止“菠萝病”，吃菠萝时要谨记：把菠萝削皮、挖净果丁后，切成片或块，放在开水里煮一下再吃。如果想保持菠萝的新鲜口味，也可以把菠萝切成片或块放在盐水中浸泡30分钟，然后再用凉开水浸洗去咸味，同样可以达到消除过敏的目的，还会使菠萝味道变得更加甜美。

此外，患有牙周炎、胃溃疡、口腔黏膜溃疡者要慎食菠萝，因为菠萝刺激牙龈及口腔黏膜。怕冷、体弱的女性朋友吃菠萝最好控制在半个以内。过敏体质者在食用菠萝时要更加慎重。

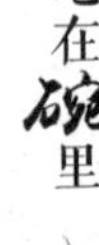

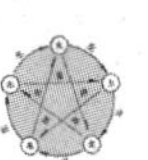

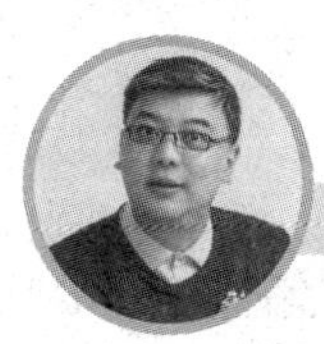

姜 波

御厨传人讲美味怎么做

时下正是菠萝飘香，甜美多汁的季节。看着黄灿灿的菠萝，想着香甜的美味，口水就要流出来了。可是别太着急，为了您的健康，为了好吃不伤身，您必须仔细看好了……

◇菠萝咕噜肉

食　　材：里脊肉350克，菠萝肉150克，盐2/3茶匙，玉米淀粉3大匙，绿椒1个，蕃茄酱4大匙，白糖1/2大匙，淀粉一大匙。

制作步骤：

1. 里脊肉先用2/3茶匙盐腌制15分钟。加入3大匙玉米淀粉，用手抓拌至表面都均匀地裹上玉米淀粉。

2. 锅内热油至160℃，放入裹好粉的肉，保持大火，炸至表面呈金黄色，即可捞出沥干油备用。

3. 锅内放少许油，投入绿红椒，放少许盐炒至断生，盛起备用。

4. 将所有的调味料倒入一只碗内调和均匀。

5. 锅内再热一大匙油，将调料倒入锅内。用小火一直煮至浓稠，浆汁能挂在锅铲上，放入菠萝块，翻炒几下，再放入炸好的肉块，迅速翻炒至肉块和菠萝块都均匀地裹上浆汁，最后投入炒好的绿椒即可。

这道菜的关键点：

1. 菠萝咕噜肉的肉很重要，用里脊肉，但是要想外酥里嫩，就要腌渍好，然后炸的时候用大火。

2. 这个做法可以用来做鸡肉、鱼肉。

3. 猪里脊之所以切花，是为了更好地入味，并且盐在腌渍的时候就要放够，和炒肉的量一样，这样才能保证肉有味道，否则炸制后，就很难入味了。只要保证后面的酸甜汁合口就可以了。

挑选菠萝的3个小窍门

窍门一　查颜色　菠萝果皮呈橙黄且微带红色、有光泽的，生长发育一般较为成熟，口味也更香甜。如果果皮还呈绿色，就表示菠萝还没熟透，含有的糖分较低，口感会差很多。同时，菠萝顶部的叶子翠绿鲜绿，通常表示其在生长过程中日照良好，又非常新鲜，吃起来更是味美多汁。

窍门二　看形状　一般来说，个头较矮并且体粗的菠萝果肉比个头瘦长者要多，也更结实，这样的菠萝也相对更好吃、味更甜。还要注意看大小，大个的菠萝熟得比较透、味道比较甜。

窍门三　捏硬度　用手轻轻按压菠萝，坚硬而无弹性的表明成熟度不够；挺实而微软的是成熟度最适宜的，果肉也饱满；过软甚至凹陷的则为成熟过度的菠萝；如果有汁液溢出则说明已经变质，不能再吃了。

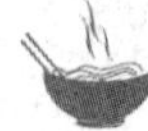

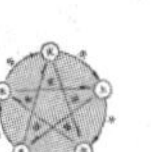

草莓，养颜、补血、防癌一样都不少

冬去春来，素有“春天第一果”之称的新鲜草莓大量上市，其特有的酸甜口感、浓郁的芬芳香味、鲜美的多汁果肉，使其成为此时最受人们欢迎的水果。不仅如此，草莓营养丰富，容易被人体消化和吸收，是老少皆宜的健康食品。

草　莓

☆性味归经

性凉，味酸甘；归肺、脾经。

☆食疗功效

具有清暑解热、生津止渴、利尿止泻、利咽止咳的功效。

●降血糖

草莓是糖尿病患者的理想水果。首先，草莓的热量低，食用后不仅血糖不会过快上升，而且还不会增加胰岛的负担。从中医角度来说，草莓具有生津止渴、利尿的功效。其次，草莓含有丰富的维生素和微量元素，极易被人体吸收，具有辅助降糖的功效。

●明目养肝

草莓中所含的胡萝卜素是合成维生素A的重要物质，不仅具有明目养肝的功效，而且还能防止糖尿病引起的眼部病变。

●促消化，通便

草莓还含有果胶和丰富的膳食纤维，可以促进消化、通畅大便。

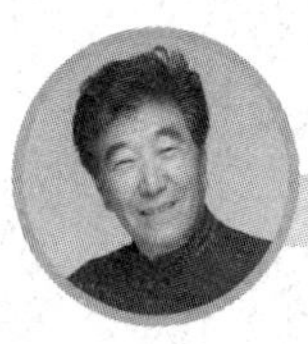

王凤岐

中医专家谈疾病怎么防

草莓被誉为“果中皇后”。很多人都喜欢吃草莓，认为吃草莓可以减肥，在这里我告诉大家，吃草莓还有其他好处。

1. 清热去火

中医学认为，草莓有去火、解毒、清热的作用，春季人的肝火往往比较旺盛，吃点草莓可以起到抑制的作用。

2. 调和脾胃

草莓最好在饭后吃，因为它含有大量果胶及纤维素，可以促进肠胃蠕动、帮助消化、改善便秘，适用于食欲缺乏、餐后腹胀、便秘等病症。

3. 滋阴养血

草莓含多种糖类、柠檬酸、苹果酸、氨基酸，易被人体吸收，起到补充血容量、维持体液平衡的作用。

4. 醒酒功能

酒后头昏不适时，可食用鲜草莓100克，有助于醒酒。

5. 防癌抗癌

草莓中所含有的鞣花酸能保护人体组织不受致癌物质的伤害，且有一定的抑制恶性肿瘤细胞生长的作用。

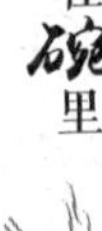

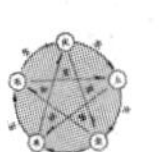

所以，草莓的好处是很多的。

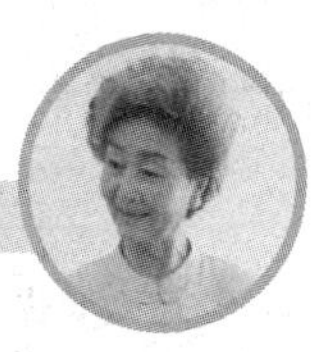

吴大真

中医养生专家谈营养怎么取

研究发现，草莓含有果糖、蔗糖、柠檬酸、苹果酸、水杨酸、氨基酸以及钙、磷、铁等矿物质。草莓的维生素C含量非常丰富，每100克草莓中就含维生素C 60～100毫克，对皮肤有增白作用。并且其所含各种矿物质、维生素及大量的水分对皮肤有滋润保湿作用。因此，常吃草莓对皮肤有益，可以起到养颜美白的作用。

草莓营养丰富，除了养颜，维生素C对动脉硬化、冠心病、心绞痛、维生素C缺乏病、脑出血、高血压、高血脂等，都有积极的预防作用。丰富的果胶和膳食纤维，能促进胃肠蠕动，帮助消化、改善便秘，并预防痔疮、肠癌的发生。草莓中所含的鞣酸，在体内可吸附和阻止身体对致癌化学物的吸收，具有防癌作用。故常食草莓还能令人身康体健，起到益寿延年的作用。除此之外，草莓还含有一种胺类物质，对白血病、再生障碍性贫血等血液病有一定疗效，并可防治贫血。

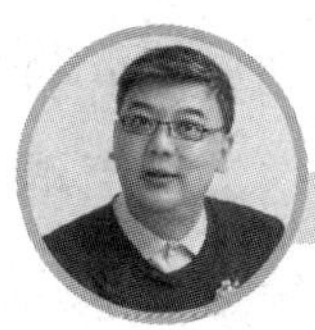

姜　波

御厨传人讲美味怎么做

都说吃草莓好，其实我本人也是个草莓控，平时特别喜欢吃草莓，很多人吃草莓都是直接吃，但是我不是，我都是变着法子吃，昨个儿才做了草莓的糖葫芦，今天就想能不能再换个草莓的做法。冰糖草莓粥是个不错的选择哦，凉后风味也很好，春天适合吃些甜的东西，冰糖的甘甜和草莓的清香完美地融汇在晶莹的米中，既营养又美味，快来试试吧。

◇冰糖草莓粥

食　　材：大米、草莓各200克，冰糖80克，清水适量。

制作步骤：

1. 将草莓洗净去蒂切成小碎块。
2. 将1/2量杯的大米淘洗干净，加入8量杯清水。
3. 大火将米煮开转小火煮粥。
4. 加入冰糖与米同煮。
5. 50分钟左右粥变黏稠后把草莓碎加入粥里，大火煮开关火即可。

最后，提醒大家的是，草莓最后下入煮开即可，防止煮时间过长破坏营养。

食用草莓也要用心

最后要提醒大家，由于草莓属于低矮的草茎植物，在栽培施肥过程中，易受各种污染，因此在食用前一定要做好消毒工作。可以先将新鲜草莓用清水浸渍，随后用清水漂洗，再用稀释的食盐水浸泡后继续用冷开水冲洗。草莓中富含水杨酸，儿童过量食用可引发多动症。因此建议12岁以下的儿童食用草莓适可而止。

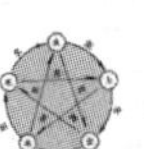

草莓选购更要用心

选草莓要“三看”。

1. 看形状

不要买长得奇形怪状的草莓。有些草莓色鲜个大，颗粒上有畸形凸起，咬开后中间有空心。这种草莓往往是在种植过程中滥用激素造成的，长期大量食用有可能损害人体健康。

2. 看颜色

挑选的时候应该尽量挑选色泽鲜亮、有光泽的草莓。在购买时可以用手或纸轻拭草莓表面，如果手上或纸上黏了大量的红色，那就要小心了，这些可能是商贩们故意添加了一些色素。

3. 看表面

应选择蒂头叶片鲜绿、有细小绒毛、表面光亮、无损伤腐烂的。

第六章

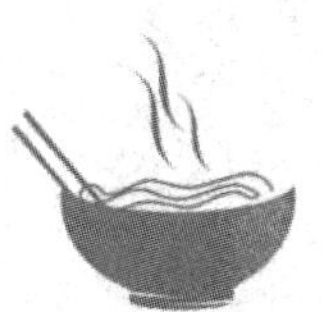

让调味品奏响健康奏鸣曲

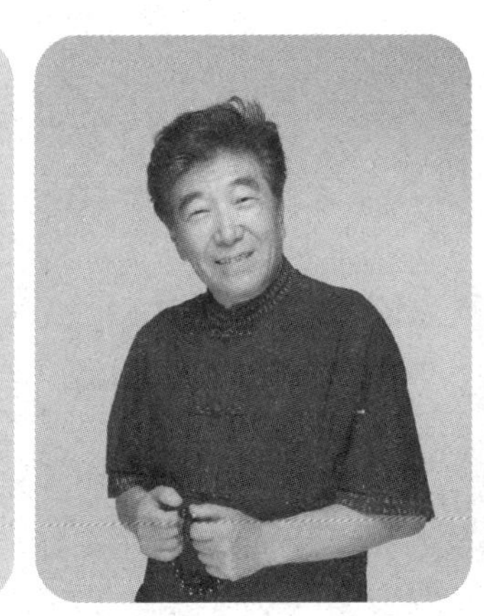

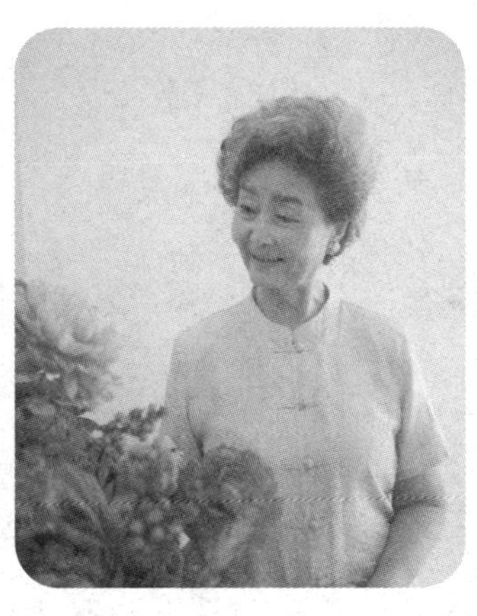

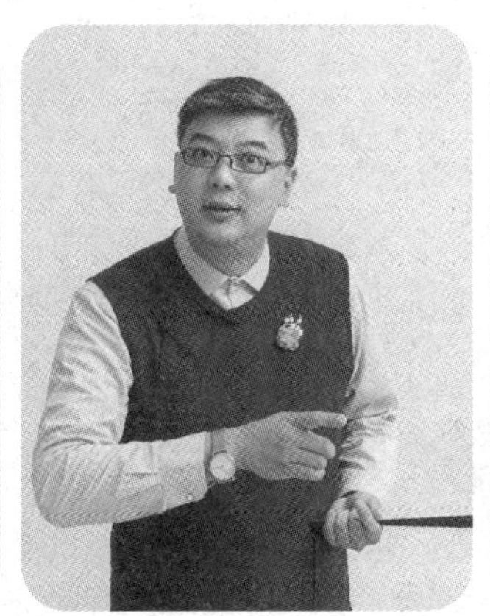

健康，营养，美味，看看专家怎么说

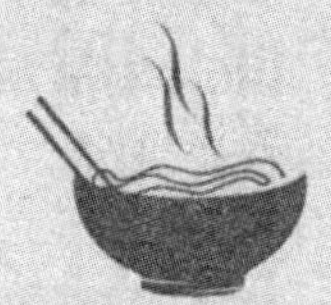

在众多的药用食物中，人们往往会忽略调味品的价值。而明代药物学家李时珍的《本草纲目》里，对许多调味品的药用疗效做出了深入研究并进行详细介绍，使得后人明白，调味品不仅能够增添食品的味道，而且具有一定医疗保健作用，只要应用得当，便能取得显著效果。

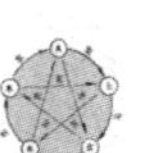

“蒜你狠”，给你消消毒，让你不感冒

“蒜你狠”是时下中国流行的一句时髦用语，曾经一度，大蒜的价格疯涨超过100倍，甚至比肉、鸡蛋还贵。有人说，贵，就不吃了，但是，依然会有人买。这不仅仅是因为大蒜是佐餐的重要调味料，更因为大蒜有很多了不起的功效。关于大蒜，还有一个传说呢，我们请吴教授为我们讲讲吧！

蒜

☆性味功效

味辛，性温；归脾、胃、肺经。

☆食疗功效

具有温中消食、行滞气、暖脾胃、消积、解毒、杀虫的功效。

●降血压

经研究发现，大蒜中的辣素和硒不仅可以降低血胆固醇、抑制血小板凝聚、降血压、降血糖，而且可以有效地防治高血压、冠心病、糖尿病及动脉硬化。

●杀菌消毒

大蒜对病原菌和寄生虫都有良好的杀灭作用，可以起到预防流感、防止伤口感染、治疗感染性疾病和驱虫的功效。

●预防糖尿病

平常人食用大蒜有预防糖尿病发生的作用，而糖尿病患者多食大蒜则有助于减轻病情。

●延缓衰老

经常食用大蒜能有效延缓人的衰老。

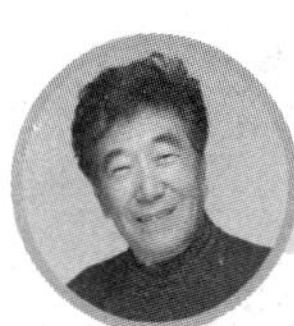

王凤岐

中医专家谈疾病怎么防

日常生活中，人们食用大蒜往往是生吃或者当作是调味品，很少有人把它当作主食食用的。其实，大蒜虽然算不上一味上等食物，但是想要用它来防病治病，那必须得把大蒜当作“主角”了。

大蒜能够治疗多种疾病，比如急、慢性痢疾以及肺结核、小儿百日咳、感冒、哮喘、高血压等病，除此之外，大蒜还能美容，将等量的大蒜汁、蜂蜜、百合花汁和白醋在慢火上制备成软膏，这种软膏可防止面部皱纹过早地出现，也可消除雀斑与色素沉着，长时间敷于疣子、鸡眼上可使其自动脱落。

如此众多的作用，说明大蒜的确是一种神奇的药物，我们应当重视并充分利用它，为保障人类的身体健康发挥更积极的作用。但大蒜的辛辣味以及食后散发的异味让很多人对它是又爱又恨。为了消除这种异味，可以在吃完大蒜后喝一杯牛奶，或口中含点茶叶，或用绿茶

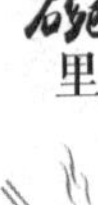

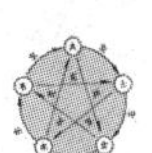

水漱口。

因大蒜辛热，若平时有胃热口臭、青春痘、血虚目疾者不宜食用。且不可与蜂蜜同食，否则易引起腹泻。在进食补药时，如杜仲、虫草，亦不宜与大蒜同食。

吴大真

中医养生专家谈营养怎么取

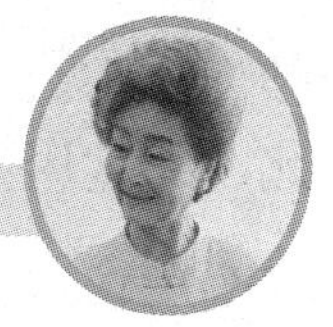

历史上记载发现并最早食用大蒜的是黄帝。传说有一次黄帝登上嵩山，因食莸芋充饥而中毒，头晕、腹痛腹泻、口渴、四肢无力，服多种解毒药而无效，突然，黄帝发现在路边的草丛中长着几棵形状特殊的草，用力搓揉有浓烈的臭气，用口一尝虽味道辛辣，但它质嫩多汁，感觉不错。黄帝便将几棵嫩草全部都吃下去了，不想一两个时辰之后其中毒症状缓解，这草，其实就是大蒜发芽后长出的蒜苗，这个故事也告诉了我们大蒜有解毒的效果。

而现代研究发现大蒜的药用功能主要在于其含有大蒜精油，其中含硫化合物的混合物，对血脂过高症有明显的防治作用。并且大蒜精油对流行性感冒病毒、葡萄球菌、链球菌、脑膜炎奈瑟菌、伤寒沙门、副伤寒沙门、痢疾志贺菌、霍乱弧菌、白喉棒状杆菌等致病菌均有杀灭作用，因此，人们常用大蒜来治疗感冒、痢疾等疾病。大蒜中的蒜辣素可刺激胃液分泌、增进食欲，帮助消化。还能帮助人体吸收维生素B_1。

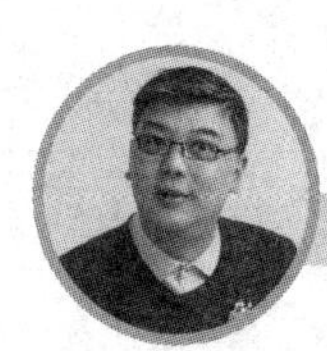

姜　波

御厨传人讲美味怎么做

食用大蒜时一定要捣碎。大蒜的鳞茎中含有蒜氨酸和蒜酸，这两种成分在鳞茎中各自存在，互不相干。只有把鳞茎捣碎使两者接触，蒜氨酸才能在蒜酸的作用下分解，生成具有杀菌作用的大蒜辣素。因此，在食用大蒜时应将其捣碎。

要说大蒜的做法，可以说很多菜中加了大蒜，都会别有一番风味，今天，我就教大家做一顿简单的家常便饭吧，既简单，又下饭！

◇大蒜烧豇豆

食　　材：豇豆300克，大蒜15粒，五花肉50克，干辣椒3只，葱姜末少许，盐1/2茶匙，鸡精1/2茶匙，酱油1汤匙。

制作步骤：

1. 豇豆切10厘米长段，五花肉切片，干辣椒掰段，葱姜切末备用。

2. 豇豆焯水2分钟，捞出后控干备用。

3. 平底锅烧热，不放油，直接放入焯水后的豇豆，这样可以防止溅油。先将水分煸干，然后倒入少许油，将豇豆煎制表面起皱盛出。

4. 利用煎豆角的锅，放入大蒜瓣，补充一些油，将蒜瓣煎黄捞出备用。

5. 锅中放少许油，放入五花肉片，煸出油脂，放入葱姜末、红辣椒，炒出香味后，放入豇豆、大蒜瓣，添少许清水，依次加入盐、鸡精、酱油，收干汤汁后，即可出锅。

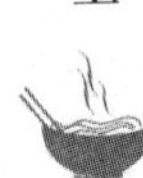

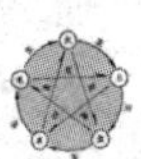

“姜你军”，驱掉寒气，胃好人才好

民间有“上床萝卜下床姜”的说法，这是什么意思呢？想必很多人都是一头雾水吧？没关系，我们有两位专家在此呢！

姜

☆性味归经

性温，味辛，归肺、脾、胃经。

☆食疗功效

具有活血、祛寒、除湿、发汗等功能，此外还有健胃止呕、辟腥臭、消水肿的功效。

●发汗解表

用于风寒感冒轻证，民间常配伍红糖煎汤趁热服；也可入辛温解表剂中做辅助药，以增强发汗作用。

●善温胃止呕

生姜有“呕家圣药”之称。治胃寒呕吐或寒湿中阻所致的呕吐，常与半夏、藿香同用。若属胃热呕吐者，则可与黄连、竹茹等清热呕药同用。

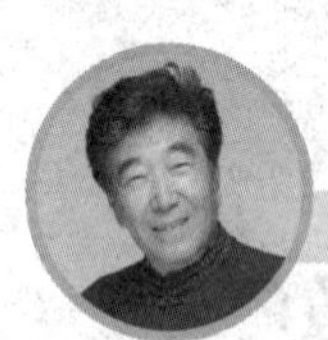

王凤岐

中医专家谈疾病怎么防

“上床萝卜下床姜”到底是什么意思呢？这要从中医学的角度说起。中医学认为人在晚饭后吃得过饱会不易消化，而萝卜是健脾顺气的，可以助消化，所以上床睡觉前应吃点萝卜。那么为什么起床后要吃姜呢？这就得从生姜的功效说起了。

生姜含有挥发性姜油酮和姜油酚，具有活血、祛寒、除湿、发汗等功能，此外还有健胃止呕、辟腥臭、消水肿之功效。据现代生物化学分析，生姜里含有一种类似水杨酸的有机化合物，这种物质的稀溶液是血液的稀释剂和血液的防凝剂，对降血脂、降血压、防止血栓生成及防止心肌梗死有特殊作用。生姜中的姜酚有较强的利胆作用，可预防和治疗胆囊炎和胆石症。临床证实，生姜可以调节前列腺素的水平，而前列腺素在控制血液黏度和凝聚方面有重要作用。生姜对癌细胞有抑制作用。生姜中的辛辣成分具有很强的抗氧化作用，它比现在常用的维生素E的抗氧化作用更有效，具有延缓衰老的作用。

而在中医学看来，生姜味辛、性热，归脾、肺、胃经。功能为温中散寒、回阳通脉、温肺化饮。主治中焦虚寒、脘腹冷痛、呕吐泄泻、阳气亡脱、四肢厥冷、脉微欲绝、痰饮咳喘、形寒背冷等。人在清晨起床后，胃中之气有待升发，吃点姜可以健脾温胃，鼓舞胃中阳气升发，因此才有了下床姜的说法。

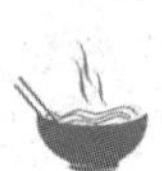

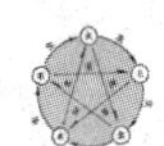

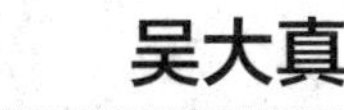

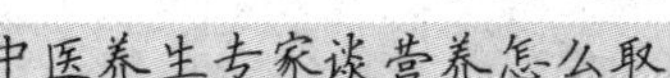

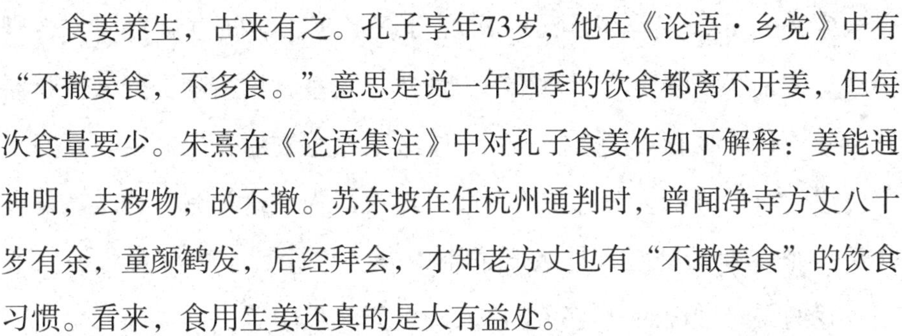

食姜养生，古来有之。孔子享年73岁，他在《论语·乡党》中有“不撤姜食，不多食。”意思是说一年四季的饮食都离不开姜，但每次食量要少。朱熹在《论语集注》中对孔子食姜作如下解释：姜能通神明，去秽物，故不撤。苏东坡在任杭州通判时，曾闻净寺方丈八十岁有余，童颜鹤发，后经拜会，才知老方丈也有“不撤姜食”的饮食习惯。看来，食用生姜还真的是大有益处。

适当食姜好处多

虽然孔子说四季都宜食姜，但并不是说我们真要天天食姜。如在夏季气候炎热，人体受暑热侵袭，出汗过多，唾液和胃液的分泌相对减少，常不思饮食，如果在吃饭时，或在烹制蔬菜食物时，用上几片生姜，姜辣素能刺激舌头上的味觉神经，还可刺激胃黏膜上的感受器，促使胃肠道充血，增强胃肠蠕动，促进消化液的分泌，使消化功能增强。另外，它还能刺激小肠，使肠黏膜的吸收能力加强，从而起到健脾和胃、促进消化、增进食欲的作用。

一年之内，秋不食姜；一日之内，夜不食姜

而在秋天，因为气候干燥，燥气伤肺，此时再吃辛辣的生姜，更容易伤害肺部，加剧人体失水、干燥等上火症状。在古代医书中也出现这样的警示：“一年之内，秋不食姜；一日之内，夜不食姜。”这是因为夜里阳气要藏在体内，如果夜晚时吃姜会耗散阳气，从而对身体造成危害。

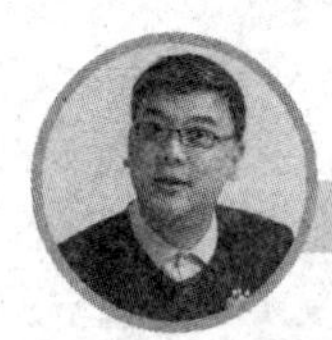

姜 波

御厨传人讲美味怎么做

生姜虽好，但是也不可一次吃得过多或长时间过量食用，否则会给身体带来不利影响。姜辛辣、性热，大量食用生姜，刺激胃肠器官，使消化和吸收功能减弱。并且千万不要吃腐烂变质的生姜，因生姜腐烂变质后可产生有毒物质，而且毒性很强，这种有毒物质被胃吸收后可很快到达肝脏，导致肝细胞中毒变性，甚至可危及生命。所以，我们平时做饭时，在饭中放入一点儿就可以了。

不过，要说姜的做法，很多人都很熟悉一道菜：姜母鸭。这道美食起源于福建泉州，而后传至中国其他地区乃至海外，是福建一道汉族传统的名小吃。它既能气血双补，同时搭配的鸭肉有滋阴降火功效。美食中的药膳滋而不腻，温而不燥，适合于秋季和冬季食用。今天，我就来教大家做这道家常美食！

◇姜母鸭

食　　材：母麻鸭1只，姜一小块，芝麻油、江米酒、老抽、白糖、八角、桂皮、香叶、枸杞子、食盐各适量。

制作步骤：

1. 将鸭肉洗净后切块，老姜切成片。

2. 锅中放入芝麻油，中火烧至六成热时放入姜片，慢慢地煸香。

3. 姜片煸至微微发黄时将鸭肉倒入。

4. 变色时倒入适量的老抽炒至上色，炒均匀后倒入广东米酒，继续维持中火翻炒约15分钟。

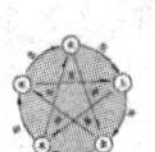

5. 至鸭肉水分炒干，颜色变深的时候，加入白糖、八角、桂皮、香叶，加适量的盐调味。

6. 加入没过鸭肉的开水，开大火烧至沸腾，转小火慢慢炖1.5个小时。

7. 出锅前10分钟将洗净的枸杞子加入，开大火拌匀烧至汤汁浓香即可。

这道美食虽然做起来比较费工夫，但是只要你吃上一口，就会觉得真值得！当然，有几个注意事项还是需要提醒大家一下：

1. 做的时候多加些水，汤汁不要收浓，可以做火锅的汤底，非常滋补。

2. 广东米酒一般的超市都有售，最好不要用料酒代替。

3. 鸭子宰杀后一定要洗净，且剁成的鸭块要求大小尽可能一致。

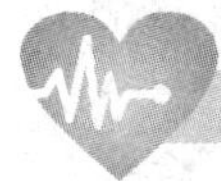

健康小贴士

除了时间上有限制，姜在人群选择上也有讲究。因姜为辛热之物，所以阴虚患者必须忌食生姜。另外，患有肺炎、肝炎、肺脓肿、肺结核、痔疮、疥疮等疾病的人，也不宜长期大量食用生姜。

醋，开胃杀菌，一石二鸟

现代生活中，有些人见别人受到表扬或奖励，心存嫉妒，眼红别人，这种现象被戏称为“吃醋”。生活中，那个被你嫉妒甚至诅咒的人根本没有半点损失，而妒忌只会让你伤害身体。因为不良情绪会伤害机体，导致胸闷、胃痛、消化不良等。怎么办呢？这时候你可以吃点“醋”，只不过这个醋是作为调味品的醋。

醋

☆性味归经

性温，味酸、苦；归胃、肝经。

☆食疗功效

具有开胃养肝、强筋暖骨、醒酒消食、下气的功效。

●开胃

促进唾液和胃液的分泌，帮助消化吸收，使食欲旺盛，消食化积。

● 保护心脑血管

醋可软化血管、降低胆固醇，是高血压等心脑血管患者的一剂良方。

● 美容生发

醋对皮肤、头发能起到很好的保护作用，中国古代医学就有

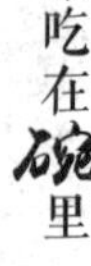

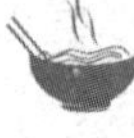

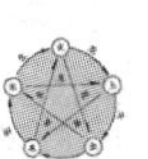

用醋入药的记载，认为它有生发、美容、降压、减肥的功效。

●促进钙吸收

醋还有使鸡骨、鱼翅软化，促进钙吸收的作用。

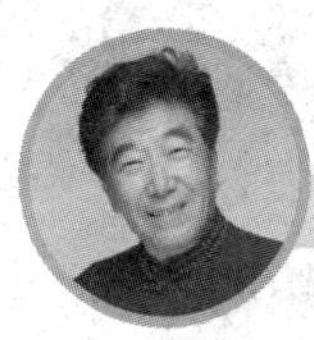

王凤岐

中医专家谈疾病怎么防

醋是由古代酿酒大师杜康的儿子黑塔发明而来，因黑塔学会酿酒技术后，觉得酒糟扔掉可惜，由此不经意酿成了“醋”。

醋可是好东西，食用醋中含有大量有机酸，不仅使醋的酸味醇厚、绵长、柔和、鲜美，且是各种细菌的天然“杀手”。夏季，各种细菌多，毒素易在体内聚集，人易感冒肠道疾病，吃凉拌菜或熟菜时加入醋，不仅味鲜可口、杀菌消毒，而且还能有效避免胃肠道病菌的传染。而且夏季以湿热气候为主，易损伤脾胃，导致人们没有食欲。而醋能刺激胃酸分泌，健脾开胃，是促进食欲的一个好方法。

由于醋能改善和调节人体的新陈代谢，作为饮食调料，需要量不断增长。除了能开胃杀菌，醋还有许多的功效，如许多人经常熬夜导致第二天神疲乏力，没有精神，而醋中的醋酸，能将导致疲劳的罪魁祸首乳酸氧化代谢，帮你提神醒脑。而醋中的矿物质钾能排出体内过剩的钠，可以预防和治疗高血压、动脉硬化、心脏病、中风等疾病。另外，醋能中和体内的酸碱平衡，达到美容养颜的效果。特别是一些醋中还加了玫瑰、蜂蜜等成分，美容效果就更好。因醋能分解咸菜、腌制食品中有致癌作用的亚硝酸盐，故能起到防癌、抗癌作用。

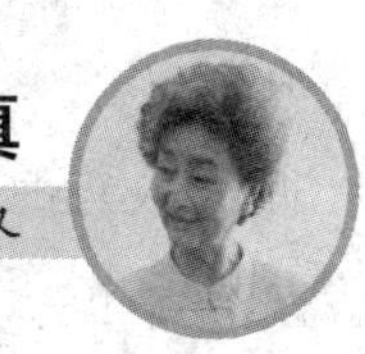

醋也有假的吗？当然！不管是酿造醋，还是配制醋，对工艺的要求都非常高，比如一般的老陈醋，光是发酵至少要花上20多天的时间。但是有些黑心的商人为了节省成本，动起了歪脑筋，拿工业冰乙酸（工业冰醋酸）和自来水勾兑醋。这种醋做起来省时省力，完全不需要花时间发酵，只要一天就能生产完成，特别受黑心商贩的欢迎。

只是，采用化学方法勾兑出来的醋不但没有保健作用，还会害人。这是因为，为了让它看上去和优质醋一样，黑心商贩还在里面添加许多色素调色。

更重要的是，化学勾兑醋的重要原料——工业冰乙酸，国家早就严禁将它添加到食品中。因为它的缘故，化学勾兑醋中往往含有大量的重金属和其他有害成分，这些东西都对人体有很大的伤害。长期食用，不但会损害人的呼吸和消化系统，还会增加人得癌症的概率。

如何购买醋

1. 看颜色

化学勾兑醋的颜色是色素调出来的，暗淡发乌，质量好的酿造醋或配制醋则有光泽。需要注意的是，不同种类的醋，颜色也不同。比如熏醋是棕红色、深褐色，镇江醋和山西老陈醋的颜色较深，米醋的颜色较浅，白醋无色。

2. 观沉淀

化学勾兑醋中往往能看出有杂质沉淀，有时甚至能看到浮膜。质量好的酿造醋或配制醋则不会如此。如果买的是山西老陈醋，可以准

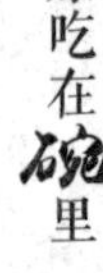

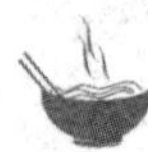

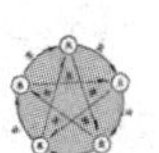

备一个碗检验，真正的山西老陈醋倒进碗里会挂杯，轻轻地转下碗，碗壁上会挂上一层薄薄的醋。

3. 闻气味

不管是酿造醋还是配制醋，都散发着柔和的酸香味，特别是酿造醋，比如山西老陈醋和镇江醋，都有酸香味悠长的特点。而化学勾兑醋却很难闻到香味，不仅如此，有时还能闻到刺鼻的气味。

4. 查泡沫

如果用以上方法还不能断定自己买到的是不是质量好的醋，还可以将醋瓶子摇一摇。酿造醋或配制醋在被摇晃后会起泡沫，且泡沫不会一下子消失；化学勾兑醋就不是这样了。

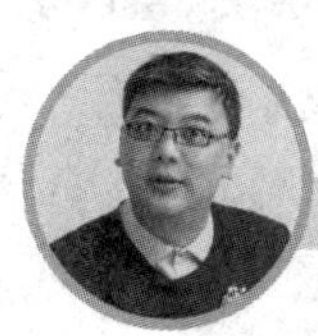

姜　波

御厨传人讲美味怎么做

醋在各种食材中，可以说是用得比较广泛的调味料之一，醋有很多养生功效，甚至能治疗多种疾病。这里我就不多啰唆了，还是教大家如何做一份健康营养餐吧！今天要教大家的是醋溜土豆丝。

醋溜土豆丝属于鲁菜，是一道家常菜品。主要食材是土豆，主要烹饪工艺是炒。味道咸中带酸，口感脆爽，是百姓饭桌上的家常菜。

◇醋溜土豆丝

食　材：土豆2个，尖椒1个，花椒少许，干红辣椒5个，葱花少许，水淀粉适量，醋2汤匙，糖1汤匙，盐1/4茶匙。

制作步骤：

1. 土豆洗净，切丝，尖椒洗净切丝。

2. 准备一碗清水，滴入少许醋，将土豆丝放入浸泡一会，然后用清水冲洗2次，把淀粉洗出去，沥干。

3. 锅中加少许油烧三成热，放入花椒，待闻到花椒香味时（不要把花椒炸糊）关火，拣出花椒不用。

4. 再次打开火，待油温七成热时，放入干红辣椒和葱花，爆香后，倒入土豆丝煸炒熟。

5. 随后依次放入醋、糖和盐大火翻炒半分钟。

6. 加入尖椒丝继续炒半分钟，最后加入水淀粉，翻炒均匀即可出锅。

特别提醒：土豆丝切好后，放进醋水中浸泡，并反复冲洗2次，既可以避免在空气中氧化变黑，还可以去除淀粉保证口感清脆。不喜欢脆的可以不多次冲洗。

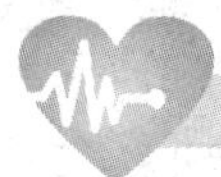

健康小贴士

1. 刚油漆过的房间气味刺鼻，在室内放一碗米醋让其散发醋味，2～3天就可消除室内的油漆味。

2. 吸烟人牙齿有烟垢，滴几滴醋在牙膏上刷牙，可除去烟垢。

3. 用乳胶涂料刷墙面时，乳胶散落在地板上，很难擦去，用布蘸些醋轻轻揩擦，乳胶涂料就可除去。

4. 鲜肉若不及时烧煮，用洁净的干布在米醋中浸湿后包裹，就能保持肉质的新鲜。铝制品用久了，显得很陈旧，用米醋擦一遍后清洗，铝制器具就光亮如新了。

5. 煮熟后的海带，往往会变硬，只要在海带烧熟后加2～3匙米醋，然后稍煮一下，海带就会变得又嫩又脆。

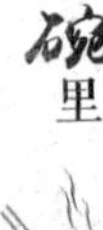

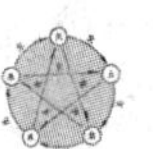

6. 搪瓷杯泡茶，时间长了会生茶锈，只要用米醋滴在抹布上去擦洗搪瓷杯，茶锈就很容易除去。

7. 擦皮鞋时，先用布蘸米醋在皮鞋上均匀地涂一遍后再擦，皮鞋会特别光亮。

胖人炒菜用胡椒，加快新陈代谢，减肥效果好

胡椒是我们日常生活中常用的一味调味料，很多人都说胡椒伤眼睛，但是也有人说胡椒有很好的养生功效，到底哪一种说法对呢?

胡 椒

☆性味归经

性热，味辛；归大肠、胃经。

☆食疗功效

具有温中下气、消痰解毒的功效。

●开胃助消化

胡椒的主要成分是胡椒碱，也含有一定量的芳香油、粗蛋白、粗脂肪及可溶性氮，能祛腥、解油腻、助消化；气味能增进食欲。

●抗风寒感冒

胡椒性温热，对胃寒所致的胃腹冷痛、肠鸣腹泻有很好的缓解作用，并可治疗风寒感冒。

●抑菌

胡椒有防腐抑菌的作用，可解鱼虾肉毒。

●祛腥

黑胡椒的辣味比白胡椒强烈，香中带辣，祛腥提味，更多地用于烹制内脏、海鲜类菜肴。

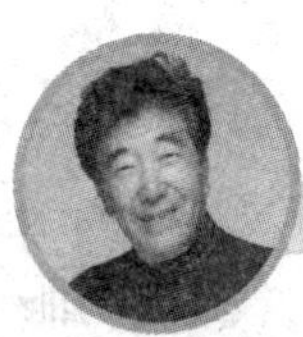

王凤岐

中医专家谈疾病怎么防

胡椒为胡椒科植物胡椒的果实，原产于印度，是中外烹调中的主要香辛调料之一，一般加工成胡椒粉，用于烹制内脏、海味类菜肴或用于汤羹的调味，具有祛腥提味的作用。

胡椒原产于亚洲，可使用于各类料理，不可和辣椒类果实混淆。黑胡椒籽是攀援胡椒的种子，经过日晒而成，而且必须趁种子是绿色时摘取制作。白胡椒籽采自同样的植物，只不过在种子成熟后采摘，而且先去皮才制作。两者都是食物的调味品，然而白胡椒的味道较不刺激。绿胡椒粒子较粗糙，以白胡椒或黑胡椒碾碎筛过后制成，在法国菜中经常使用。来自中国的四川胡椒籽是红色的，烤食后嘴巴会有发麻的感觉。

据说，李时珍年轻时经常患眼病，却始终找不出病因。后来发现，年年复发眼疾，竟与自己平时特别爱吃胡椒有关。停食胡椒一段

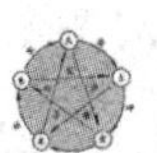

时间后，眼病就好了。康复后，他又试吃胡椒，很快就觉得双目干涩，视物模糊。

吴大真

中医养生专家谈营养怎么取

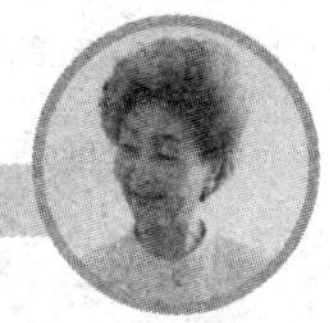

没错，正是因为这个原因，李时珍对胡椒开始研究。《本草纲目》认为胡椒“大辛热，纯阳之物，肠胃寒湿者宜之”。而眼睛干涩等症和肝阴虚有关，这时体内已经有内热了，如果此时再食用大热的胡椒，那么阴虚症状会更加严重，因此有内热的人最好不要食用胡椒。

胡椒食用的是其果实的果皮，种子则弃之不用，因果皮的不宜储存，所以多数情况下会将胡椒制成胡椒粉，无论是作为调味品还是治病都非常方便。下面介绍几则胡椒入药治病的验方。

1. 食欲不振

胡椒粉1克。纱布包裹，填于脐部，胶布固定，隔天1次。

2. 小腿抽筋

白胡椒20粒，鸡蛋壳2个。焙黄研末，分成4包，每次1包，开水冲服，每天1次。

3. 治胃寒胃痛

胡椒10粒，甜杏仁5个，大枣3枚。去核，研成细末，温开水送服。成人每天1次，儿童酌情减量。

4. 治龋齿牙痛

少许白胡椒粉加少量食盐塞入龋齿洞中，能缓解牙痛。

5. 治睾丸炎

胡椒7粒。研末，加面粉少许调成糊状，摊于布上，贴在会阴部，用胶布固定。

6. 流行性腮腺炎

胡椒粉1克，面粉8～10克。温水调成糊状，涂于患处，用纱布固定。

7. 反胃呕吐

胡椒粉1克，生姜15克。煎汤，分3次温服。

值得注意的是，胡椒不管是内服还是外用，一旦发现在食用胡椒的过程中出现皮疹发痒，或腹痛腹泻呕吐加重，甚至呼吸困难时，要考虑到胡椒过敏的可能，这时必须停用胡椒，并采取抗过敏治疗。

阳虚患者可多食用胡椒

阴虚患者不宜食用胡椒，反过来阳虚患者就可以多多食用胡椒。比如说我们日常生活中常常见到这样一类人，他们身材肥硕，走路时往往会上气不接下气，舌头边缘有锯齿，大便也不成形，其实这是典型的寒湿症状，是因脾阳虚造成的。中医学认为胡椒味辛，性热，归胃、脾、大肠经，有温中散寒、健脾除湿、止痛止泻、理气开胃、杀虫解毒的效果，因此这类人可以多食用胡椒。

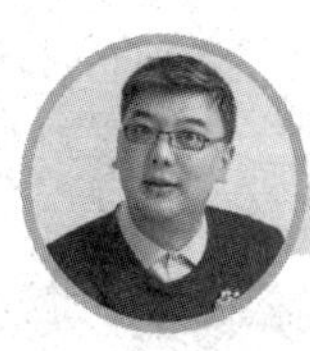

姜　波

御厨传人讲美味怎么做

今天教大家做的是胡椒猪肚汤。俗话说吃啥补啥，有人常常说胃寒，一到这时候就啥都不想吃，光喝粥了……我个人觉得面对一个没有食欲或者食欲不旺的人是一件很不爽的事情，尤其是有了特别想做

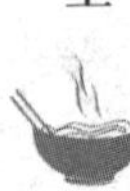

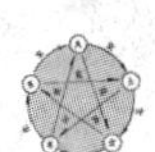

的菜以后人家忽然说胃不舒服，煮碗粥就行……牙好胃口好，吃嘛嘛香，这样的人多好，这样的人生多好……回来说这个汤，汤真的很鲜美啊，做起来也几乎没什么难度，平时偶尔做一次，自己就把一锅汤喝掉一大半……

◇胡椒猪肚汤

食　　材：猪肚1个，柴母鸡半只，胡椒1把，葱1段，姜几片，盐适量。

制作步骤：

1. 猪肚一定要洗干净啊！最难的可能就是这个了，买回来的猪肚用盐和淀粉交替着反复地一遍一遍地洗，洗到你满意为止；猪肚里面的油脂也是一定要翻过来剥干净的。

2. 洗干净的猪肚切成大块，入开水锅里焯一遍。

3. 把焯好的猪肚放入烧开水的砂锅里煮开改小火。

4. 柴母鸡半只，切块，洗净，焯水，放入猪肚的锅里，加葱姜，小火慢炖90分钟。

5. 关于胡椒，我没有在一开始就放进去，担心炖得太久，胡椒的味道过于浓郁，所以都是在最后10分钟才放进去的。放进去前用刀拍破就好。

6. 炖好后，把猪肚捞出来切成条再放回去煮开。盐，一定要最后放，不然的话，猪肚就变成铁肚了，最后放盐，煮上三五分钟就可以准备喝啦。

特别提醒：

我觉得90分钟左右，猪肚不会特别烂，有点口感，挺好；因为是柴母鸡，炖了这么长时间也没有说是太烂，感觉正合适；如果用三黄鸡或者一般的嫩点的鸡，鸡肉一定要晚一些再放。

总之，很好喝……非常好喝，不嫌弃猪肚的人要试试啊！

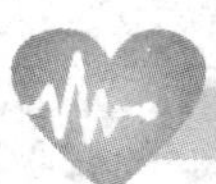

健康小贴士

用黑胡椒做菜时要注意两点：一是与肉食同煮的时间不宜太长，因为黑胡椒中含挥发油，受热时间太久会使它独特的香辣味挥发掉；二是热度高可让胡椒的味道更浓郁，因此做铁板类的菜肴效果更好。

茴香，炖菜必备调料，健胃止呕

你喜欢吃肉吗？肉类营养丰富，美味可口，想必很多人都很喜欢吃吧？我们在炖鱼、炖肉时都会加入一些茴香，因为它能除肉中异味，使香味更浓。在一般人眼里，茴香可能就是一种普通的调味品，但是你知道吗？茴香还有我们许多不知道的秘密，下面就请两位教授为你一一道来。

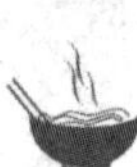

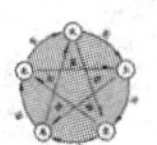

茴 香

☆性味归经

性温，味辛、甘；归脾、肾经。

☆食疗功效

具有温阳散寒，理气止痛的功效。

●开胃行气

八角的主要成分是茴香油，它能刺激胃肠神经血管，促进消化液分泌，增加胃肠蠕动，有健胃、行气的功效，有助于缓解痉挛、减轻疼痛。

●升白

茴香烯能促进骨髓细胞成熟并释放入外周血液，有明显的升高白细胞的作用，主要是升高中性粒细胞，可用于白细胞减少症。

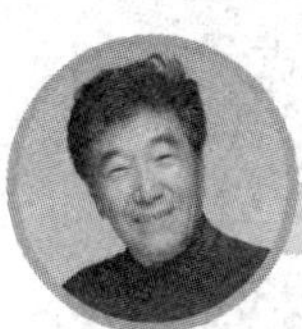

王凤岐

中医专家谈疾病怎么防

说到茴香，我先给大家讲一个故事。清朝末年，俄罗斯富商米哈伊洛夫乘船游览杭州西湖，正当他尽情欣赏秀丽风光之时，突然疝气发作，痛得他捧腹大叫。这时，随行的俄罗斯医生束手无策，幸好船夫向他推荐了一位老中医。老中医用中药小茴香50克，研成粗末，让米哈伊洛夫用100克绍兴黄酒送服，大约过了20分钟，他的疝痛竟奇迹般地减轻，并很快消失了。得知自己的疼痛是被小茴香治好，米哈伊洛夫大呼神奇，此事一时也被传为佳话。

一般来说，小茴香治病时需要和其他中药一起，这样能加强其治疗效果。给大家推荐几种用茴香治病的验方。

1. 治胃脘部、脘腹部胀痛

小茴香、枳壳各12克，台乌药10～12克，川厚朴8～12克，佛手8～10克，陈皮、甘草各8克。加水煎至300毫升，每天分2次温服。

2. 治痛经

小茴香、川芎、当归、香附各10克，吴茱萸3克，姜半夏、炒白芍各12克，延胡、党参各15克，炙甘草8克。加水煎至400毫升，每天分2次温服。

3. 治睾丸鞘膜积液

小茴香15～18克，川楝子（炒香）15克，橘核12～15克，猪苓18克，台乌药12克，绿皮、赤芍各10克，海藻（另包，用水洗去盐分）12克，蜜枣4枚。加水煎至400毫升，每天分2次服。

4. 治疝气

小茴香、柴胡各10克，荔枝核32克，绿皮、赤芍各8克，延胡、川楝子（炒香）、川厚朴各12克，橘核20克，昆布（先洗去盐分）15克，大枣3枚。加水煎至400毫升，每天分2次温服，可连服3～5剂。

吴大真

中医养生专家谈营养怎么取

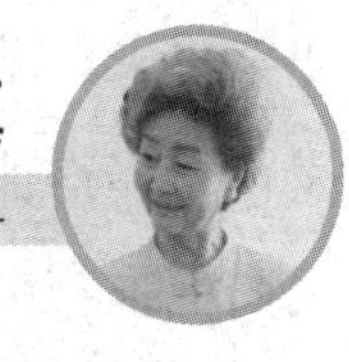

常见的茴香有两种类型，分别为大茴香（八角茴香）和小茴香，但无论是哪一种茴香，都可以治病防病，是一味很好的中药。但大茴香气味偏于浑厚，不如小茴香辛燥香烈，理气、散寒的作用也相对逊

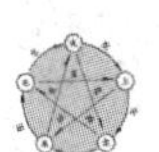

色多了，因此小茴香在入药时更常见。中医学认为茴香具有散寒止痛、理气和胃的功效，用于治疗寒疝腹痛、睾丸偏坠、痛经、少腹冷痛、脘腹胀痛、食少吐泻、睾丸鞘膜积液等症。现代药理研究表明，小茴香还有抗溃疡、镇痛等作用，可以预防多种感染性腹泻，促进炎症及溃疡的痊愈。另外，茴香当中的茴香醚有抗菌功效，对大肠埃希菌、痢疾志贺菌等都有很好的抑制作用。

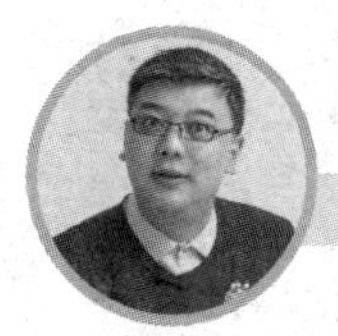

姜　波

御厨传人讲美味怎么做

饭好吃不好吃，不光看食材、技能，有时佐料也很关键，就像这道菜，里面少了小茴香，味道总是差了点儿……

◇番茄牛尾汤

食　　材：牛尾2根，胡萝卜1根，番茄1个，洋葱半个，植物油适量，盐、胡椒粉、香叶、小茴香各适量。

制作步骤：

1. 平底锅里放油，放入牛尾煎。

2. 把牛尾两面都煎到略微焦黄后拿出来放入炖锅中。

3. 把胡萝卜洗净去皮切块，番茄去皮切块，洋葱切大块，所有材料都放入锅中，加水到八分满的位置。

4. 中火烧开后，小火炖3～4小时，直到牛尾炖烂汤味炖浓为止。

特别提醒：茴香籽又称小茴香，是一种普通的香料，有一股微妙的香味，五香粉里就有茴香籽，有帮助消化抗疲劳的作用，茴香籽和月桂叶组合在一起的味道非常美妙，煮好的牛尾汤第一顿可以喝汤，第二顿剩下的汤渣可以拌意大利面。

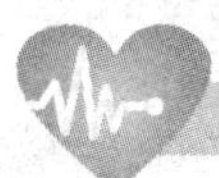

健康小贴士

市场上有以同科植物孜然芹、防风果冒充小茴香出售，不知道的人可能会买到假的小茴香，为了避免上当受骗，我们应该学会辨别小茴香。可以从以下几点来辨别小茴香的真伪：

真品的小茴香双悬果的外形呈圆柱形，分果呈长椭圆形，背面有5条纵棱。表面为黄绿色或淡黄色，断面呈五边形。闻一下有特异香气，尝一下味微甜略带辛辣味。

而伪品双悬果呈拱圆形或椭圆形，分果呈扁平椭圆形，背面有3条稍隆起的棱线。外表为灰棕色或深棕色，断面呈扁圆形。闻一下气味特异无香气，尝一下味微辛辣而无甜味。

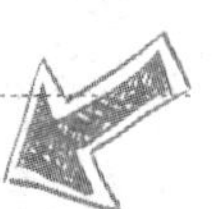

陈皮，理气降逆，调中开胃，燥湿化痰

人们在食用橘子时，往往只吃橘肉，橘子皮则弃之不用。但是你知道吗，橘子皮在中医里可是一味很好的中药，如果就这样丢掉那真的是太可惜了。

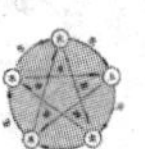

陈　皮

☆性味归经

性温，味辛、苦；归脾、胃、肺经。

☆食疗功效

具有理气健脾、调中、燥湿、化痰的功效。

●理气和中

陈皮长于理气滞，和脾胃，燥湿邪，消胀满，为治脾胃气滞湿阻之要药，故常用于脾胃不和，脘腹胀痛，不思饮食，呕吐哕逆等症。

●燥湿化痰

陈皮既能行肺气之壅滞，又能燥湿浊而化痰，故常用于痰湿阻肺，咳嗽痰多，胸膈满闷，头目眩晕等症。

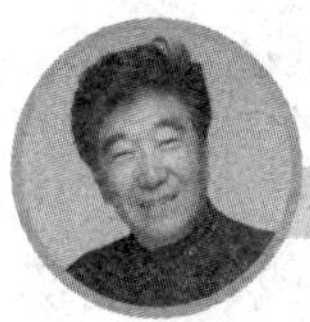

王凤岐

中医专家谈疾病怎么防

中医学认为，陈皮性味辛、苦、温，归脾、肺经，有行气健脾、降逆止呕、调中开胃、燥湿化痰之功，适用于脾胃气滞所致的脘腹胀满、嗳气、恶心、呕吐及湿阻中焦所致的纳呆倦怠、大便溏薄及痰湿壅滞之咳嗽痰多等症。《本草纲目》言其：“疗吐哕反胃嘈杂，时吐清水，痰痞，痎疟，大肠闭塞，妇人乳痈。入食疗，解鱼腥毒”“陈皮，苦能泄能燥，辛能散，温能和……同补药则补，同泻药则泻，同升药则升，同降药则降。”可以说陈皮是一味有多种治疗用途的常用药。

现代医学研究证实，陈皮中含有挥发油、橙皮苷、果胶、黄酮类化合物、香豆精类化合物、甾醇类化合物、果胶及类胡萝卜素等化学成分，具有扩张冠状动脉，增加心肌血流量，降低血清胆固醇，减轻动脉粥样硬化病变，抗胃肠，抑制肠道平滑肌痉挛及止咳化痰平喘等作用。临床治疗慢性支气管炎和胃炎、消化不良等疾病有较好的作用。

吴大真

中医养生专家谈营养怎么取

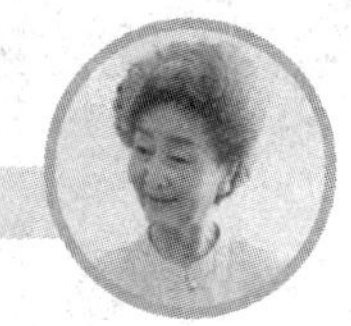

陈皮具有很好的养生作用

俗话说“酒越陈越香。”这个道理对橘子皮也是一样的，要想用橘子皮治病，我们首先得有耐心。将橘子皮放置3年以上，经过一系列奇妙的变化，橘子皮就变成了能养生治病的药物——陈皮。顾名思义，这里的“陈”就是时间长久的意思。

因陈皮本身苦涩难咽，所以一般都会将陈皮煮水喝，或者是将陈皮与其他食材共用，治病效果会更明显。

1. 治风寒感冒

陈皮15~20克，生姜数片，葱头适量。共煎水滤汁，加少许白糖，早晨空腹饮服。具有散寒、理气、和胃功效，适用于风寒感冒出现的喷嚏、流清涕、畏寒、食欲不振等症状者。

2. 治咳嗽痰多

陈皮10克，大米50克。陈皮洗净切细，煎水去渣滤汁；大米淘净入锅，加入陈皮汁和清水适量，煮稀粥服食，每天1次。或将陈皮研

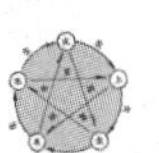

为细末，取3～5克调入煮好的稀粥内服食，早晚各1次。具有补气健脾、化痰止咳功效，适用于咳嗽痰多、胸膈满闷等症。

3. 治慢性腹泻入腹痛

陈皮10克，鲫鱼250克，调味品适量。将陈皮泡开、洗净、切丝，生姜切片，胡椒研细，葱切段，鲫鱼去鳞杂，洗净。将陈皮、生姜、胡椒、葱段等放入鱼腹内，而后将鲫鱼放碗中，上面摆上姜片，再加入黄酒、食醋、食盐、味精及清水适量，隔水炖熟后服食。适用于慢性腹泻、腹痛、慢性痢疾等。

4. 治嗳气泛酸

陈皮10克，猪瘦肉50克，生姜3片，调味品适量。将陈皮洗净，切为细末，葱切为段，猪瘦肉洗净，切丝，用淀粉、酱油、料酒勾芡；锅中放植物油适量烧热后，下葱、姜爆香，然后下肉丝爆炒，再下陈皮丝翻炒，待熟时调入食盐、味精，炒熟即成。适用于胃气郁滞，胃酸过多所致的嗳气、泛吐清水等。

5. 治消化不良

陈皮、槟榔各20克，丁香、豆蔻、砂仁各10克，食盐100克。共入锅中，加清水适量，武火煮沸后转文火慢煮。药液干后停火候冷，取出槟榔，用刀剁成黄豆大小的块备用。每次饭后含服少许。适用于消化不良，因胃肠停滞引起的腹痛、脘腹闷胀、大便不爽、嗳腐酸臭等症。

6. 治食欲不振

陈皮10克，嫩鸭1只，调味品适量。将鸭去毛杂，洗净，加水煨炖稍烂时取出，待凉拆去鸭骨，胸脯朝上放于搪瓷盆内；将炖鸭的原汤加适量鸡汤煮沸，调入料酒、酱油、胡椒粉、姜粉等再煮沸，倒入盛有鸭肉的搪瓷盆内，将切好的陈皮放在拆骨鸭上面，上笼蒸30分钟即成。适用于脾胃虚弱，食欲不振等。

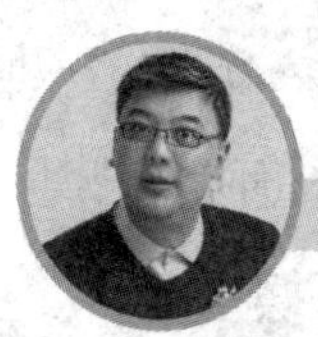

姜　波

御厨传人讲美味怎么做

红烧肉永远是餐桌上的经典。从古到今，这道经典一直被传颂且永不过时。以苏东坡的名号命名的“东坡肉”，也就是红烧肉的雅名。不过，我们今天要学的是一道与陈皮有关的菜。

◇陈皮红烧肉

食　　材：带骨五花肉500克，蒜瓣6～8粒，冰糖6粒，老抽2勺，陈皮10～20克，盐适量。

制作步骤：

1. 五花肉切成肉块，可大可小，不固定。
2. 锅中放油下锅炒香出油。
3. 肉色变白，油脂出来后，肉炒出有小焦黄边时即可出锅。
4. 老抽、陈皮、冰糖、蒜瓣等放入锅中，加入温水，一碗左右，肉多可适量增加些水。
5. 放入刚炒香出油的肉块。
6. 翻拌均匀后在炒锅中大火烧开。
7. 瓦煲加热后放入，连汤带肉一同小火慢烹。
8. 一个半小时左右汤汁收浓后调入少许盐，口味淡的也可不加，老抽里有盐分，趁热食用，口感最佳。

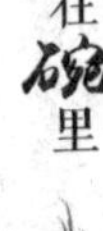

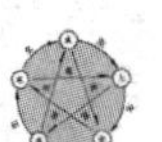

特别提示： 不能用鲜橘皮代替陈皮。鲜橘子皮含有挥发油，气味很强烈，有刺激性，会刺激肠胃，能促进消化液的分泌，并有祛痰作用，但其燥性大，也没有理气健胃的效果，所以不能代替陈皮入药用。

吃盐时悠着点，“盐”多必失有道理

食盐是我们常见的调味品，从健康角度看，如果你控制了每天的食盐量，那么食盐对身体就是一味保健药，而如果你不注意节制，摄入食盐过多，食盐就会伤害你的身体。

盐

☆性味归经

性平，味酸、甘；归胃、肾经。

☆食疗功效

具有清热解毒、凉血润燥、滋肾通便、坚齿的功效。

●提鲜祛腥

食盐调味，能解腻提鲜，祛除腥膻之味，使食物保持原料的本味。

●杀菌

盐水有杀菌、保鲜防腐作用，用来清洗伤口可以防止感染，撒在食物上可以短期保鲜，用来腌制食物还能防变质。

●去污

用盐调水能清除皮肤表面的角质和污垢，使皮肤呈现出一种鲜嫩、透明的亮丽之感，可以促进全身皮肤的新陈代谢，防治某些皮肤病，起到较好的自我保健作用。

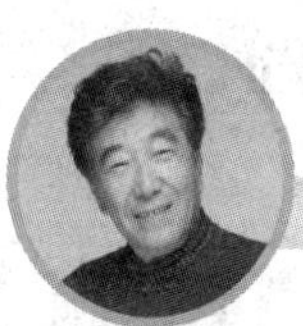

王凤岐

中医专家谈疾病怎么防

食盐是人类不可或缺的朋友

食盐的基本成分为氯化钠，进入人体后会以钠离子和氯离子的形式存在于各个器官和组织中。心脏没有食盐，会影响正常的跳动；盐是胃酸的主要原料，如体内缺少氯，就会使胃酸缺乏而引起消化不良、食欲不振。长期不吃盐，人就会全身无力，还会头晕，全身肌肉抽搐等，医学上叫作“失盐病”。食盐还具有维持体液渗透压和酸碱平衡，保持神经和肌肉的应激性，调节生理功能等重要作用。另外，食盐还可以抑菌、灭菌、防腐。

除了食盐的这些生理功能，食盐本身还是一味中药，可以治疗多种疾病。下面为大家推荐几款食盐治病的验方：

1. 清除胃火

早晨空腹饮1杯淡盐水，不仅可以清胃火、除口臭、消除口中苦淡无味的现象，还能增强消化功能、增进食欲。

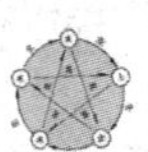

2. 防治脱发

用浓盐水轻轻涂抹头发根部，约5分钟后用清水洗净，每天早晚各1次，可防治头发脱落。

3. 止血

鼻出血后，用棉签浸适量盐水塞进鼻孔中，同时饮1杯淡盐水，可起到立即止血的作用。若口腔内部发生小量出血，如牙龈出血、喉头出血等，用淡盐水漱口可以使血液凝结，起到止血的作用。

4. 治疗咽喉炎

秋冬时节气候干燥，人们易患咽喉炎及扁桃体炎。当咽喉感觉轻微不适时，可用淡盐水在晨间漱口。当咽喉肿痛时，每天用浓盐水漱口5～6次，可起到消炎杀菌的作用。

5. 除脂美容

青春痘患者可在每晚临睡前用食盐约20克溶于热水中，趁热洗面，不仅能清除面部油脂，还可以使青春痘慢慢消散。

6. 治牙痛

因上火引起牙痛可用食盐水漱口，有清热消炎、缓解牙痛的作用。

吴大真

中医养生专家谈营养怎么取

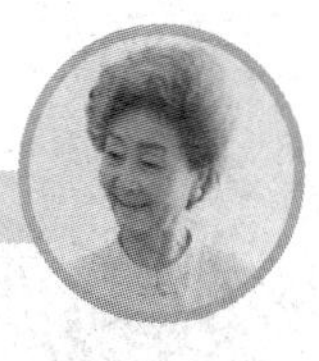

盐是现代生活中不可缺少的调味料

和其他的调味品相比，中国人把盐看得很珍贵。李时珍在《本草纲目》中说：“味之中，惟此不可缺。”盐为什么这么重要呢？这是因为人体得不到足够的盐便会生病。在远古时代，人们无论是素食还是肉食都是没有食盐的，这样的菜不仅不好吃，人体还会因食盐缺失而遭受各种疾病的困扰。而自从将盐作为调味品加入食物中以后，人们不仅觉得食物有滋味了，身体也变强壮了，寿命也就大大增加了。

正常人由于日常的出汗和排尿，会使一定量的盐分排出体外。因此每天都必须补充食盐。一般人每天3～6克食盐即可满足需要，但千万不能摄入过多。

科学研究证实，食盐过多会增加心、肾功能负担，成为有碍健康的因素。而且食盐过量与高血压也有密切关系。此外，食盐过多对呼吸道病患者不利，使哮喘和慢性支气管炎加剧和痰量增多。对溃疡病、急性风湿病、肥胖症、冠心病、肝硬化腹水期，限制食盐量也是一项极为重要的治疗措施。

除了少吃食盐外，还应清楚一些高含盐量的食物，在进食时也要谨慎。比如，酱油的含盐量达18%左右，腌制食品也在8%以上，海产品的鱼、虾、牡蛎、海带中本身就含有大量盐分。味精含谷氨酸钠，小苏打是碳酸氢钠，都能增加人体钠的含量，而食盐中影响人健康的主要成分就是“钠”。

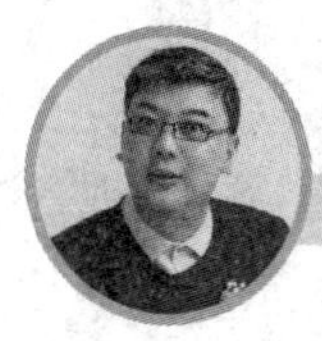

姜　波

御厨传人讲美味怎么做

鸭肉是凉性的滋阴食物。所以夏天适合吃鸭肉，也就是说在夏天比较虚的季节用它来消暑滋补是最好不过的了。今天要教大家的是一道可以满足喜欢吃肉朋友们的口福的，盐焗鸭，咸香入味，美味可

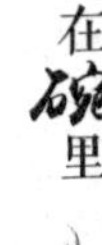

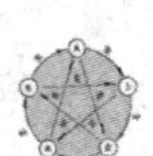

口，这道菜用电压锅，只需18分钟，免去了炎热夏天的油烟之苦，喜欢的也可以尝试一下，不会让你失望的。

◇盐焗鸭

食　　材：鸭腿肉750克，盐25克，小茴香5克，小葱、生姜适量，料酒30毫升，蒜片、八角各适量 。

制作步骤：

1. 鸭腿洗净沥干水分。

2. 准备调料，把调料和鸭腿用料酒拌匀腌制12小时，之后把粘上的调料抹去。

3. 放入电压锅，按煮饭键10分钟，之后打开，看压出好多油，把油倒掉，翻面再压8分钟即可。

特别提示：

1. 夏天腌制要进冰箱冷藏，时间久一点更入味。

2. 压过10分钟之后能出许多油分，我直接倒掉后再压的，这样口感一点都不油腻。

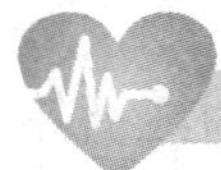

健康小贴士

1. 新鲜鱼经盐水洗涤，可除去泥腥味，味道更鲜美。对不太鲜的鱼，用盐将其里外擦净，1小时后再烹饪，可恢复鲜味。

2. 苦瓜等带有苦、涩味的蔬菜，切好后加少量盐浸渍，滤汁后再下厨，可减少苦涩味。

3. 做馒头时放少量食盐，可使蒸出来的馒头松软可口。

4. 砧板上有鱼腥味时，用淘米水加盐擦洗，再用热水清洗，即可去除腥味。

5. 用淡盐水洗桃，可使桃表面的细毛轻易脱落。

6. 在厨房水槽下水管中定期倒入浓盐水，可防止废弃物发臭和油污堆积，保持清洁。

7. 剩米饭常有一股异味，在蒸剩饭时加入少量淡盐开水，能去异味。

8. 煎鱼前或炸炒其他食物时，先在锅里放少许盐，可使油不溅到锅外。

9. 要使食醋久藏而不起膜，可在醋中放点食盐。

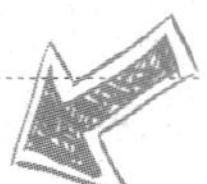

红糖，散寒发汗，通经活络

在生活中，很多女生都不喜欢吃甜食，尤其是红糖，认为红糖热量高，喝了容易发胖，但是在“大姨妈”造访，身体不舒服时，就会有人建议你多喝些红糖水。

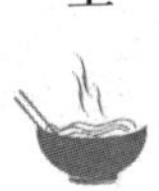

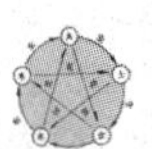

红 糖

☆性味归经

性温，味甘；归脾经。

☆食疗功效

具有益气补血、健脾暖胃、缓中止痛、活血的功效。

●排毒

红糖中含有的部分维生素和电解质成分，可通过调节组织间某些物质浓度的高低，平衡细胞内环境的水液代谢，排除细胞代谢产物，保持细胞内、外环境的清洁。红糖中含有的抗氧化物质，能抵抗自由基，重建和保护细胞基础结构，维护细胞的正常功能和新陈代谢。

●美容

红糖中含有的氨基酸、纤维素等物质，可以有效保护和恢复表皮、真皮的纤维结构和锁水能力，强化皮肤组织结构和皮肤弹性，同时补充皮肤营养，促进细胞再生。红糖中含有的某些天然酸类和色素调节物质，可有效调节各种色素代谢过程，平衡皮肤内色素分泌数量和色素分布情况，减少局部色素的异常堆积。

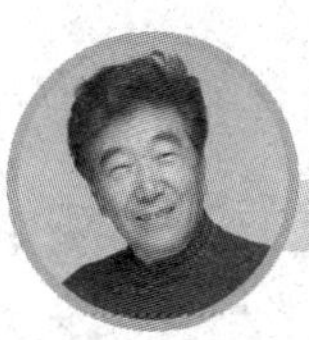

王凤岐

中医专家谈疾病怎么防

红糖，通常是指带蜜的甘蔗成品糖，一般是指甘蔗经榨汁，通过简易处理，经浓缩形成的带蜜糖，正是因为如此，其所含的甘蔗中的各种成分基本上没有受到破坏。除了具备糖的营养成分外，还含有维生素和微量元素，如铁、锌、锰、铬等。据分析，1千克红糖中，含钙质900毫克，铁质40毫克，比1千克白糖所含的钙质多2倍，铁质多1倍。锰和锌的含量都比白糖高。红糖中还含有胡萝卜素和烟酸等人体必需的各种营养素。

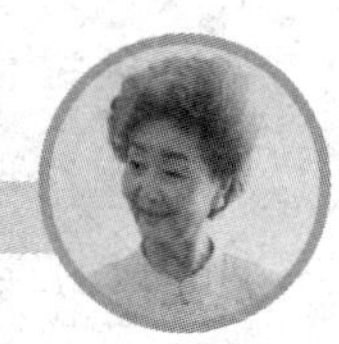

吴大真

中医养生专家谈营养怎么取

除了营养丰富，红糖的特殊之处还在于其治病养生的效果。中医认为，红糖具有益气养血、健脾暖胃、祛风散寒、活血化瘀等功效，受寒腹痛、女性痛经、易感冒的人，可用红糖加生姜来活血祛寒。孕妇产后会损失大量血，体力和能量消耗大，在产后的7～10天中可喝一些红糖水，既能补充能量、增加血容量，有利于产后体力的恢复，又能对产后子宫的收缩、恢复、恶露的排出以及乳汁分泌等有明显的促进作用。对老年体弱，特别是大病初愈的人，食用红糖可起到益气健胃、温润心肺的作用。平日里，有中气不足、食欲不振、营养不良等问题的人可适量饮用红糖水来温脾健胃。

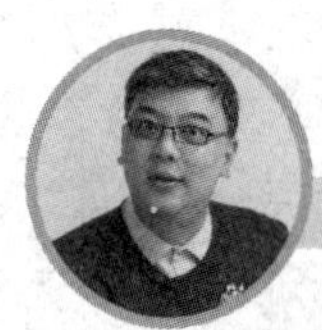

姜 波

御厨传人讲美味怎么做

食用红糖，最常见的就是将红糖煮成红糖水趁热喝下，当然了还可将红糖与其他食物同食，养生保健的效果会更强，大家可以动手自制以下食疗方。

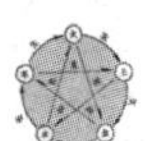

◇**小米红枣粥**

煮小米粥时，放十几枚大枣（红枣）。待粥煮烂，吃的时候，加入红糖。小米熬粥，可养阴益肾，大枣、红糖补血生血，适合面色萎黄、健忘多梦的年老体弱者服用。

◇**桂圆薏米红糖粥**

干龙眼肉（桂圆肉）10克，薏苡仁（薏米）30克，红糖1匙。将前两味同煮熬成粥，加红糖1匙，即可食用，每天1次。此方可补益气血，适用于气血不足之月经量少、痛经者。

红糖虽是对人体有益的保健食品，但在服用红糖前还必须了解红糖的其他特性。因红糖中含有较多的有机酸，不宜用牛奶、豆浆冲饮，因为有机酸会把奶或豆浆中的蛋白质沉淀析出。在服药时也不宜用红糖水送服，除非遵医嘱将红糖做药引用。在炎热的夏季，人体内火大，也不宜多食红糖。另外，服用红糖后别忘了漱口刷牙，以防治龋齿。

健康小贴士

红糖美容小验方：将300克红糖放入锅内，加入少量矿泉水，然后用小火煮成黑糊状，待凉后装入瓶内，取少量涂搽脸部，5～10分钟后用温水洗净。此法可使皮肤光滑美丽，还可促进日晒皮肤的新陈代谢。

酱油，色、香、味俱全的健康调味品

在做菜时，除了食盐，酱油是人们食用最多的一种调味品，炒菜时加入一些酱油，菜就会更有鲜味。但是有些人却不喜欢吃酱油，他们认为黑乎乎的酱油没有什么营养，而且认为酱油还会导致面部斑点增加，使瘢痕颜色加深。这其实都是对酱油的误解。为什么这么说呢？来听听我们的专家是如何说的。

酱　油

☆性味归经

性温，味咸；归胃、肾经。

☆食疗功效

具有解热除烦、调味开胃的功效。

●增进食欲

烹调食品时加入一定量的酱油，可增加食物的香味，并可使其色泽更加好看，从而增进食欲。

●防癌

酱油的主要原料是大豆，大豆及其制品因富含硒等矿物质而有防癌的效果。

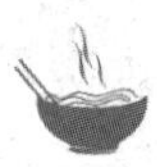

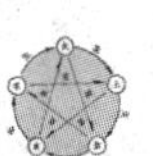

●降低胆固醇

酱油含有多种维生素和矿物质，可降低人体胆固醇，降低心血管疾病的发病率，并能减少自由基对人体的损害。

●止痒消肿

酱油可用于水、火烫伤和蜂、蚊等虫的蜇伤，并能止痒消肿。

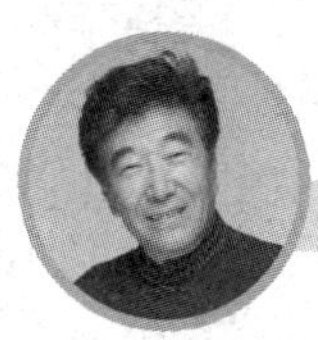

王凤岐

中医专家谈疾病怎么防

酱油含有丰富的营养成分，包括十几种氨基酸、乳酸、玻珀酸、柠檬酸、维生素B_1、维生素B_2以及丰富的矿物质与微量元素。除了具有调味的功能外，还具有治病防病的作用。酱油的主要原料大豆中含有植物雌激素、异黄酮、卵磷脂等物质可以减缓甚至阻止肿瘤的生长，具有抗癌的作用。酱油中能产生一种天然的抗氧化成分，有助于减少自由基对人体的损害，其功能比常见的维生素C和维生素E等抗氧化剂大十几倍。因此，酱油不但不会使色斑增加，还能抗衰老，使皮肤恢复到白嫩紧致的状态。因此，酱油是一种色香味俱全的健康调味品。

虽说酱油很好，但是如果你吃不对同样会给身体带来危害，如有的家庭在制作某些凉拌菜时，大多都会将市场上买来的酱油直接用于凉拌菜。一般来说，酱油不经加热，也可以食用，但由于在生产、储存、运输、销售等过程中，常因卫生不良而被污染，甚至侵入传染性肠道致病菌。科学实验证实，伤寒沙门菌在酱油中能生存29天，痢疾志贺菌能生存2天。所以在用不经加热的酱油做凉拌菜或吃面条的调味品时，就有感染疾病，特别是肠道传染病的危险。因此，酱油不论用作何种调味品，最好要先加热烧熟再吃，这也是日常生活保健的需要。

吴大真

中医养生专家谈营养怎么取

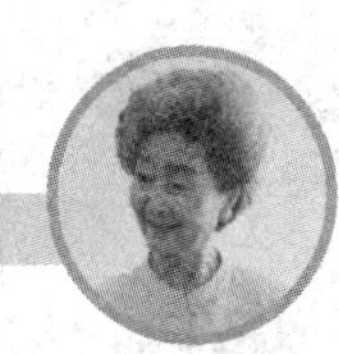

酱油不可多吃，不仅是因为酱油本身的特殊性，还因为很多黑心商在酱油中造假。我家住的小区老人比较多，平日里凑在一起聊得最多的话题就是吃，毕竟吃得好了，身体才能健康。我喜欢和老人们聊天，每次跟他们聊都能有不少收获。比如哪个市场的菜便宜，哪家的菜比较好，谁卖的菜物美价廉，谁卖的菜以次充好……那天，我无意中听到老人们说，最近市场上卖的酱油是用毛发水做的，这一消息震惊了不少人。

酱油是常用的调味品之一。酱油含有大量游离氨基酸，在烹调过程中，氨基酸、盐、糖等发生反应，使食物产生诱人的香气，也让菜肴更加鲜美。但是随着社会发展和科技进步，市场里出现了由各种化学物质勾兑的酱油。谁又能想到，人的头发竟然也成了配制勾兑酱油的原料！

假酱油的危害

“毛发水酱油”真有那么恐怖吗？它们是怎么做出来的呢？我们又该怎么去识别呢？

人的毛发经过强酸水解之后，会生成酱油中必备的氨基酸。用工业用氢氧化钠调和这种氨基酸，再加入盐、红糖、增稠剂、香精等添

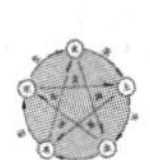

加剂，就制成了能致病的毛发水酱油。常食毛发水酱油等于长期少量吃砒霜。

在毛发水酱油中，含有大量的砷和铅。砷作为一种化学元素，经过氧化会成为“三氧化二砷”，经常食用毛发水酱油，最直接的后果，就是慢性砷中毒。砷不仅能对人的肝、肾、血液系统、生殖系统造成伤害，还能致癌。

如何购买好酱油

1. 看标签

我们要弄清楚，自己买到的是酿造酱油，还是勾兑酱油。传统工艺酿造的酱油，主要原料是大豆、小麦、食用盐。超市里卖的“酿造酱油”，除了用到各种天然食材外，还加入少量的添加剂，用于防腐和提色。而现代工艺制造出的勾兑酱油，它的标签上会列出多种化学添加剂，比如谷氨酸钠、肌苷酸二钠、鸟苷酸二钠、琥珀酸二钠、苯甲酸钠、山梨酸、焦糖色素、三氯蔗糖、糖精钠、蛋白糖等。勾兑的酱油由于添加了大量的防腐剂和色素，常吃对人体毫无益处。因此，我们还是尽量买酿造酱油为好。

2. 看泡沫

不是所有称自己是“酿造酱油”的酱油，都是好酱油。要判断酱油的质量，可轻轻地晃动一下酱油瓶，看看摇出的泡沫。酿造酱油的泡沫比较均匀，而且不易散去。配制勾兑的酱油产生的泡沫大小不一，当你停止晃动瓶子，这些泡沫就会快速散去。毛发水酱油也属于勾兑酱油，所以，如果配料表写的是“酿造酱油”，而泡沫显示为“勾兑酱油”，就要小心了。

3. 看瓶壁

制作毛发水酱油必须添加大量色素和增稠剂，所以，我们可以通过一个简单的方法鉴别它们。将酱油瓶倾斜或倒立，然后再把瓶子放正直立。如果是毛发水酱油，就会粘在瓶壁上，留下一片黑色的污垢，半天都流不干净。这样的酱油，您可千万别把它买回家。

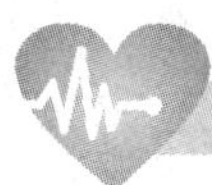

健康小贴士

买酱油的时候，千万要看好标签，看看您买的是“佐餐酱油”还是“烹调酱油”。只有佐餐酱油才能用于凉拌菜或者生蘸。烹调酱油是炒菜的时候加热食用的，没有经过灭菌处理。如果您把烹调酱油买回家做凉拌菜，吃了很容易闹肚子。

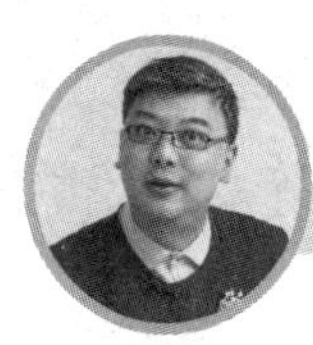

姜 波

御厨传人讲美味怎么做

烹调食物时添加酱油的时间很重要。如果要让酱油起上色作用，就早一点把它加进去，受热时间越长原料上色效果越好；如果为了食物的鲜味或是增加酱油的味道的话，可以在出锅前再把酱油加进去。需要注意的是，不要超高温长时间地烹调或煎炸，以致酱油被烧糊，一般的鲜味和营养就都没有了。

今天要教大家做的是一道和酱油有关的美食，酱油炒饭，想必很多人都吃过吧？酱油炒饭是一道家常主食，主要食材是米饭（冷饭更佳），配以肉馅和味事达酱油调味调色，主要烹饪工艺是炒。成品色泽酱红，口味香浓、荤素合理，色相味俱全。但是，如何做呢？今天

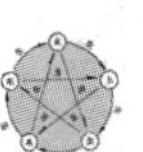

我就来教大家做一下！

◇酱油炒饭

食　　材：白米饭200克，鸡蛋1个，香葱少许，酱油3大匙，绍酒、白糖各一小匙，食用油一大匙，味精、胡椒粉各少许。

制作步骤：

1. 香葱切葱花，鸡蛋打入碗中，搅成蛋液备用。

2. 炒锅上火烧热，下油，用香葱、绍酒炝锅，下调味料酱油、白糖、味精、胡椒，再下入白米饭，炒拌均匀入味。

3. 见白米饭变色，淋入鸡蛋液，翻拌均匀至定浆，出锅装盘，酱油炒饭即成。

特别提醒：

1. 不要用热气腾腾的米饭，不要用香米，普通的大米即可。

2. 炝锅时一定要用料酒，酱油要用老抽，还有用猪油比较好吃。

3. 最重要是糖和胡椒要适量，但是一定要有，否则味道单调。

最后还要提醒大家的是，酱油易受到污染，因此还要注意对酱油进行妥善储存。一般情况下，只要把酱油瓶的盖子盖上就可以，切勿在盛放酱油的瓶子里混入生水，这样可能会导致酱油发霉；如果已经发霉，可以把酱油煮后再密封起来。

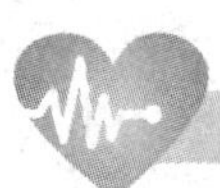

健康小贴士

目前市场上的酱油有酿造酱油和配制酱油两种，因工艺不同，质量也不一样。酿造酱油发酵时间长，产量低，成本也相对较高。配制酱油则产量大、成本低，生产周期短，并且可能含有致癌物。因此，在食用时最好选择酿造酱油。

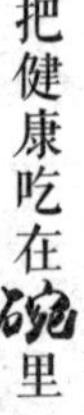

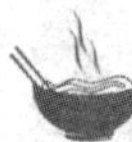

第七章

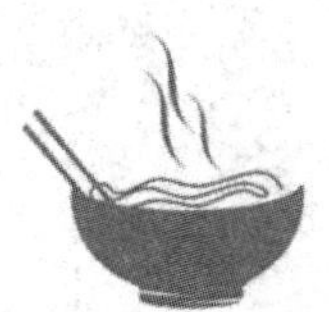

时令养生好食方，一年四季身体好

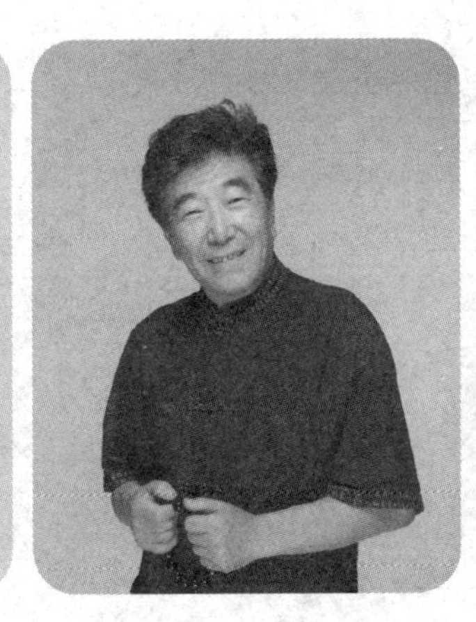

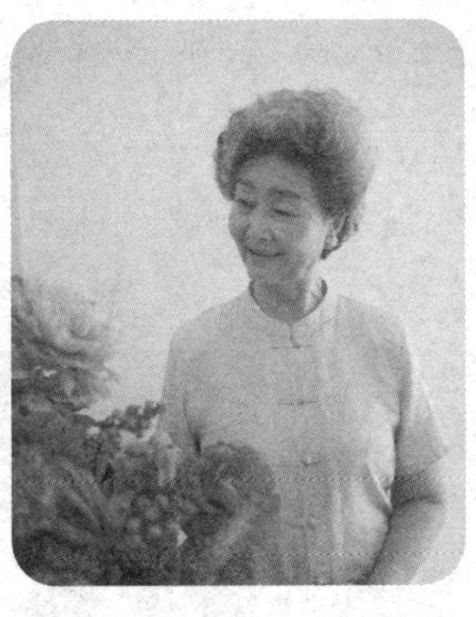

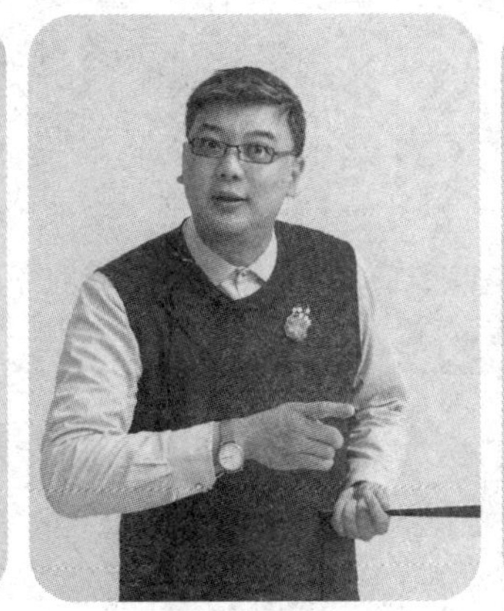

健康，营养，美味，看看专家怎么说

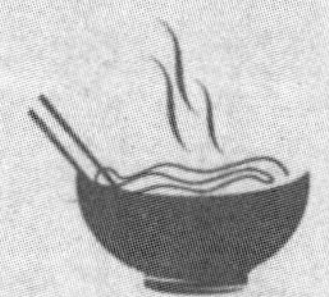

古人云："人以天地之气生，四时之法成。"说明代表自然界的天地与四时气候的变化是人类生命的源泉，自然界的运动变化，直接影响着人体的健康。不同节气的变化不但引起身体表面和气血的适应性反应，更重要的是影响脏腑的功能，导致多种疾病。所以说，我们要想保证自身健康，就应该顺应气候特点，制定不同时令的药膳来调节内脏功能平衡，以达到养生治病的目的。

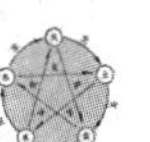

正月里来食生葱，面上起春风

在文艺作品里，形容一个漂亮的女人的手时总会说春葱玉指，其实就是说女性的手纤细嫩白。为什么是春葱而不是夏葱呢？看来春葱自有它的特点。春季，万物复苏，葱也不例外。但是这时的葱不像夏季的葱又大又长，此时的葱是嫩嫩的，小小的，叶绿茎白，就好像是女人的手，光是外形上就特吸引眼球。不仅如此，春葱还是一种药用价值极高的春季食物。

葱

☆性味归经

性温，味辛；归肺、胃经。

☆食疗功效

具有通阳活血、驱虫解毒、发汗解表的功效。

●开胃

生葱像洋葱、大葱一样，含烯丙基硫醚。而烯丙基硫醚会刺激胃液的分泌，且有助于食欲的增进。

●抗疲劳

同时与维生素B_1含量较多的食物一起摄取时，维生素B_1所含的淀粉及糖质会变为热量，而提高消除疲劳的作用。

●抗衰老

葱叶部分要比葱白部分含有更多的维生素A、维生素C及钙。葱中含有相当量的维生素C，有舒张小血管、促进血液循环的作用，有助于防止血压升高所致的头晕，使大脑保持灵活和预防老年痴呆的作用。

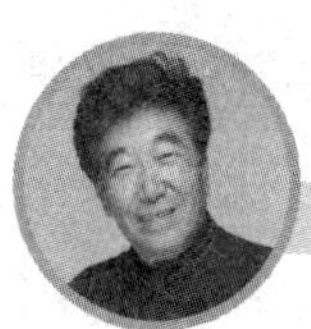

王凤岐

中医专家谈疾病怎么防

众所周知，春季气候逐渐回暖，此时外界细菌开始活跃，而机体还处于虚弱状态，一些病菌就会趁虚而入，导致人出现头痛、流鼻涕、腹泻等状况，而葱有股辛辣的气味，这种气味来自一种挥发油，其主要成分为二烯丙基硫醚，是一种天然的杀菌素，有杀灭葡萄球菌、链球菌、痢疾志贺菌、结核分枝杆菌等作用，因此，春季食葱可以预防感冒、腹泻等。并且从营养上看，初春嫩绿的春葱含有较多的胡萝卜素、维生素C与矿物质钙、铁、镁等，此时食葱，刚好可以为身体补充营养。

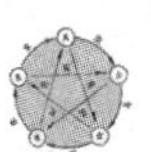

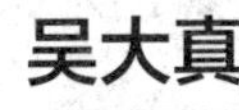

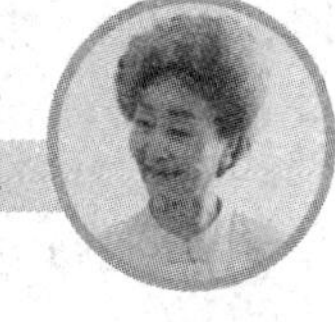

中医学认为，肝对应春季，在春季肝容易出现阴阳失调，导致多种疾病，此时可以通过葱来治疗，如梁代陶弘景《名医别录》说葱能“除肝中邪气，安中利五脏，杀百药毒”。因葱可通经活络，因此可以缓解疼痛病症，而葱可以解百毒，所以有时一些疮毒或者是被虫蚁咬伤后同样可以用葱来治疗。因为葱白的治病功效比葱叶强，所以做药用时一般都会选用葱白。我们的先人根据生活经验总结出了许多用葱治病的验方，大家不妨一试。

1. 治风寒感冒

生葱白、生姜各15克，食盐少许。共捣成糊状，用布包好涂擦手心脚心、前胸后背及肘窝腋窝，可发汗退热，或者是用葱白头3～5枚，洗净切碎，沸水冲泡（或加生姜3片，水煎），趁热饮服。

2. 伤风鼻塞

将葱白头捣烂挤汁，涂抹在鼻唇间，可使鼻塞立即缓解。或将葱白捣烂，用开水冲后，趁热熏口鼻。

3. 治痔疮

连根葱1把。加水煎汤，分早、中、晚3次熏洗患处。

4. 急、慢性鼻炎

葱白适量。捣烂绞汁备用。在晚间先用淡盐开水将鼻腔洗净后，然后用棉球蘸葱汁塞于鼻腔内，两个都要塞入。

5. 产后乳汁不通

大葱60克，猪蹄500克。将猪蹄洗净，用刀切开口，大葱切成段。猪蹄、大葱加水，旺火烧沸，用小火熬烂。盐、味精调味。随餐食用。

6. 小儿腹部冷痛

大葱3根，艾叶30克，生姜18克。上药加烧酒少许，共捣烂如膏状，在锅内炒热，用布包裹，趁热敷于患儿脐部，药冷，再炒，再熨，反复数次，痛止停熨。

7. 关节冷痛

大葱2根，制川乌头3～5克，粳米50克，蜂蜜适量。把制川乌头捣碎，碾为细末，先用水煮粳米粥，煮沸后加入制川乌头末，改为小火慢熬，待熟后加入大葱及蜂蜜，稍煮1～2沸即可。趁热服用，每天2次。

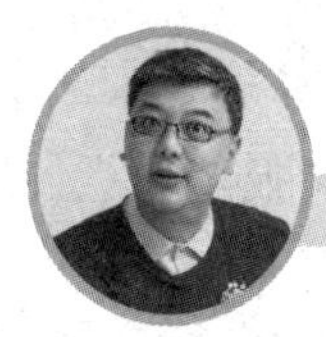

姜 波

御厨传人讲美味怎么做

许多菜都需要用大葱炝锅，因为在高温油内葱中的硫化丙烯能快速挥发，散发特殊浓香，但是，比起凉拌或生吃，这种做法破坏了葱中的维生素C等营养物质，所以，用葱煎、炸的时间要尽可能短，而菜起锅之前撒上一点葱花，可以让营养、美味两不误。

海参的营养价值之高不必多说，但是很多人买来海参却不知道如何吃，没关系，我们今天就来学习一下，葱烧海参。大葱搭配海参，可谓是一道绝配呢，这道菜是山东地区经典汉族传统名菜之一，中华特色美食，属于鲁菜系，从山东源入，也是辽菜的一种。葱烧海参以水发海参和大葱为主料，海参清鲜，柔软香滑，葱段香浓，食后无余

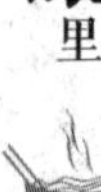

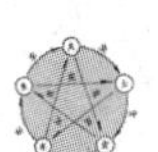

汁，是“古今八珍”之一，葱香味醇，营养丰富，滋肺补肾。

◇葱烧海参

食　　材：水发海参500克，大葱段100克，大油、五香油、酱油、料酒各25克，白糖10克，糖色适量，湿淀粉40克，毛姜水少许，味精5克，清汤适量。

制作步骤：

1. 将海参用旺而不烈的火燎到外皮焦枯、发脆，用刀刮去焦黑的一层，见到深褐色为止，然后放凉水中浸泡2天，待参体回软后，再行煮发，首次煮发5分钟左右，开肚掏出肠肚和杂质，用清水洗漂干净，软硬分开，软的浸泡清水中，硬的继续煮发，反复多次，全部煮发软为止，照此漂洗浸泡4～5小时即可使用。

2. 用坡刀将海参切成一字条，把大葱切成3厘米的段。

3. 把海参放炒勺中用开水汆一下，然后加入清汤、料酒、毛姜水，上文火煨一煨捞出后待用。

4. 把炒勺放旺火上，倒入大油烧热，放入葱段炸成黄色捞出加入清汤、料酒、白糖、糖色、酱油、味精和毛姜水，烧开后撇去浮沫，然后将煨好的海参、炸好的葱段放入，汤再次烧开后，随即淋入湿淀粉勾芡，出勺加葱油，最后倒入盘内，葱烧海参即成。

特别提醒：芡汁下锅不要马上搅动，稍等3～4秒，再将其搅匀，淀粉糊化，使之明汁亮芡。

早春韭菜香，男人阳刚全靠它

俗语有云："一月葱，二月韭。"在春葱上市没多久，农历的二月份韭菜也跟着上市了。此时的韭菜因气候佳，土壤适中，是一种营养价值高且非常适合食用的时令蔬菜。

韭　菜

☆性味归经

性温，味辛；归胃、肝、肾经。

☆食疗功效

具有温中开胃、行气活血、补肾助阳、散瘀的功效。

●补肾温阳

韭菜性温，味辛，具有补肾起阳作用，故可用于治疗阳痿、遗精、早泄等病症。

●益肝健胃

韭菜含有挥发性精油及硫化物等特殊成分，散发出一种独特的辛香气味，有助于疏调肝气，增进食欲，增强消化功能。

●行气理血

韭菜的辛辣气味有散瘀活血，行气导滞作用，适用于跌打损伤、反胃、肠炎、吐血、胸痛等症。

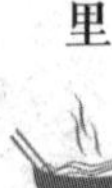

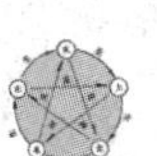

●润肠通便

韭菜含有大量维生素和粗纤维，能增进胃肠蠕动，治疗便秘，预防肠癌。

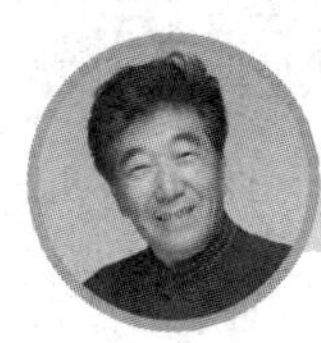

王凤岐

中医专家谈疾病怎么防

早春二月，因天气还比较寒冷，身体里阳气不足，而韭菜性温，能生发人体的阳气。阳气可以保护人体免受外界邪气侵袭，增强抵抗力。而春天人体肝气偏盛，木克脾土，因此，会影响脾胃的运化功能，韭菜则可以增强脾胃之气。另外，韭菜有一个俗名称“起阳草”，因韭菜能温肾壮阳，对于男性朋友常见的阳痿、早泄、腰膝酸软、小便不通等症可食用韭菜来治疗。

韭菜中蛋白质、脂肪、糖类含量较高，尤其维生素含量丰富且全面，钙、磷、铁等矿物质亦很丰富。

韭菜具有温阳行气、宣痹止痛、散瘀解毒、降脂作用，可用于胸痹、噎膈、反胃、吐血、衄血、尿血、痢疾、消渴、脱肛、跌打损伤、虫蝎蜇伤等症。韭菜里的粗纤维较多，能促进肠管蠕动，保持大便通畅，并能排除肠道中过多的成分而起减肥作用。

韭菜含有生物碱、皂苷，有温补肝肾、固精壮阳作用，对阳痿早泄、腰膝酸冷、遗尿滑精等症效果很好。

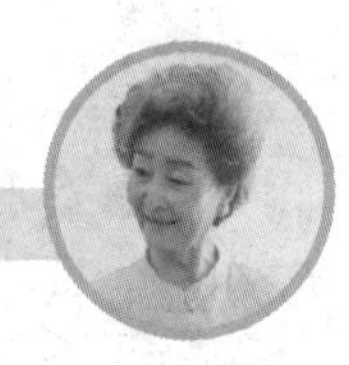
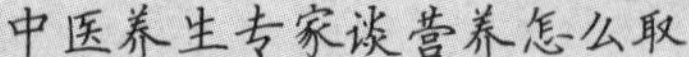

没错，多吃韭菜对健康有很好的作用，现代医学则认为，韭菜中含有对人体健康十分有益的植物性芳香挥发油、硫化物、纤维素等成分，具有促进食欲的作用，对老人、孩子、孕妇来说，多吃韭菜十分有益于健康，还可以缓解便秘，预防肠癌等，对高血压、高血脂等心血管疾病也大有益处。

不过，韭菜虽然对人体有很多好处，但也不是多多益善，《本草纲目》就曾记载“韭菜多食则神昏目暗，酒后尤忌”。由于韭菜含有大量粗纤维，所以，胃肠道有病、消化功能较差，尤其是患有胃和十二指肠溃疡的人，最好少吃或不吃韭菜。此外，韭菜最好现食，不要久放，因韭菜内的硝酸盐会转化成亚硝酸盐，食后会出现头晕、呕吐、腹痛、冷汗等中毒症状。

除此之外，市场上还有一种有毒的韭菜需要大家睁大眼睛辨别！它就是蓝矾韭菜！

黑心菜贩为了使韭菜保持鲜绿色的卖相，给韭菜喷上保鲜用的蓝矾。这让很多消费者不淡定了：这年头，吃到新鲜放心的蔬菜怎么这么难？

蓝矾是什么？恐怕不少消费者并不知蓝矾为何物，更谈不上知晓蓝矾的危害。不过，“蓝矾韭菜”的出现会让消费者再一次普及一下化学知识。

蓝矾，学名五水硫酸铜，也被称为硫酸铜晶体，是一种工业化学原料。蓝矾有何危害？有专家表示，人体过量摄入可能会导致铜

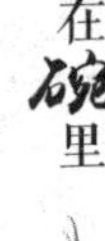

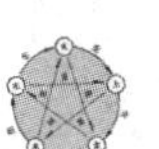

中毒，严重者甚至会导致肾衰竭而死亡。如此严重的后果，怎能不让人心惊!

为此，我在这里教大家两招，教你挑选好韭菜，吃得放心，吃得开心！

一看外观：如果按叶片宽窄来区分，韭菜有宽叶韭和窄叶韭之分。前者叶色淡绿，纤维少，清淡香嫩；后者叶色深绿，纤维多，香味浓郁。不管哪一种，韭菜都要以叶直、肉厚、色绿、无斑点、无黄叶、不凌乱、根粗壮为佳。

二看切口：用手把韭菜捋齐，握成一撮，看切口是否平齐，平齐则表示新鲜，反之，切口不平，又呈现出倒宝塔状，说明韭菜可能采摘有些时间了，口感就差了。

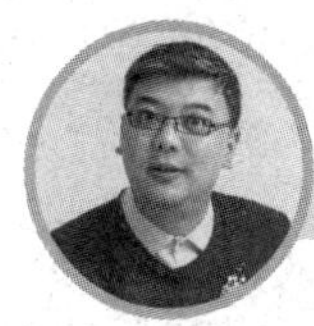

姜　波

御厨传人讲美味怎么做

韭菜有多种吃法，可以单炒，也可以与鸡蛋、肉丝、虾仁等同炒，或与其他食物煮粥。食用时味道鲜美，并有养生保健的作用。给大家推荐几款这样的药膳。

◇韭菜核桃粥

食　　材：韭菜150克，核桃仁10克，大米100克，其他调味品适量。

制作步骤：

1. 将韭菜择净，切成小段。核桃仁去壳洗净备用。

2. 大米淘净，放入锅中，加清水适量煮粥，待熟时，调入核桃仁、韭菜及食盐等调味品，煮至粥熟即成。

特别提醒：此粥可培补脾肾、通淋化石，适用于结石症、腰痛、腿膝酸软、精神倦怠、饮食欠佳、排尿不畅等。

◇ 韭菜黑豆猪肝汤

食　　材：韭菜35克，鲜猪肝65克，黑豆45克，生姜丝、食盐、食用植物油适量，6克，酒少许。

制作步骤：

1. 先将猪肝、黑豆、姜丝伴食用植物油在锅中炒香。

2. 加水适量煮汤，汤将成时加入韭菜煮熟，然后加入食盐调味即可。

特别提醒：每天1剂，可治疗女性血虚、月经色淡、量少或脸色苍白无光泽。

◇韭菜炒猪腰

食　　材：猪腰1对，韭菜100克，花生油、食盐、味精、酱油各适量。

制作步骤：

1. 将韭菜洗净，切成小段。猪腰洗净，入开水去腰臊，切成薄片。

2. 炒锅烧热，倒入花生油，油烧至八成熟时，放入腰片煸炒，炒至断生后放入韭菜再炒片刻，加入食盐、酱油，再炒几下，待熟时撒入味精即成。

特别提醒：此方可温肾助阳，适用于肾虚腰痛、带下清稀、胃寒肢冷等症。

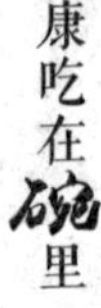

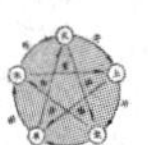

韭菜选购的方法

现在市面上有两种韭菜：一种是宽叶片，一种是窄叶片，那么在选购时哪种韭菜更好呢？因宽叶韭菜水分较多，吃起来辛辣味较小，而我们食用韭菜主要是利用其中的辛辣味来治病，因此在食疗时选择窄叶的比较合适。

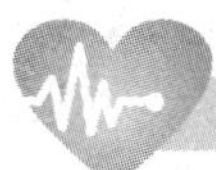

健康小贴士

吃鱼时细小的鱼刺容易卡在喉咙，此时可用韭菜来清除。方法如下：用新鲜韭菜15～20根，在茎部用棉线扎略紧，然后用线提着韭菜，用食用植物油在锅中炒软，候温，令患者缓缓咽下炒软的韭菜，另一手握着扎韭菜的线，当韭菜咽至骨梗疼痛处，即停止吞咽动作，然后提着线轻轻将整扎韭菜慢慢拉出。鱼骨刺常可被炒软的韭菜缠绕拔出。如1次不成功，可反复进行2～3次。

三月三，荠菜治病如灵丹

每年春天，漫山遍野的花花草草争先恐后地开放，很多生活在农村的小伙伴就会前前后后地忙活了，忙什么呢？当然是挖野菜了！不仅是因为挖野菜是他们的一大乐趣，更因为很多野菜有很实用的养生价值！在这些野菜中，最受欢迎的莫过于荠菜了。

荠 菜

☆性味归经

性凉，味甘；归肝、肺、脾经。

☆食疗功效

具有和脾、清热、利水、消肿、平肝、止血的功效。

●对子宫的作用

荠菜有类似麦角的作用。其浸膏试用于动物离体子宫或肠管，均呈显著收缩。全草的醇提取物有和催产素类似的子宫收缩作用。

●止血作用

荠菜中含荠菜酸有止血作用。

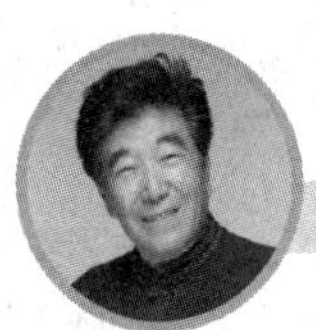

王凤岐

中医专家谈疾病怎么防

说荠菜是灵丹，一点儿也不夸张，灵丹可以治病救人，荠菜同样如此。中医学认为，春季特别是晚春肝气最旺盛，肝气过旺则会对脾胃产生不良影响，妨碍食物正常消化吸收，同时还会造成情绪失调、气血运行不畅，从而引发头晕、头痛等疾病，而此时应季而生的荠菜具有平肝明目、滋阴润燥、清热止血等功效，特别适合在春季食用。荠菜中含有胆碱、乙酰胆碱、芸香苷、木犀草素等，可用于止血。因为荠菜中含有大量维生素A，可用来治疗各种眼疾，如结膜炎、夜盲、目赤肿痛、白内障等，还可用来治疗多种消化系统疾病。

关于荠菜，还有个动人的传说呢！相传三国时期，农历三月初三，名医华佗在野外采药，偶遇大雨，在一老者家里避雨时，见老者

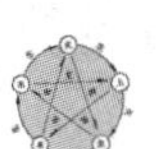

患头痛头晕症，痛苦不堪，华佗替他诊断，并在老者园内采来一把荠菜，并叮嘱老者用它来煮鸡蛋吃，老者照办，服了3枚，病即痊愈。此事传开，人们纷纷用荠菜煮鸡蛋吃，并有了“阳春三月三，荠菜当灵丹”的说法。

吴大真

中医养生专家谈营养怎么取

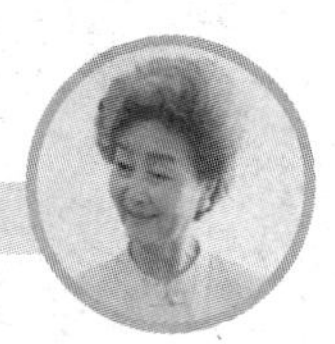

既然被称为灵丹，荠菜一定有它的过人之处，首先从营养成分上，每100克荠菜含蛋白质5.2克，脂肪0.4克，糖类6克，钙420毫克，磷73毫克，铁6.3毫克，核黄素0.19毫克，维生素55毫克，烟酸0.7毫克。现代研究表明，荠菜含有7种有机酸、11种氨基酸、7种糖分和多种无机盐，所含蛋白质、粗纤维、胡萝卜素、维生素B_1、维生素B_2、维生素B_6、维生素C等也多为人体所需的营养物质，因此，春季食荠菜可以为人体补充多种必需的营养。

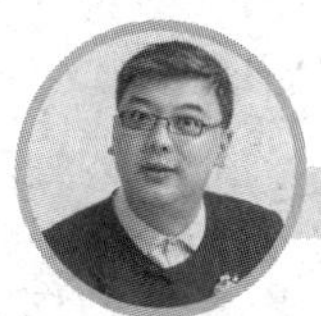

姜　波

御厨传人讲美味怎么做

农历三月，荠菜的嫩苗色泽碧绿，采集回来后，除去杂质，去净泥土，洗净后可直接烹炒，宜荤宜素。或者洗净后放入煮沸的水中焯一下，立即捞出，除去水分，加盐、味精、白糖、蒜泥、食醋、香油或花椒油凉拌食之，清香利口。向大家推荐几款荠菜食疗方，读者朋友不妨经常食用可起到养生治病的效果。

◇荠菜豆腐汤

食　　材： 荠菜100克，嫩豆腐200克，胡萝卜、水发香菇、竹笋、水面筋各25克，其他调料适量。

制作步骤：

1. 将嫩豆腐、水发香菇、竹笋、水面筋分别切成小丁。荠菜去杂，洗净，切成细末。胡萝卜洗净，入沸水锅中焯熟，捞出晾凉，切小丁。

2. 炒锅置火上，加油烧至七成热，加入豆腐丁、香菇丁、胡萝卜丁、笋丁、面筋、荠菜末、生姜末、精盐及素鲜汤，烧沸后加入味精，用湿淀粉勾稀芡，淋上麻油，出锅装入汤碗即成。

特别提醒： 此方可补虚益气、健脑益智、清热降压。

◇荠菜炒肉丝

食　　材： 荠菜（净）750克，瘦猪肉200克，蛋清1个，其他调味品各适量。

制作步骤：

1. 将荠菜洗净切成末。猪瘦肉洗净切成细丝，放入碗内，打入蛋清，并加入湿淀粉25克调匀。

2. 锅烧热放入植物油，油五成热时把肉丝放入，速用筷子搅散，待肉丝呈银白色时，倒入漏勺内，锅内留油25克，加入葱花炝锅，放入荠菜、高汤、料酒、盐、味精，用湿淀粉25克勾成汁。

3. 然后将肉丝倒入锅内，炒拌均匀，盛入碗内即成。

特别提醒： 此方可清热止血、滋阴润燥、平肝明目，适用于吐血、便血、高血压、月经过多、目赤疼痛等症。

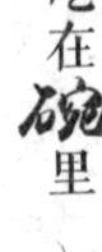

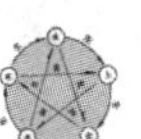

◇荠菜鸡蛋汤

食　　材：荠菜240克，鸡蛋4个，其他调料各适量。

制作步骤：

1. 将荠菜去杂，洗净，切成段，放进盘内，将鸡蛋打入碗内，用筷子拌匀。

2. 炒锅置大火上，放水加盖烧沸，放入植物油，接着放入荠菜，再煮沸，倒入鸡蛋稍煮片刻，加入精盐，味精，盛入大汤碗内即成。

特别提醒：此方可补心安神、养血止血、清热降压。

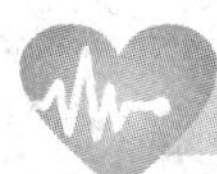

健康小贴士

荠菜浑身都是药，其根、籽花皆可入药。如取荠菜根、车前草各50克，水煎服，对肾炎性水肿有效。取荠菜花15～30克，当归10克，水煎服，可防治产后流血、妇女血尿等。荠菜籽则可明目。

谷雨前后，香椿好吃又养生

民间俗语：“谷雨前后，种瓜点豆。”谷雨后，雨水开始增多，特别适宜植物的生长，所以在谷雨前后种上瓜豆，成活率就会非常高。而此时，一种应季的美食也如雨后春笋般的大量生长，这种美食就是香椿。

香　椿

☆性味归经

性平，味苦、涩；归肝、胃、肾经。

☆食疗功效

具有清热解毒、健胃理气、润肤明目、杀虫的功效。

●保健美容

香椿含有丰富的维生素C、胡萝卜素等，有助于增强机体免疫功能，并有润滑肌肤的作用，是保健美容的良好食品。

●增加食欲

香椿是时令名品，含香椿素等挥发性芳香族有机物，可健脾开胃，增加食欲。

●治蛔虫

香椿的挥发气味能透过蛔虫的表皮，使蛔虫不能附着在肠壁上而被排出体外，可用治蛔虫病。

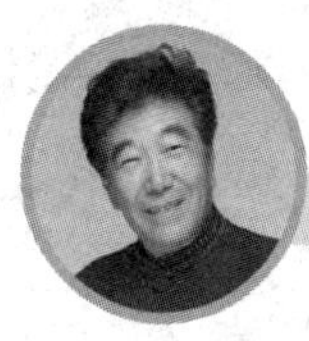

王凤岐

中医专家谈疾病怎么防

香椿是一种比较常见的植物，被称为“树上蔬菜”，它的嫩芽可以食用，而且还可以起到很多的功效与作用呢。它里面含有丰富的营养元素，很多都是身体每天所必需的。那么香椿的营养价值到底有哪些呢？它有哪些功效呢？

香椿是每年春天独有的产物，但是由于香椿有特殊气味，很多人都吃不惯，其实，香椿可是好东西，不仅能给人体补充营养，还具有

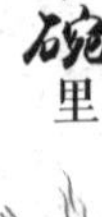

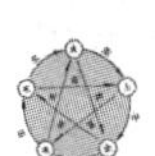

较高的药用价值。研究发现，香椿含有维生素E和性激素物质，有抗衰老和补阳滋阴的作用，因此有“助孕素”的美称。香椿含香椿素等挥发性芳香有机物，可健脾开胃、增加食欲。香椿具有清热利湿、利尿解毒等功效，是辅助治疗肠炎、痢疾、泌尿系统感染的良药。香椿的挥发性气味能透过蛔虫的表皮，使蛔虫不能附着在肠壁上而被排出体外。中医学认为，香椿味苦、性寒、无毒，有清热解毒、涩肠、止血、健脾理气、杀菌固精等功效。

吴大真

中医养生专家谈营养怎么取

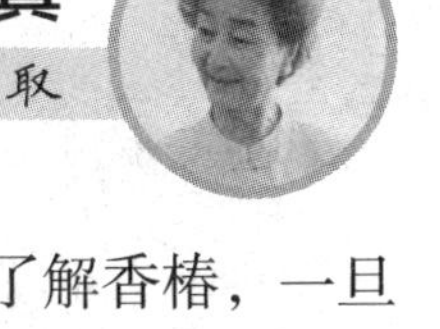

不过，在现实生活中，很多人不喜欢香椿，也不了解香椿，一旦了解了，很快就变得爱不释手了，为什么这么说呢？这是因为香椿不但有多种治疗疾病的功效，还是一种高营养的蔬菜。

谷雨时，椿树开始长出嫩芽，称为香椿芽，简称香椿。香椿芽叶厚芽嫩，绿叶红边，犹如玛瑙、翡翠，香味浓郁，是一种营养丰富的应季蔬菜。据测定，每百克香椿芽含蛋白质9.8克、维生素C 120毫克、钙143毫克、钾180毫克，均名列群蔬前茅。此外，它还含有磷、胡萝卜素、铁、B族维生素等营养物质，具有较高的营养价值。

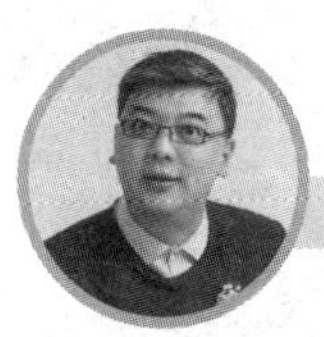

姜 波

御厨传人讲美味怎么做

香椿的食用方法很多，可加热炒食、腌制或凉拌，也可做调味食用。在平时，我们吃香椿最常用的办法是香椿拌豆腐、香椿炒鸡蛋，这两种做法很多人都会，不过，香椿豆腐卷恐怕就很少有人会了吧？

◇香椿拌豆腐

食　　材：豆腐500克，嫩香椿50克，盐、味精、香油各适量。

制作步骤：

1. 将豆腐切成小丁，在开水中焯一下，捞出沥水后放入盘中。

2. 将嫩香椿洗净，放沸水锅中焯1分钟，捞出沥水并切成小段，放入碗内，加盐、味精、香油适量，拌匀后浇洒在豆腐上，吃时用筷子拌匀。

特别提醒：此方可润肤、益气、和中。

◇香椿炒鸡蛋

食　　材：嫩香椿250克，鸡蛋5只，适量精盐，植物油适量。

制作步骤：

1. 将嫩香椿洗净，放沸水锅中焯1分钟捞出沥水，然后切成长段待用。

2. 将鸡蛋磕入碗内搅匀待用。油锅烧热，将鸡蛋倒入速炒，投入香椿，加适量精盐炒熟即可出锅。

特别提醒：此方滋阴润燥、泽肤健美。

◇香椿豆腐卷

食　　材：豆腐300克，嫩香椿叶适量，鸡蛋2个，面粉、其他调料各适量。

制作步骤：

1. 将豆腐洗净，葱、姜切碎成末，放入碗内，加入盐、味精、

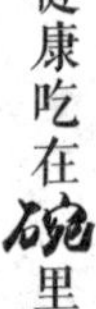

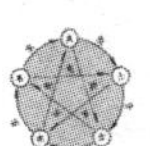

香油，拌匀成馅。

2. 把香椿叶洗净，每一片香椿叶内均放上适量馅料，卷成卷，逐一做完。

3. 把鸡蛋磕入碗内打散，加入面粉和盐调成糊状。

4. 炒锅置火上，倒入食用油，烧至八成热时，将做好的香椿卷涂满蛋糊，分批投入油锅内，炸至外表成金黄色时，捞出沥去余油，码放在盘内即成。

特别提醒： 此方适用于脾胃虚弱导致的浑身乏力、食欲不振等人群食用。

对的时间，吃对香椿

因香椿时令性较强，所以应该遵循吃早、吃鲜、吃嫩的原则，民间也有“雨前椿芽嫩如丝，雨后椿芽如木质”的说法。所以食用香椿最好在谷雨节气以前食用，谷雨后食用的话，不仅香椿的口感乏味，营养价值也大大降低。

吃香椿要趁嫩

众所周知，硝酸盐和亚硝酸盐可生成致癌物亚硝胺，而香椿芽中含有硝酸盐和亚硝酸盐，在香椿发芽初期，芽中的两者含量较低，口味也是香鲜爽口，而随着香椿芽的不断长大，两者的含量也在上升。所以应该早吃，如果两者含量超标，香椿就不能再食用。

一般来说，直接从树上采摘下的新鲜香椿嫩芽，可以直接入菜。但如果从市场上买来的香椿，因储存时间较长，一定经过焯烫处理。如果在沸水中焯烫1分钟左右，就可以除去2/3以上的亚硝酸盐和硝酸盐。有些人担心焯烫后香椿的香味会降低，这就多虑了。香椿的香味主要来自于香精油，它是不溶于水的成分，所以焯烫并不会明显影响其味道。

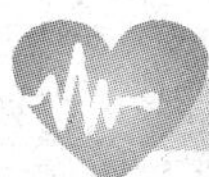

健康小贴士

如何挑选香椿？首先从外观看嫩香椿芽的叶子应该是深红色的，并且枝叶比较短粗。如果叶子已经变得有点绿，说明已经过了发芽期，此时多半就没什么香味了。所以，最好选择枝叶呈红色、短壮肥嫩、香味浓厚、无老枝叶、长度在10厘米以内的最好。另外也可以闻一下香椿根部的位置，有明显特殊香味的说明香椿质量是好的。或者是用手指甲掐一掐根，一掐就断为嫩，掐不动就表明老了。

立夏吃西瓜，清热又解暑

立夏，顾名思义就是说炎热的夏季要开始了，此时气温开始升高，人的生理开始变化。许多人会感觉烦躁不安，夜里难以入睡，白天则没有精神，不思饮食，并出现上火症状，如果长时间暴露在外，还有可能导致中暑。怎么办呢？这时一种为夏季而生的水果就适时地出现了，它就是西瓜。

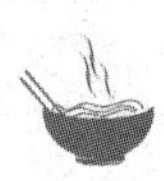

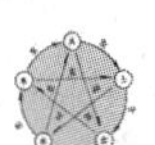

西　瓜

☆性味归经

性寒，味甘；归心、膀胱、胃经。

☆食疗功效

具有清热解暑、生津止渴、利尿除烦的功效。

●清热解暑，除烦止渴

西瓜中含有大量的水分，在急性热病发烧、口渴汗多、烦躁时，吃上一块又甜又沙、水分十足的西瓜，症状会马上改善。

●利尿

西瓜所含的糖和盐能利尿并消除肾脏炎症，蛋白酶能把不溶性蛋白质转化为可溶的蛋白质，增加肾炎患者的营养。

●降压

西瓜还含有能使血压降低的物质。

●降黄疸

吃西瓜后尿量会明显增加，这可以减少胆色素的含量，并可使大便通畅，对治疗黄疸有一定作用。

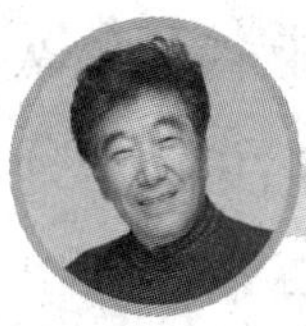

王凤岐

中医专家谈疾病怎么防

西瓜，可以说是一种比较常见的水果了，一年四季都有卖，但唯独在炎热的夏季吃得最酣畅淋漓。人们爱吃西瓜一方面其味甜多汁，另一方面，西瓜还可以治疗多种疾病，是一种药食同源的美味食品。如《本草纲目》记载西瓜“性甘寒，入心、脾两经，具有清热解暑、止渴除烦的功效。主治中暑、温热病、心烦口渴、小便不利等症。”《滇南本草》则说：“治一切热症，痰涌气滞，凡暑热感冒咳嗽或肺热咳嗽，痰黄稠，口中烦渴者，宜食之。”《本草逢原》亦说西瓜能“引心包之热，从小肠、膀胱下泻，能解太阳，阳明中暍及热病大渴”。

吴大真

中医养生专家谈营养怎么取

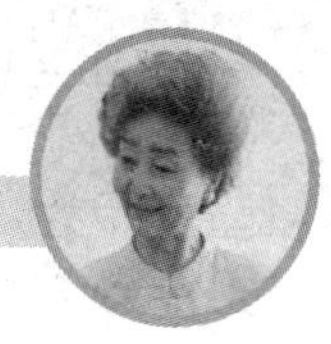

西瓜能够补充多种营养

除了治病，西瓜本身营养也极其丰富。西瓜中含有磷酸、苹果酸、果糖、葡萄糖、蔗糖、氨基酸、甘胶、枸杞碱、番茄色素、胡萝卜素、维生素等。每100克西瓜含有蛋白质20.3克，糖类71.2克，粗纤维5.1克，钙101毫克，磷169毫克，铁3.4毫克，胡萝卜素2.9毫克，维生素B_1为0.34毫克，维生素B_2为0.34毫克，维生素C为51毫克，烟酸3.4毫克。因此即使身体健康的人也可以吃西瓜来给身体补充营养。

西瓜虽好，但是吃西瓜也有讲究，有些患者不能多吃。如糖尿病患者吃多了会加重病情；体虚胃寒者吃多了会出现腹胀、腹泻和食欲下降症状；充血性心力衰竭者和慢性肾病患者，食之过多后由于水分急剧增加，会加重心脏和肾脏的负担。因西瓜性寒，易伤脾胃，所以即使是正常人也不宜食用过量，否则同样会损伤脾胃而引发消化不良或腹泻。

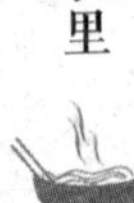

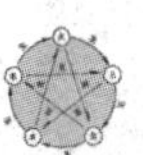

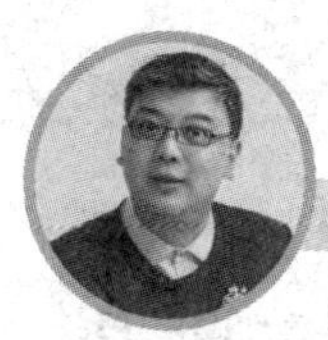

姜 波

御厨传人讲美味怎么做

因西瓜治病主要是利用其寒性，所以吃西瓜一般都是直接食用，不用过多加工，或者是将西瓜用榨汁机榨成汁液，然后加上能去火的冰糖直接饮用，入口后沁人心脾，不仅能清热解暑，还具有治病的功效，下面给大家推荐几个西瓜的治病验方。

1. 治口腔热毒红肿

西瓜1个（约3000克），玉米须约125克。将西瓜洗净切开，瓜瓤切细后，同玉米须一起放入锅内冷水中，煎煮至胶状时，用纱布去渣滓，再加冷开水，煎熬至黏稠麦芽状，装入玻璃罐中，每次50克，开水融化服，每天1～2次。

2. 治暑热感冒

西瓜瓤、西红柿各适量。将西瓜瓤去子用洁净纱布取汁，西红柿用沸水冲烫，去皮，用纱布绞挤汁液，调匀，即成。

3. 治血痢

西瓜汁1杯，红糖少许。将上两味调匀冲服，每天3次。

4. 治肾炎

西瓜适量。每天吃服，连续常服有辅助疗效。

5. 治肺热咳嗽

西瓜1个，切一小口，放入冰糖50克盖好，上笼蒸2小时，吃瓜饮汁，每天1次。

6. 治高血压

鲜西瓜汁或西瓜皮煮水，适量经常饮服。

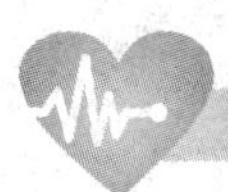

健康小贴士

挑选西瓜的几大要点：

1. 看底部：底部圆圈越小的，而且是突出的，表示是甜瓜；反之，瓜底部圆圈大，而内凹的瓜则不甜。

2. 看瓜蒂：新鲜又弯曲的瓜蒂表示是新鲜采摘的甜瓜。反之，瓜蒂干枯的，表示采摘已久，瓜不新鲜了。

3. 看表皮：外皮纹路清晰，表皮光亮、光滑的是好瓜。瓜的一边会有些黄色的皮，这一部分是瓜坐在地上，太阳晒不到的位置，这个黄色位置越少越好。

4. 听声音：单手捧着瓜，另一手拍拍西瓜，如果听到“咚咚”的声音，那就是又甜又多汁的好瓜。如果听到“扑扑”的声音，那就是没熟透的瓜。

长夏湿热大，除湿减肥吃苦瓜

很多人一听到苦瓜，想必就会大皱眉头吧，浑身长满“疙瘩”不说，那种只闻一下就觉得很苦的感觉，实在无法让人对它生出好感。但是了解苦瓜的人却很喜欢吃，为什么？因为苦瓜是个宝啊，健脾除湿可是一等一的好。

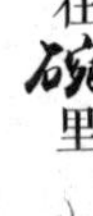

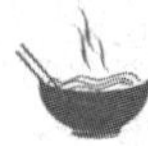

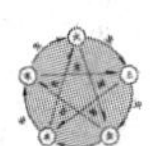

苦瓜

☆性味归经

性寒，味苦；归心、肝、脾、肺经。

☆食疗功效

具有清热、明目、利尿、清心、壮阳的功效。

●促进饮食、消炎退热

苦瓜中的苦瓜苷和苦味素能增进食欲，健脾开胃；所含的生物碱类物质奎宁，有利尿活血、消炎退热、清心明目的功效。

●防癌抗癌

苦瓜蛋白质成分及大量维生素C能提高机体的免疫功能，使免疫细胞具有杀灭癌细胞的作用；苦瓜汁含有某种蛋白成分，能加强巨噬能力，临床上对淋巴肉瘤和白血病有效；从苦瓜籽中提炼出的胰蛋白酶抑制剂，可以抑制癌细胞所分泌出来的蛋白酶，阻止恶性肿瘤生长。

●降低血糖

苦瓜的新鲜汁液，含有苦瓜苷和类似胰岛素的物质，具有良好的降血糖作用，是糖尿病患者的理想食品。

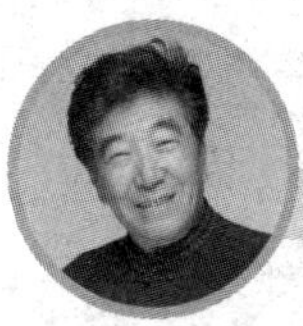

王凤岐

中医专家谈疾病怎么防

的确是这样，苦瓜有很好的健脾除湿功效。尤其是在长夏，更应多吃些苦瓜。长夏，是中医学特有的一个季节，它特指农历的六月份。随着长夏的到来，“湿”成了气候的主角儿。这时候雨水较多，外界水湿侵袭脾胃，脾运化水湿功能失调，进而会导致“内湿”现象。因此，中医学建议此时要以健脾除湿为主，这时我们不妨吃些苦瓜。

吴大真

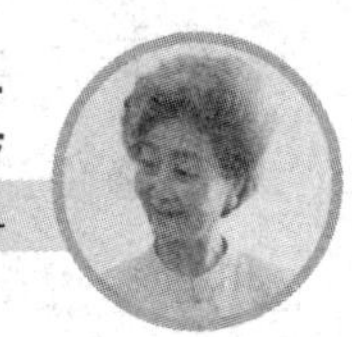

中医养生专家谈营养怎么取

在我国南方广东省流传着一首客家山歌：“人讲苦瓜苦，我话苦瓜甘。甘苦任群择，不苦哪有甜。”苦瓜虽苦，但吃完后就可以治病，身体好了，自然就会觉得一切都好了，这正是对“苦尽甘来”的最佳诠释。

现代药理分析表明，苦瓜还含有较多的脂蛋白，可促使人体免疫系统抵抗癌细胞，经常食用，可以增强人体免疫功能。从苦瓜籽中提炼出的胰蛋白酶抑制剂，可以抑制癌细胞所分泌出来的蛋白酶，阻止恶性肿瘤生长。苦瓜的新鲜汁液，含有苦瓜苷和类似胰岛素的物质，具有良好的降血糖作用，是糖尿病患者的理想食品。苦瓜汁还含有某种蛋白成分，能加强巨噬能力，临床上对淋巴肉瘤和白血病有效。苦瓜中含有大量的清脂素，可以起到减肥的效果，因此，对于那些想要在夏季减肥的人士来说，吃苦瓜是非常合适的。

即使你没有病症，吃点苦瓜也是有益的，因为它可以为身体补充多种营养。苦瓜含有丰富的蛋白质、糖、矿物质及各种维生素。据分析，每100克鲜果中含糖类3克、蛋白质0.9克、脂肪0.2克、钙18毫克、磷29毫克、糖类3.2克、纤维素1.1克、胡萝卜素0.08毫克、维生素B_1为0.07毫克、维生素B_2为0.04毫克，特别是维生素C含量尤为突

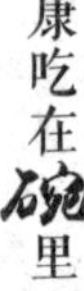

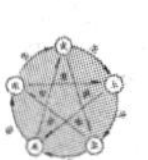

出，每100克鲜果中含84毫克，为黄瓜的14倍，冬瓜的5倍，番茄的7倍。

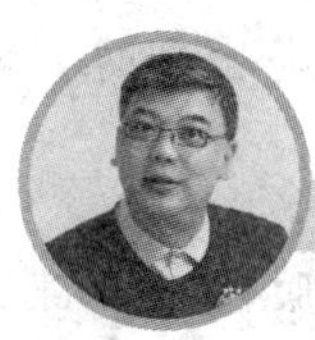

姜 波

御厨传人讲美味怎么做

在五味中，苦味应该是最不受欢迎的了，但是不喜欢吃并不代表苦味没有用处。因苦瓜性寒，所以能清热，而苦能燥湿，可以将身体里的水湿清除，水湿一除，因水湿导致的各种症状也就会消失了。因此，朋友们可以适当地吃些苦瓜。

苦瓜可烹调成多种风味菜肴，可以切丝，切片，切块，或者是榨取汁液直接饮用，下面给大家推荐几种苦瓜食疗方，在炎热的夏季我们不妨亲自下厨来犒劳一下自己。

◇苦瓜滚鲩鱼片

食　　材：苦瓜40克，鲩鱼片250克，调味品适量。

制作步骤：

1. 将苦瓜洗净，去瓤，用刀切薄片。鲩鱼肉洗净，沥水，切薄片，用面粉、生抽和生油拌腌片刻。

2. 锅热下油，下姜片、苦瓜，稍炒片刻，加入清水适量，先用大火滚沸，然后下鲩鱼片，稍滚至熟，用盐、香油调味便可。

特别提示：可消暑清热、消食开胃，宜于暑热、中暑、口渴、神疲乏力、食欲不佳者食用。

◇苦瓜炖蛤

食　　材：苦瓜250克，文蛤500克，调味品适量。

制作步骤：

1. 将苦瓜放入沸水锅中焯透，然后再放入冷水中，浸出苦味后切成薄片。

2. 文蛤放入沸水锅中煮张壳，捞出去壳取肉，去内脏洗净，下油锅爆炒，而后加调料等拌匀。

3. 苦瓜放入砂锅中，蛤肉放苦瓜片上面，放入调味品及白糖、清水适量，用小火煮至肉熟，淋上麻油即成。

特别提醒：此菜可清心明目、解热除烦，常食能开胃消食，并有益寿延年的好处。

◇苦瓜鸡蛋饼

食　　材：苦瓜20克，鸡蛋3个，调味品适量。

制作步骤：

1. 苦瓜洗净，去瓤，切薄片，放入沸水中焯一下，捞出沥干。

2. 鸡蛋加盐搅拌成蛋液。油锅加热，放油，晃锅使油分布均匀，倒入苦瓜、蛋液，用小火慢煎至底部凝固。

3. 然后翻面继续煎另一个面，两面均呈金黄后，取出切块即成。

特别提醒：可清暑益气、宁心养血，适合上火、头晕、心悸气短、烦躁及糖尿病患者食用。

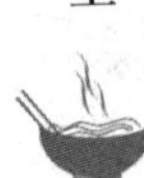

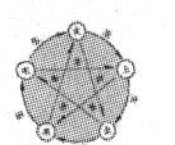

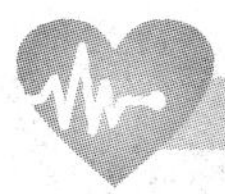

健康小贴士

孩子夏天易长痱子，许多小孩子怕痒忍不住去抓挠，容易损伤皮肤，为了消除痱子，不妨找个苦瓜来帮忙。具体方法是取成熟苦瓜一个，一切为二，除去瓜腹中的瓜籽，将适量中药硼砂置入其中，等硼砂溶解在瓜腹中后用消毒棉球蘸瓜腹中的汁液涂抹长痱子处，不久后即可止痒，多涂抹几次，痱子就会消失。

秋天食梨，解燥润喉最轻松

如今是最适合吃梨的季节，相信大家家里都存放了些梨吧，秋天吃梨的好处有很多，但也不得不注意饮食禁忌，什么人不能多吃?不能与什么同食等？秋天怎么吃梨最健康呢？现在就随各位专家一起来看文章吧！

梨

☆性味归经

性凉，味酸、甘；归肺、胃经。

☆食疗功效

具有生津、润燥、清热、化痰、解酒的功效。

●降血压

梨中含有丰富的B族维生素，能保护心脏，减轻疲劳，增强心肌活力。梨性凉并能清热镇静，常食能使血压恢复正常，改善头晕目眩等症状。

●润肺止咳

梨所含的配糖体及鞣酸等成分，能祛痰止咳，对咽喉有养护作用。

●开胃

梨有较多糖类物质和多种维生素，易被人体吸收，增进食欲，对肝脏具有保护作用。

●抗癌

食梨能防止动脉粥样硬化，抑制致癌物质亚硝胺的形成，从而防癌抗癌。

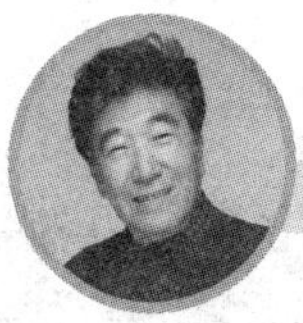

王凤岐

中医专家谈疾病怎么防

在日常生活中，难免会有些感冒、咳嗽的小病，一些人嫌麻烦，不愿去医院，但是一个劲儿地咳嗽又很难受，这时家人就会去市场上买几只梨和一些冰糖，慢慢熬煮成冰糖雪梨水，一碗下肚后，整个人都清爽了很多。也有一些人在入秋后，由于气候比较干燥，很多人都会感觉皮肤瘙痒、口鼻、咽喉等呼吸道干燥、干咳无痰，甚至出现大便干结、小便短赤等现象。这些皆因秋燥损伤人体中的津液，以致产生各种“秋燥”综合征。怎么办呢？此时可以食用秋梨来治疗。可

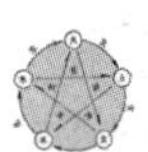

见，梨对人体健康有很好的作用。

吴大真

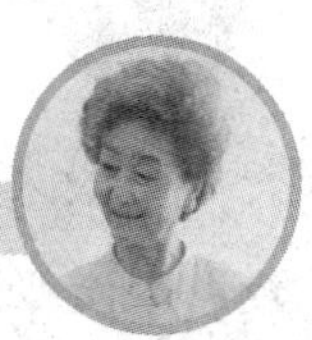

中医养生专家谈营养怎么取

大家都知道，梨是滋润嗓子的上品。据说，我国京剧大师梅兰芳先生每天都要吃雪梨，他常常是下午一边给学生讲戏，一边慢慢吃一碟雪梨片。现在，许多歌唱家和播音员也常用这个方法来保养嗓子。

中医学认为，梨味甘、微酸，性寒凉，归肺、胃经，可生津止渴、润燥化痰的功效，主治热病伤津、肺热燥嗽、便秘、喉咙干痒等，为秋冬养生食疗最适宜的果中佳品。现代药理研究表明，梨果肉中含有配糖体及鞣酸等，有润肺、止咳、化痰、养血等功效，肺结核、上呼吸道感染和急、慢性气管炎引起的咽干喉痛、音哑痰稠、便秘尿赤等，常食梨能缓解病状，促进痊愈。梨有降压，镇静作用，肝阳上亢或肝火上炎型高血压和心脏病患者常食梨可使血压下降，头晕、目眩、心悸等症消失。梨有促进胃酸分泌，保肝助消化和增进食欲等作用，肝炎、肝硬化患者常食梨可使食欲增强。

不仅如此，梨的营养还很丰富。营养分析表明，每百克梨除含85%的水分外，还含有人体不可缺少的多种营养物质，如蛋白质，脂肪，糖类，矿物质如钙、磷、铁，多种维生素如维生素A、维生素B_1、维生素B_2、维生素C，有机酸如柠檬酸、苹果酸等。

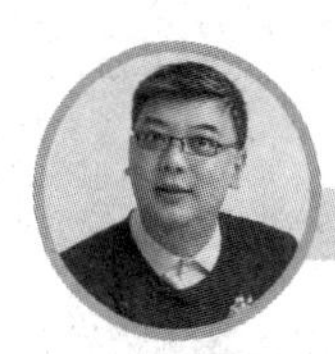

姜 波

御厨传人讲美味怎么做

一般来说，梨有生吃和熟吃两种吃法，吃法不同，可产生不同功效。中医学有“生者清六腑之热，熟者滋五腑之阴”的说法。因此，生吃梨能明显消除上呼吸道感染患者所出现的咽喉干、痒、痛、音哑，以及便秘尿赤等症状，熟吃梨则可以起到滋阴润肺、化痰止咳的效果，这一点大家一定要谨记。下面给大家推荐几个用秋梨治病的验方。

1. 治慢性支气管炎

北杏10个，雪梨1个，白砂糖30～50克。将北杏、雪梨、白糖同放炖盅内，加清水半碗，隔水炖1小时。每天2次，食雪梨，饮汤。

2. 治咳嗽音哑、咽喉干痛

大梨1个。洗净后连皮切碎，加水、冰糖适量，炖煮后服食。

3. 治咯血、痰中带血

大雪梨（去核切片）1个，藕（切片）300克，荷叶（切碎）1张，鲜白茅根（洗净切段）30克。水煎服。

4. 治肺结核低热、久咳咯血

鸭梨（去核）、白萝卜各1000克，生姜250克。分别洗净切碎绞取汁。将梨汁和白萝卜汁放入锅中，先以大火、后用小火浓缩至膏状，再入姜汁，并加入炼乳和蜂蜜各250克，搅匀，继续加热，沸后停火，冷后装瓶，每天服2次，每次1匙。

5. 治发热患者口渴烦躁或牙龈出血

梨500克，鲜藕、荸荠、鲜芦根、甘蔗各250克。分别洗净切碎，

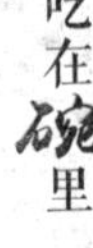

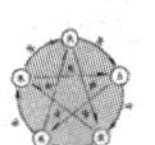

捣烂绞取汁，兑匀，随时饮用。

6. 治燥咳

雪梨1个，川贝粉3克。梨去核，装入川贝粉，隔水蒸熟，吃果喝汤。

7. 治痰多湿重

雪梨2个切片去核，大米100克，大枣5枚，陈皮3克。煮粥食。

8. 治小儿厌食

雪梨（洗净去核和皮，切碎）2个，大米50克，生山楂30克。共煮粥食。每天1剂，连用7天。

9. 治大便下血

秋梨350克，茶叶30克，香椿树根皮300克，白糖100克，水煎随时温服。

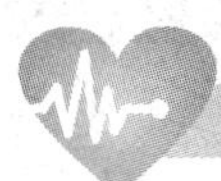

健康小贴士

因梨性偏寒，多吃会伤脾胃，故脾胃虚寒者应少吃；梨含果酸较多，胃酸多者，不可多食；梨有利尿作用，夜尿频者睡前少吃梨；女性产后、小儿出痘者也不宜食生梨；含糖量高、糖尿病患者慎吃。梨含果酸多，不宜与碱性药同用，如氨茶碱、碳酸氢钠等。梨不应与螃蟹同吃，以防引起腹泻。

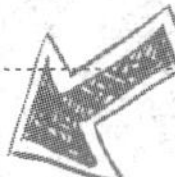

冬天常喝羊肉汤，防寒养阳身体壮

北风呼呼地吹，人在风中瑟瑟地抖，冬天来了，对于很多人来说，在冬天最喜欢吃的就是羊肉啦，相信不少人都喜欢吃吧？萧瑟的天气里，到街上找个羊肉馆，先来一碗羊汤，一碗汤下肚，瞬间力量爆棚，全身从手冷脚冷迅速转换成手热脚热啦！

羊　肉

☆性味归经

性温，味甘；归脾、肾经。

☆食疗功效

具有益气补虚、温中暖下、补肾壮阳、生肌的功效。

●抗寒抗衰老

羊肉性温，冬季常吃羊肉，不仅可以增加人体热量，抵御寒冷，而且还能增加消化酶，保护胃壁，修复胃黏膜，帮助脾胃消化，起到抗衰老的作用。

●滋补

羊肉营养丰富，对肺结核、气管炎、哮喘、贫血、产后气血两虚、腹部冷痛、体虚畏寒、营养不良以及一切虚寒病症均有很大裨益。

●壮阳

具有补肾壮阳、补虚温中等作用，对腰膝酸软、阳痿、早泄男士适合经常食用。

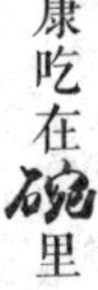

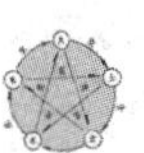

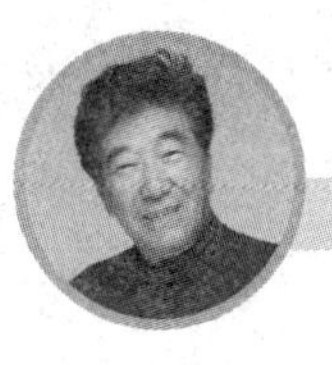

王凤岐

中医专家谈疾病怎么防

为什么这么多的人喜欢在冬季吃羊肉？为什么冬季是吃羊肉的最佳季节呢？因为吃羊肉的好处很多哦，可以补肾壮阳、暖中祛寒、温补气血、开胃健脾，是冬季进补的重要食材。很多女性到了冬季就特难受，特别是怕冷、手脚冰冷的出现，常常弄得晚上也睡不好，第二天精神不足、气色差。在这里，我要提醒大家的是，女性们要学会爱惜自己，在冬季做好保健养生工作，争取过个暖冬！

吴大真

中医养生专家谈营养怎么取

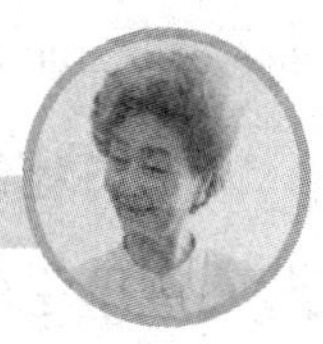

中医学认为，五脏对应四季，春内应肝，夏内应心，长夏应脾，秋应肺，而冬天，内应肾脏。也就是说，冬气是于肾气相通的，所以，从立冬开始，养生的重点就应该放在肾上了。

肾被称为“先天之本”，可藏精，主骨生髓，主水，主纳气，主生殖，是脏腑阴阳之本，也是人体生长、发育、生殖之源，也是生命活动之根本。而冬天一到，肾特别容易出现肾阳虚。肾阳又称元阳、真阳、真火，肾阳虚后人体阳气不足，就会表现出四肢冰冷、腰膝酸软、阳痿早泄等症。不仅如此，阳气还有护外的功能，如果阳气不足，外界的寒邪和风邪就会趁虚而入，导致感冒等。在中医学看来，阳气来源有二，一是来自父母遗传，另一方面则来自食物。因此，在寒冷的冬季要想让身体保持阳气充足，多吃一些能养阳气的食物是关键，而补阳的食疗方，首推羊肉汤。具体如何做呢？还是请我们的美食专家姜波为我们讲解吧！

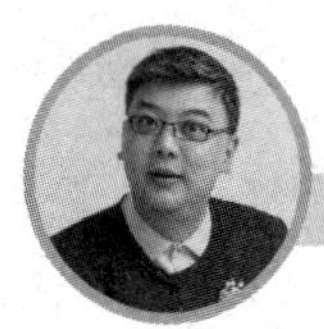

姜　波

御厨传人讲美味怎么做

为了加强养阳的效果，可以在羊肉汤里加一下生姜及当归。具体做法是：取羊肉500克，生姜30克，当归20克。将羊肉洗净，除去筋膜，切成小块；生姜洗净，切成薄片；当归洗净，用纱布包裹起来。将三者一起放入锅中，加适量清水，用大火煮开后，改用小火煨2小时，然后加入适量的调味品即可，食用时吃肉喝汤。

羊肉壮体，疾病远离

这里之所以用羊肉做主料，是因为羊肉性温，归脾、肾，具有补肾壮阳、暖中祛寒、温补气血、开胃健脾的功效。如《本草纲目》记载羊肉能“暖中补虚，补中益气，开胃健身，益肾气，养胆明目，治虚劳寒冷，五劳七伤”。当归是中医学常用的补血药，性偏温，有活血养血补血的功效。中医学认为，“血为气之母”，气的化生以血为物质基础。养好了血，对体内的阳气也是非常重要的。生姜辛温，可以加强驱寒的效果。在寒冷的冬季，喝上一碗这样的羊肉汤，保证让你身体立刻暖洋洋的，同时还可以增强身体的抵抗力。身体强壮了，疾病自然就会远离你了。

除了当归，羊肉还可以与多种中药材搭配做成药膳，不仅能为身体补充能量，还具有养生治病的作用。

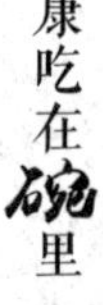

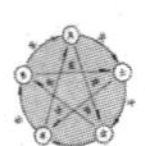

◇枸杞炖羊肉

羊肉500克。先放入沸水中煮透，捞出切成小块，与生姜片一起倒入热油锅内煸炒，放入料酒，然后倒入沙锅内，放入枸杞子20克，清汤一大碗，香葱、食盐适量，用小火炖烂。最后加味精调味食用。

◇羊肉附香羹

新鲜羊肉（洗净切片）350克，小茴香（另包）4克，附子（打碎后先煎半小时）3.5克，生姜10克。加水适量，用小火煲至羊肉烂熟，加食盐适量调味，吃肉喝汤，分2～3次食用。

◇黄芪羊肉汤

羊肉150克，鱼鳔20克，黄芪30克，调味品适量。先将羊肉切成薄片，用水漂洗干净待用；将葱切成段，姜切片待用；然后将沙锅烧热后放入植物油，烧至六成热时投入切好的葱、生姜，放入清水，随即放入鱼鳔、黄芪、黄酒、盐，用大火烧开后，再烧10分钟，投入羊肉。羊肉熟后，加味精调味，拣去黄芪，即可食用。

羊肉火锅多项注意

除了这些药膳，羊肉还可以单独食用，如我们经常吃的火锅里，羊肉就必不可少。而在食用涮羊肉时应注意选用的肉片越新鲜越好，要切得薄一些，在沸腾的锅内烫1分钟左右，肉的颜色由鲜红变成灰白才可以吃，时间不宜太短，否则不能完全杀死肉片中的细菌和寄生虫虫卵。火锅汤中温度要高，最好一直处于沸腾状态。有很多人认为涮羊肉的汤营养丰富，可以直接饮用，实际则恰恰相反，吃涮羊肉一般要1小时以上，这期间，汤中的物质彼此间会发生化学反应，产生的物质对人身体不仅没有益处，甚至还会导致一些疾病的发生。

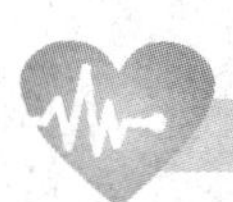

健康小贴士

羊肉不宜与醋、茶及南瓜同食。据《本草纲目》记载："羊肉同醋食伤人心。"羊肉大热，醋性甘温，两物同煮，易生火动血。因此羊肉汤中不宜加醋。羊肉中含有丰富的蛋白质，而茶叶中含有较多的鞣酸，吃完羊肉后马上饮茶，会产生一种称鞣酸蛋白质的物质，容易引发便秘。而羊肉若与南瓜同食，易上火。除此之外，忌用铜器煮羊肉，这其中的道理是：铜遇酸或碱并在高热状态下，均可起化学反应而生成铜盐。羊肉为高蛋白食物，以铜器烹煮时，会产生某些有毒物质，危害人体健康，因此不宜用铜锅烹制羊肉。

冬季易上火，多吃清热食物

随着社会的发展，人们的生活水平越来越高，生活条件一日比一日好了起来，现在很多家庭用上了暖气，根本就冻不着了。但是，人们的健康水平反而下降了，由于长时间在屋里待着不愿运动，再加上冬季天气干燥，人们又不注意通风，如果此时再进补一些高热量食物，一些疾病便纷纷找上门。怎么办呢？

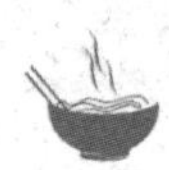

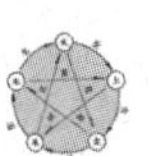

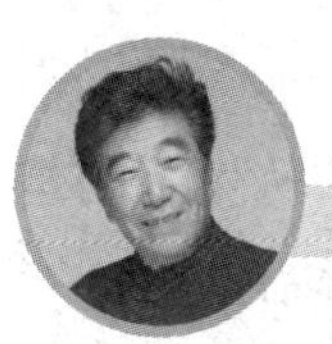

王凤岐

中医专家谈疾病怎么防

严寒的冬季，人体的毛孔是处于闭合状态的，加之许多人冬季有进补的习惯，于是，许多热量便在肠道内堆积起来。一旦处于较热环境，毛孔处于张开状态，阳气向外散发，此时，阳气的上升，极易扰动人体肝、胆、胃肠等蓄积的内热，引起上火，出现口舌生疮、咽喉干燥疼痛、嘴唇干裂、便秘等症状。这时，吃一些清热的食物就能有效缓解上火症状。

吴大真

中医养生专家谈营养怎么取

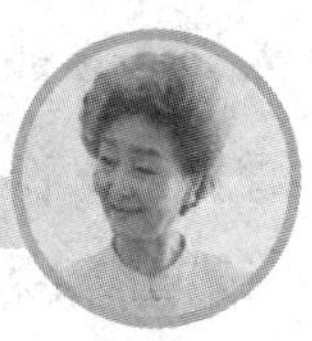

冬季上火多吃清热食物

入冬之际，气温降低，昼夜温差大，机体抵抗力下降，再加上气候干燥，饮食起居不规律，不注意养生保健，就很容易内火“丛生”。表现为心烦气躁、口干、口腔溃疡、干咳无痰、小便短赤、手脚心热等症状。

内火“丛生”和情绪、气候、饮食因素关系密切。首先要根据秋冬季天气干冷的特点，注意要保持情绪稳定、保持心态平和；注意改善周围环境的温度和湿度；保证充足的水分，改善饮食结构，养成良好的作息和生活习惯。其中饮食是很重要的防治内火“丛生”的环节。平时一定要注意以下几点；

1. 适量多饮水

保证机体充足的水分是十分必要的，也是防治内火“丛生”的基本方法。充足的水分能够加速新陈代谢、增强体质、降低血液黏度，解热安神，增强皮肤弹性，延缓衰老，美容保健，利尿利便、增强机体的抗寒能力，有效地防治内火“丛生”

2. 要常喝润燥去火茶

菊花普洱茶——适合每天饭后当茶饮用，可长期服用；润肺清燥茶——改善肺火、燥咳、喘咳、虚热、肺结核、慢性支气管炎；竹叶莲心茶——不分时间饮用，搭配摄取维生素B群更佳，能清心火，除烦热，治疗口舌生疮、安神、利尿、消炎；清心降火茶——清热、解毒、强心补气、补充体液、滋阴降火；绿豆、金银花茶等也有很好的清热去火作用。

3. 辛辣食物少吃

如辣椒、胡椒、花椒、葱、姜、蒜等食物，容易使人上火、便秘、口干舌燥；也会降低身体免疫力，容易产生困倦、无力等症状，甚至导致疾病的发生。因此要尽可能少吃辛辣食物

4. 多吃润燥食物

新鲜蔬菜水果如苹果、萝卜、梨、冬瓜、蘑菇、苦瓜、山楂、葡萄、柿子、白木耳等都有很好润燥作用，宜多吃。但注意：有些水果如菠萝、香蕉、橘子等多吃对去火反而不利。

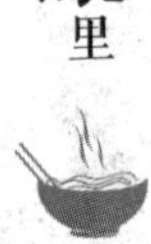

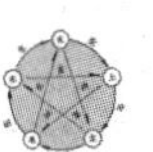

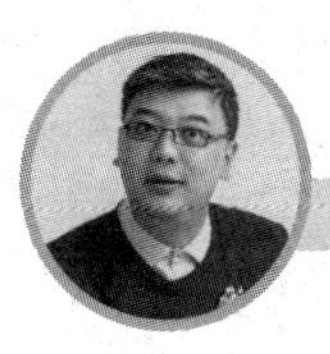

姜 波

御厨传人讲美味怎么做

上火时，吃药也许是比较好的选择，但是很多人担心药物会带来副作用，这时，吃一些清热的食物是再好不过了，那么，什么是清热的食物呢？在进补的热性食物中添加点甘草、茯苓等凉性药材来减少热性，避免进补后体质过于燥热。平时的饮食中，也可以选用凉性食物，如龟、鳖、鸭肉、海带、白萝卜、大白菜、菠菜、豆腐、豆芽等与热性食物搭配。下面给大家推荐几款预防冬季上火的食疗方。

◇石膏葱豉粥

食　　材：生石膏30克，葱白2茎，淡豆豉10克，杏仁（去皮尖）6克，粳米60克。

制作步骤：

1. 做粥时先将生石膏捣碎后放入沙锅内，加水适量，用小火煎煮15分钟，去药渣，留取药汁。

2. 将粳米洗净放入锅内，然后加葱白、淡豆豉、杏仁、药汁，再加入清水适量，烧沸，用小火熬煮至米熟烂成稀粥，空腹食用即可。

特别提醒：石膏能归肺、胃经，对冬季里脾胃实火和肺火的患者尤其适合。

◇黄豆芽焖黄瓜

食　　材：黄豆芽300克，黄瓜50克，干红辣椒2个，精盐、葱姜蒜、味精、花椒适量。

制作步骤：

1. 黄豆芽放入开水内焯至断生，捞出后用冷开水冲凉，沥水，装盘；将黄瓜洗净，顺长剖开，然后切成丝，放入盆内加入精盐拌匀，略腌一下，沥去盐水，放在盘内的黄豆芽上；干红辣椒洗净，切成丝，葱、姜切丝。

2. 炒锅置火上，倒入植物油，烧至六七成热时，放入辣椒丝爆一下捞出，放在黄豆芽和黄瓜丝上，并将精盐、味精、葱、姜丝放在上面。

3. 再将花椒放入油内，炸出香味后，捞出花椒不用，趁热将油浇在盘内的菜上，用碗扣在盘上略焖一会儿，食前拌匀即可。

特别提醒：此方可清热降火，适用于胃中积热者食用。

◇鲫鱼豆腐汤

食　　材：豆腐300克，鲫鱼500克，盐、绍酒、植物油、姜片、水淀粉、葱花各适量。

制作步骤：

1. 将豆腐切薄片，用盐水腌5分钟，沥干。

2. 鲫鱼去鳞和内脏，抹上绍酒，用盐腌渍10分钟。油锅置火上加热，爆香姜片，将鱼两面煎黄后加水适量，小火煮约25分钟，投入豆腐片，调味后用水淀粉勾薄芡并撒上葱花。

特别提醒：此菜能健胃、清热、降火。

室内温度控制好也很重要

其实，我们上面也说了，冬季上火除了和进食高热量食物有关，室内温度过高也是导致上火的一大因素。因此为了预防上火，不仅要

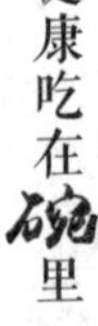

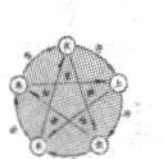

在饮食上做文章，其他方面也应该考虑到。如在冬季室内温度不宜过高，一般来说，控制在20℃就可以了。当天气好的时候，还应该开窗通风，这样可以达到空气交换的目的，还能杀死一些不耐寒的细菌。

除了饮食、室温，湿度也要多关注

除了温度，湿度也是上火的一大杀手，湿度过低，人们也很容易出现上火的症状。一般来说，冬季室内湿度以40%～60%为宜。因此，为了控制湿度，在有暖气的房子可以配备一个加湿器，以调节室内的湿度。如果没有加湿器，可以在暖气上或空调边搭块湿毛巾，一旦毛巾干了，就要及时加水。或者是在暖气下放置一盆水，用一条毛巾一头放在水里，一头搭在暖气上，这样就不用给毛巾加水了。

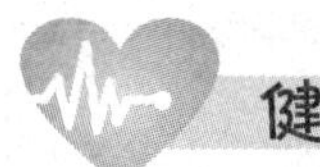

健康小贴士

在冬季，为了控制湿度和温度，许多人喜欢在卧室里养一些盆栽的花草。但从健康角度看，并不是所有花卉都适合调节室温和湿度。如马蹄莲、龟背竹等天南星科植物的汁液可引起皮肤痒痛；水仙花叶、花汁液能使皮肤红肿；丁香、夜来香晚间会大量散播强烈刺激嗅觉的微粒，对高血压和心脏病患者有影响。因此，在冬季，这些植物就不宜室养，可以选择如仙人掌、吊兰、富贵竹等植物。

第八章

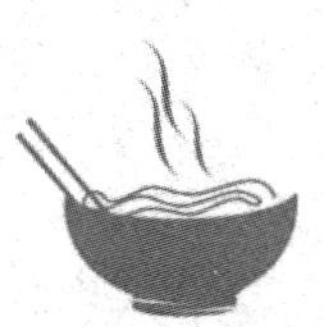

找到体质的短板，对症才能『下药』

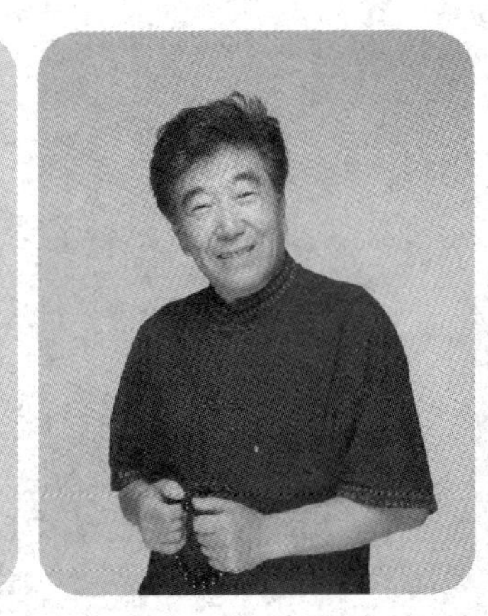
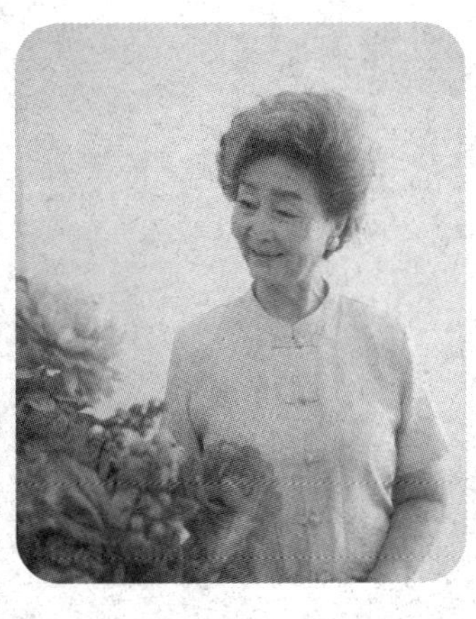
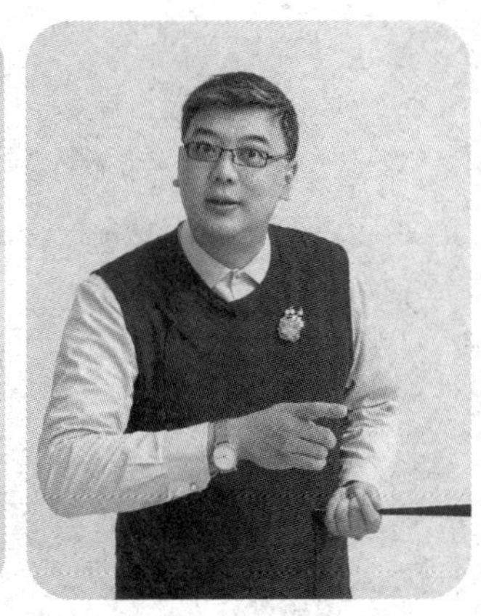

健康，营养，美味，看看专家怎么说

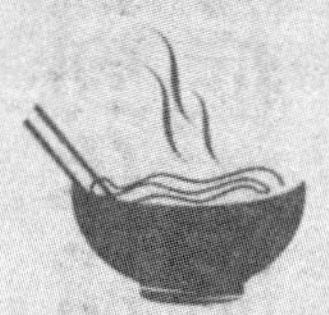

中医学治病讲究因人而异，除了指各人所患疾病症状不同外，中医学还特别强调各人的体质。人的体质，有强有弱，体强的绝不能盲目食用滋补药膳。即使体弱，也要分清阳虚寒体与阴虚火体。因此，只有先辨清自己的体质，患者才能进行下一步的食疗。

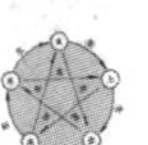

气虚体质者，多喝玫瑰花玉米西米羹

生活中，我们总能见到这样一类人，他们看上去有气无力，整天昏昏沉沉的，干什么事都没有精神，走路时总会上气不接下气，脸色煞白，没有血色。并且经常感冒，但感冒却并不严重，几天后就能痊愈，然后又反复发作……在中医学看来，这类人其实是因为一种偏性体质造成的，这就是气虚型体质。什么是气虚体质呢？还请两位专家为我们讲讲吧。

西　米

☆性味归经

性温，味甘；归胃、肾经。

☆食疗功效

具有健脾、补肺、化痰的功效。

●治脾胃虚弱和消化不良

西米有健脾、补肺、化痰的功效，有治脾胃虚弱和消化不良的作用。

●美容

西米还有使皮肤恢复天然润泽的功能，所以西米羹很受人们尤其是女士的喜爱。

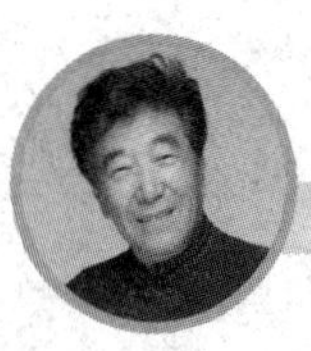

王凤岐

中医专家谈疾病怎么防

人的呼吸进出就是靠一口气，如果这口气提不上来，气短了，命就休矣。这也是我们常说的“气绝身亡”。难道“气”真的有这么重要吗？药王孙思邈曾说：“民散则国亡，气竭则身死。”如果一个国家的民众百姓都跑了，那这个国家也就名存实亡了，同样，一个人的气尽了，生命也就会停止。庄子也有言：“人之生，气之聚也，聚则为生，散则为死”。也就是说，人能活多久、活得好不好，都由“气”做主。

气从何来呢？表面上看，气是从口鼻的呼吸中来的，但中医学认为，“人受气于谷，谷入于胃，以传于肺，五藏六腑皆以受气”，这句话的意思是，人体内的气来源于我们吃进去的食物，脾胃将饮食化生为水谷精气后，又传给肺，再借助肺的输布功能将其布散五脏六腑、四肢百骸，维持人体正常的生命活动。所以说“脾是生气之源”“肺是主气之枢”。脾肺相对不足的人，容易出现气虚。

对于气虚体质如何来调理呢？虽说气虚体质主要是由脾肺不足所引起，但脾气虚弱是关键因素。为何这么说呢？中医学五行上说，土生金。脾属土，肺属金，脾土是肺金之母，因此，脾虚占主导地位，是气虚体质的“软肋”，所以气血体质的调理，还在于补脾。

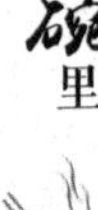

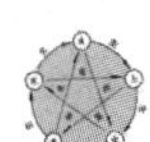

吴大真

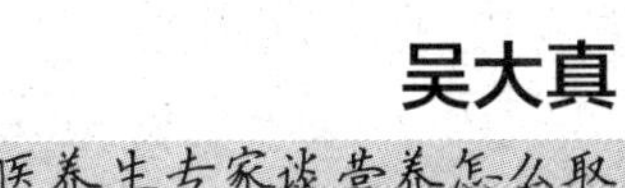

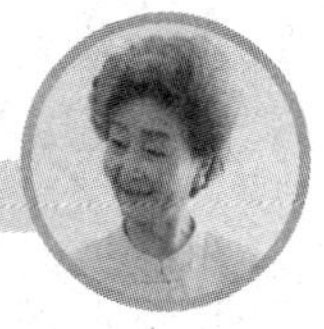

“人活一口气，佛争一炷香。”这句话想必大家都耳熟能详了。它是中国人的一句口头禅，更是一句激人奋进的话语，我们在激励一个人积极向上、树立远大志向时，往往会用到它。这指的是它的引申含义，其本意讲的是人的呼吸。

和自然界的一些无色无味的气体一样，在中医学理论中，“气”也是看不见摸不到的，怎么来判断一个人是不是气虚呢？这就得从症状上入手了。中医学认为，“气”是固护体表的，如果把身体比喻成一个都城，“气”就是一个守城的将士。一方面他可以阻止外界的“敌人”邪气进入体内，另一方面还可以防止城内的“好人”汗液随意溜出体外。如果气少了，没人看管城门了，那么身体出汗就多了，也更容易被外界风寒侵袭，患上感冒。因“气为血之帅”，气虚后，不能推动血到达身体各处，那么人体就不能获得能量，于是就会表现得无精打采。

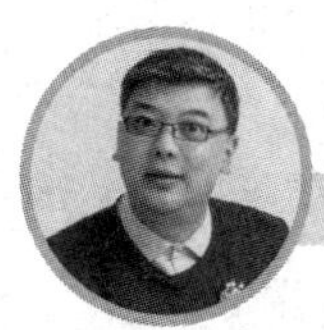

姜　波

御厨传人讲美味怎么做

食物补脾很简单

中医学认为，脾为气血生化之源，所以气虚往往是因为脾虚造成的。因此，气虚体质的人一般要以健脾益气为主，因为脾在中焦，所以有时我们也说要补中益气，此时可以多吃一些能养脾健胃的食物。

而因为甘入脾，一些土里长出来的食物特别适合用来补气，如黄芪、山药、党参、小米、粳米、红薯、胡萝卜、香菇、山药、土豆等。下面给大家推荐几款可以健脾益胃的食疗方。

◇羊肉菠菜汤

食　　材：羊肉100克，菠菜50克，少许油，葱、姜、精盐、味精各适量。

制作步骤：

1. 将羊肉切成碎茸，菠菜切段备用。

2. 将炒锅上火，放少许油、葱姜，在热锅略炒一下，加水烧至六成熟时，将肉茸投入锅中，以大火加热，汤沸后投入菠菜，再加精盐、味精等佐料调味。

特别提醒：此方可补血补气，适合体弱及各类气虚的患者食用。

◇黄豆炖排骨

食　　材：黄豆150克，排骨350克，盐、葱段、姜片、酱油各适量。

制作步骤：

1. 先将排骨洗净，切成小段，用沸水汆烫，去掉血沫；黄豆用水浸泡4小时。

2. 把排骨、盐、葱段、姜片、酱油、黄豆放入锅中，加适量清水先用大火煮沸，转小火炖至排骨肉熟烂入味即可。

特别提醒：具有养血安神的功效，适合气虚导致心血不足的患者食用。

◇牛肉香菇汤

食　　材：牛肉（瘦）200克，香菇（鲜）25克，精盐、味精、香

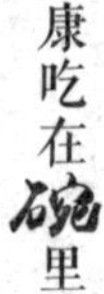

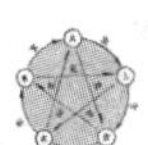

油各适量。

制作步骤：

1. 将牛肉洗净，切片；香菇洗净，用水泡软，备用。

2. 汤锅置大火上，加清水适量，将牛肉片和香菇一同放入锅中。

3. 先用大火煮沸，再改用小火煨炖，熟后用精盐、味精、香油调好味即可。

特别提醒：此汤具有健脾胃、益气血的功效，适合各类气虚患者及体弱多病者食用。

除了上面这些，再给大家推荐一道补气的佳品，玫瑰花玉米西米羹。

◇玫瑰花玉米西米羹

食　　材：干燥的玫瑰花10克，新鲜玉米粒100克，西米100克，冰糖适量。

制作步骤：

1. 锅中放入约5大碗水，用武火煮沸后，放入玉米粒，煮上5分钟后，倒入西米，继续煮开10分钟后，关火。

2. 先别忙着倒出锅，等锅中的汤羹变凉后，重新开火，煮开后，将玫瑰花和冰糖下入锅中，轻轻搅拌，滚上2分钟，即可收火，一道清香扑鼻的玫瑰双米羹，就可以出锅了。

为什么要特别推荐这款美食呢？这是有一定原因的。

三种食材皆为补脾良品

说它具有补脾的作用，并非空口无凭，我们将它的材料拆开来一一分析便知道了。

玫瑰花的药用历史已有2000多年，它主要作用于人体的肝脏和脾脏，《本草再新》认为玫瑰花，“舒肝胆之郁气，健脾降火”。《食物本草》言其，“主利肺脾、益肝胆，食之芳香甘美，令人神爽”。中医学说，玫瑰花药性温和，有疏肝解郁、理气止痛、活血化瘀、健脾养胃、提神醒脑等诸多作用。

玉米并非只是一道简单的美食，它也是药食同源之物，《黄帝内经·太素》一书中说玉米：“空腹食之为食物，患者食之为药物。”中医学认为，玉米性平味甘，有益中补脾、健脾渗湿、利尿消肿等功效。现代研究也发现，玉米具有降脂减压、提神醒脑、防癌抗癌、延缓衰老的作用。所以，经常食用玉米不仅能防病保健，还能延年益寿。

西米也是健脾养胃之物，《柑园小识》上就记载：“西谷米健脾运胃，久病虚乏者，煮粥食最宜。”而且西米有润泽肌肤的作用，市面上所售西米羹也深受女士的喜爱。

适量运动是最好的补气方式

中医学说，“劳则气耗”，过度地操劳会加剧气的损耗。人的身体好比是银行，气就相当于银行里的存款，如果你一味地大肆挥霍，而不续存，存款再多终将会所剩无几。气损耗太过，越来越少，人的生命也就到了尽头。所以平时不要太过劳累。有人可能会说了，既劳累伤气，那我每天躺着好了。这种做法也太极端了，《黄帝内经》说，久卧也是伤气的。如果你总是躺着，气就无法正常舒展，造成气运行逐渐变慢，最先受损的就是脾，脾胃变弱，气的生成就会减少，又会伤到气，如此恶性循环，身体必然每况愈下。最好的方式是既运

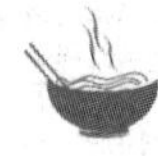

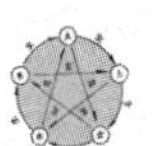

动，同时又不过量。在消耗的同时，适量存入一些，如此这般，才能细水长流。

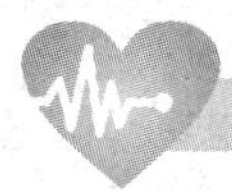

健康小贴士

除了食疗，气虚体质的人还应该进行体育锻炼。但锻炼时强度不宜过大，慢跑、太极拳、养生操等都可以。平时有时间还可以经常按摩足三里穴，也可以健脾益气。足三里穴位于髌骨下缘3寸［可将示指（食指）、中指、环指（无名指）和小指并拢，以中指中节横纹处为准，4指宽度即为3寸］，胫骨前嵴外一横指（拇指指关节横度）处。

多吃附子粥，改善阳虚体质

在童话世界里，有一位美丽的特别漂亮的姑娘，因为生活在冰雪世界中，人们称她为“冰美人”，而现实生活中，我们也可以见到“冰美人”，不同于童话世界里的“冰美人”，现实生活中的“冰美人”特别怕冷，不管春夏秋冬，手脚也总是冰凉的。当别人都穿着裙子展示自己的妖娆身姿时，她却把自己包裹得严严实实的。不是她不想，是她不能，她无法忍受那股寒凉之气。尤其到了冬天，不管怎么捂，手脚总是如同铁块般冰冷。来月经的那几天，也被她称为“受难日”，痛得昏天暗地，吃止痛片也不管用。为此，被称为“冰美人”。为什么这些“冰美人”这么怕冷呢？

附　子

☆性味归经

性大热，味辛、甘，有毒；归心、肾、脾经。

☆食疗功效

具有回阳救逆，补火助阳，散寒止痛的功效。

●补火助阳

补火，就是补命门之火，命门之火就是人体的元阳、肾阳。用于阳虚证。本品能温一身之阳，凡阳虚者如肾、脾、心诸脏及卫阳虚弱者均适用。

●散寒止痛，即能温中，又能温经。

广泛的温里散寒。温中，用于胃寒，脾胃虚寒，也用于实证的寒邪过重，脘腹冷痛；温经，经脉受寒，出现的冷痛、头痛可用，还有类似于乌头的祛风湿的作用，对于风湿寒痹，尤其是兼阳虚的它祛风湿，散寒止痛，但祛风湿不如乌头。只要有寒无论虚实均可用。实证就是温里散寒止痛，虚症就是温补阳气。

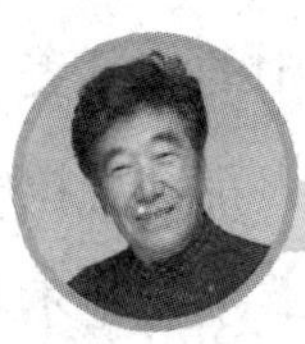

王凤岐

中医专家谈疾病怎么防

“冰美人”形成的根本原因就是阳气不足了。

阳气在中医学被比喻为太阳，太阳能温暖世间万物，而阳气同样如此。中医学认为，阳气具有推动、温煦的作用，如果阳气的推动作

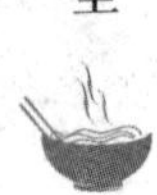

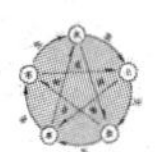

用不足，则血运不畅，故见手脚冰凉。而阳气的温煦作用主要表现在消化食物上。古人将食物的消化比喻为生米煮成熟饭，胃就好比是煮饭的锅子，而阳气就好比是煮饭用的火，没有“火”的温煦，米就无法煮成“饭”。所以当阳气不足时，则进入胃中的食物也就无法很好地“腐熟”（消化），而直接从肠道排出，出现腹泻等症状。

吴大真

中医养生专家谈营养怎么取

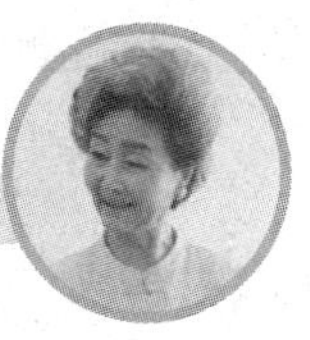

阳虚体质特征和寒性体质接近，为阳气不足，有寒象，表现为疲倦怕冷，四肢冰冷、唇色苍白，少气懒言，嗜睡乏力，男性遗精，女性白带清稀，易腹泻，排尿次数频繁，尤其夜里，性欲衰退等。病患可采用体育锻炼、调节饮食、药物养生等方法来改善阳虚体质。除此之外，因阳气对津液的蒸腾作用，阳虚后蒸腾作用下降，那么水湿就会聚集在体内，中医学称水湿上泛。此时，最明显的一个症状上就是舌体肥大，而此时舌体会受到牙齿挤压边缘出现舌齿痕。中医学认为，人体的真阳藏在肾脏，因此阳虚体质的人多是肾阳相对不足。因肾具有主生殖的作用，因此阳气不足后，女性会出现痛经、不孕、月经量少，而男性则出现性功能低下，阳痿、早泄。

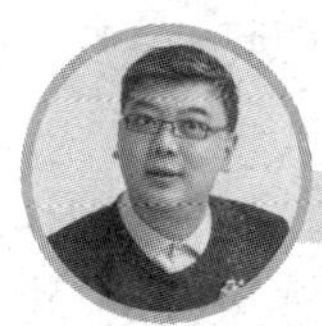

姜　波

御厨传人讲美味怎么做

因阳气藏在肾内，所以阳虚体质的患者养生重点就在于扶阳固本，这里的本就是指肾，食疗时可以吃一些能温肾助阳的食物，在这里给大家推荐的是附子粥。

准备附子5克，大米100克，葱白2茎，红糖适量。将附子择净，水煎取汁，加大米煮粥，待熟时调入红糖、葱白细末，再煮一二沸即成，或将附子1克研为细末，待粥沸时调入粥中，煮至粥熟服食，每天1剂。此粥可温肾助阳、散寒止痛，适用于脾肾阳虚导致的食欲不振、腹痛腹胀、腰膝冷痛、畏寒畏冷等症。

当然了，能温肾助阳的食物不止附子一种，常见的食物如核桃仁、板栗、羊肉、韭菜等也具有这种效果。下面再给大家推荐几款温肾助阳的食疗方。

◇核桃仁炒韭菜

食　　材：韭菜250克，核桃仁60克，盐、香油各适量。

制作步骤：

1. 将核桃仁用开水泡2分钟，撕去表皮。韭菜洗净，切成小段。

2. 炒锅烧热，倒入香油，放入核桃仁，翻炒至色黄，然后放入韭菜一起翻炒至熟，再撒入盐，炒匀后装盘即可。

特别提醒：此方具有补肾强阳、温固肾气的功效，适用于肾阳不足之阳痿、乏力，肾气不固之遗精、带下病等。

◇板栗炖猪蹄

食　　材：板栗400克，猪蹄2只，生姜、葱段、食盐适量。

制作步骤：

1. 先将猪蹄用清水浸泡，去掉残毛，除去蹄甲，刮洗干净，用刀断开，再将板栗去外壳洗净。

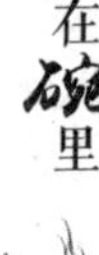

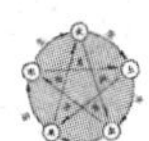

2. 然后将砂锅置于大火上，加入适量清水，放入猪蹄烧开，撇净浮沫，再加入板栗、生姜、葱段，改用中火炖煮2～3小时。炖时注意加水，防止烧干。至猪蹄肉与骨分离时即成，加入食盐调味即可食用。

特别提醒：此方具有补肾健胃、滋阴养血、延年益寿等功效。

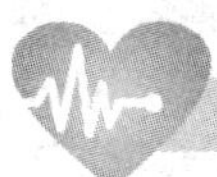

健康小贴士

中医学认为，腰为肾之府，经常按摩腰眼，能温煦肾阳、畅达气血，不仅可以疏通带脉和强壮腰脊，还能起到固精益肾和延年益寿的作用。推荐几种按摩腰眼的方法。

第一种：先将两手对搓，等两手感觉发热后紧按腰眼处，稍等片刻，然后用力向下搓到尾闾的部位（即长强穴），每次做50～100遍，每天早、晚各做一次。

第二种：两手轻握拳头，用拳眼或拳背旋转按摩腰眼处，每次大概5分钟。

第三种：两手轻握拳，然后用拳头轻叩腰眼处，或用手捏抓腰部，每次做3～5分钟为止。

阴虚体质者，多吃枸杞菊花老鸭汤

我们在前面说了阳虚，很多人就会想到阴虚。阴虚又是怎么一回事儿呢？我们来看看专家们的说法。

枸杞子

☆性味归经

性平，味甘；归肝、肾、肺经。

☆食疗功效

具有滋补肝肾、明目、润肺的功效。

●滋补肝肾

枸杞子能够滋补肝肾、益精明目和养血、增强人们的免疫力。对于现代人来说，枸杞子最实用的功效就是抗疲劳和降低血压。此外，枸杞子能够保肝、降血糖、软化血管、降低血液中的胆固醇、甘油三酯水平，对脂肪肝和糖尿病患者具有一定的疗效。据临床医学验证，枸杞子还能治疗慢性肾衰竭。

●养肝明目

枸杞多糖对实验性肝损伤有保护作用，可降低血清谷丙转氨酶，促进肝损伤的修复。王德山进行枸杞子抗实验性高血脂肝脂量效关系及毒性研究，实验结果表明，枸杞子能抑制脂肪在肝细胞内沉积，并促进肝细胞新生。

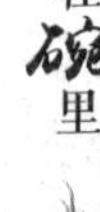

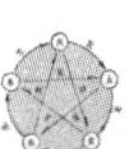

●美容

常吃枸杞子可以美容，这点很多人都不知道。这是因为，枸杞子可以提高皮肤吸收氧分的能力，另外，还能起到美白作用。

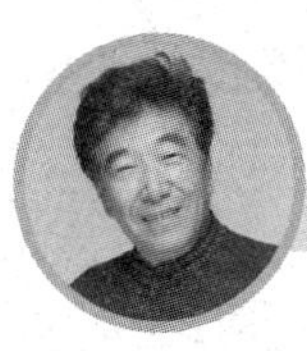

王凤岐

中医专家谈疾病怎么防

阴虚和阳虚都是体内阴阳失衡的表现，但两者正好相反。人体是由阴阳组成的，正常情况下，阴阳是相互依存并制约的，如果一方出现亏虚，就会打破这种平衡的状态，出现寒症或热症。阴虚就是体内的津液、精血等阴液不足了，阴液减少不能制约阳气，阳气相对亢盛，进一步灼伤阴液，从而形成阴虚内热的状态。这就相当于用水壶烧水，壶中的水液已经慢慢被烧干了，而火仍然很大。

吴大真

中医养生专家谈营养怎么取

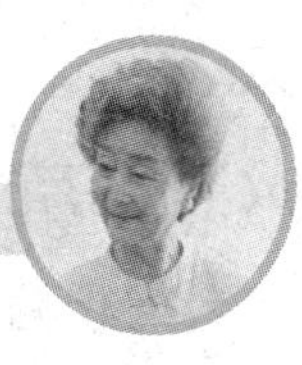

正常情况下，人体的阴阳是处于一种动态平衡的，这时身体处于健康状态。但只要一方出现亏虚，另一方就会表现得比较强势。比如说阴虚，就是说人体阴的一面不足了，那么反过来阳的一面就会表现其症状，我们将此时的状况称之为阴虚火旺。如果是实火，吃一些降火清热的药就可以了。但是此时却不行，当身体出现阴虚时，正确的治疗方法是滋阴潜阳 。“潜阳”就是要平息阳火，这“潜”不是祛火，不是泄泻，而是补益阴津，让“火”潜到“水”里去，让水制约着阳火，不让它上亢，也就是说此时要补其不足。

那么，如何判断自己是不是阴虚体质呢？首先从形体上看，阴虚体质的一般偏瘦，肤色偏红，尤其颧骨部分特别红。这类人脾气一般不太好，易生气，烦心事比一般人多，因此会导致睡眠差，多梦，并且容易出现盗汗。还有就是手心、足心、胸口发热，甚至感觉手心像火烧一样。

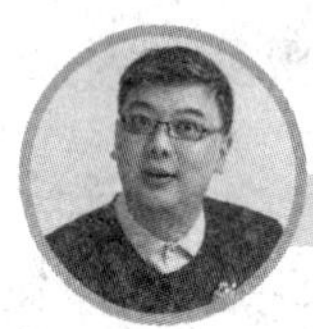

姜　波

御厨传人讲美味怎么做

对于阴虚体质的人来说，多吃一些能养阴滋阴的食物是非常合适的，如鸭肉。鸭子因长期生活在水中所以其肉是寒性的，滋阴清热的功效特别好，并且鸭子越老寒性越大。在广东，许多人都喜欢喝老鸭汤，这就是因为广东气候又湿又热，喝鸭汤可以达到清热除湿的效果。当然了，为了加强效果，我们还可以将鸭肉与枸杞、菊花一起做成枸杞菊花老鸭汤。

枸杞菊花老鸭汤的做法

先把10克菊花、12克枸杞子用水浸泡，再把一只去皮的老鸭以及5克冬虫夏草和五六片西洋参放在砂锅里炖。炖到六七分熟时，倒入泡发的菊花和枸杞子，稍煮片刻即可。这道汤特别适合处于亚健康状态、大病初愈、阴虚体质的人群饮用。

其实除了鸭子，生活在水里的许多动物也具有滋阴清热的效果，如甲鱼、海参、牡蛎等。因此对于那些体质瘦弱的阴虚患者来说，可以多吃一些这样的食物。如可以将甲鱼与乌鸡一起做成甲鱼乌鸡汤。

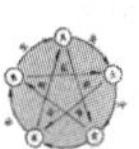

◇**甲鱼乌鸡汤**

食　　材：甲鱼1只，乌鸡1只，鲜汤、胡椒粉、姜、葱、料酒、盐各适量。

制作步骤：

1. 先将甲鱼宰杀放血，用开水烫一下，然后捞起，刮去颈、爪、裙边上的粗皮，用刀顺着裙边将其划穿，除去内脏漂洗干净。

2. 接着将乌鸡宰杀洗净，切成块，用沸水清洗血水。

3. 往锅里加入鲜汤，接着放入乌鸡、甲鱼、胡椒粉、姜、葱、料酒，用小火慢炖至鸡块与甲鱼烂透，拣去姜、葱，用盐调好味即可。

特别提醒：此汤有滋阴养血、填精益肾、健脾开胃的效果，对阴虚导致的诸多病症都具有很好的治疗效果。

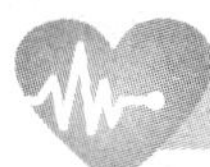

健康小贴士

滋阴清热在中医学是一个很重要的研究方向，前人进过多次实践，制成了许多可以直接服用的中药方剂，如果阴虚症状较重时，在食疗的同时不妨配合吃一些中成药方剂，如六味地黄丸、左归丸、补阴丸等。

玫瑰花粥，气郁体质者的“不二选择”

说起气郁体质，大家可能有点陌生。但是说起“娴静时如娇花照水，行动处似弱柳扶风”的林黛玉想必都熟悉，从中医学角度看，林黛玉就是一个典型的气郁体质的人。林黛玉平素性情急躁易怒，易激动，经常郁郁寡欢，看到桃花掉落都会哭半天。有时又过分猜忌别人，“以小人之心度君子之腹”。气郁体质一般和性格有关，而性格则和周身环境有关，自小父母双亡、寄人篱下的心酸以及自身的体弱多病使黛玉必然形成气郁体质，最后年纪轻轻就香消魂散。

玫　瑰

☆性味归经

性温，味微苦、甘；归肝、脾、胃经。

☆食疗功效

具有疏肝解郁，和血调经的功效。

●美容养颜

玫瑰花茶具有行气活血、调和脏腑的功效，经常饮用不仅能够让黯淡的面色逐渐红润起来，对面部一些色斑也有明显的改善作用。

●缓解抑郁

女性在月经前或月经期间常会有些情绪上的烦躁，喝点玫瑰

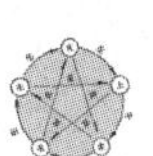

花可以起到调节作用。在工作和生活压力越来越大的今天，即使不是月经期，也可以多喝点玫瑰花，安抚、稳定情绪。

●调经止痛

玫瑰花茶具有活血散淤、调经止痛的功效。

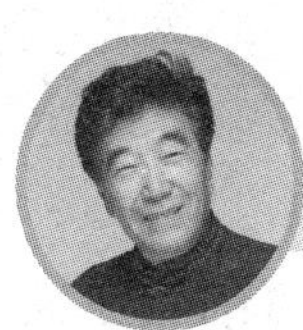

王凤岐

中医专家谈疾病怎么防

中医学认为，人体“气”的运行主要靠肝的调节，气郁主要表现在肝经所经过的部位气机不畅，所以又称“肝气郁结”。肝经主要分布在人体从小腹向上经过胸肋胁两侧和乳房，再从颈项两侧向上到头顶的部位，因此，气郁体质的人经常会有胸肋胀痛的状况，女性则会有乳房及小腹胀痛、月经不调、痛经等症。我们经常说气得头晕，其实就是气堵在头部了，所以头晕头痛也是气郁的一个症状。而因为气郁体质的人情绪波动较大，所以夜晚还容易出现失眠、多梦。

此外，肝气的郁结还容易影响胃肠道的消化功能，出现胃脘胀痛，泛吐酸水，呃逆嗳气；或者腹痛肠鸣，大便泄利不爽。如果气郁日久，随着气一起运行的血和津液也会随之郁积在局部，结成硬块，中医学称“岩”，在一定程度上类似于西医学所说的“肿瘤”，肿瘤慢慢则会演变成癌症，像子宫肌瘤、乳房小叶增生、乳腺癌这些病在气郁体质的人身上发病率较高。

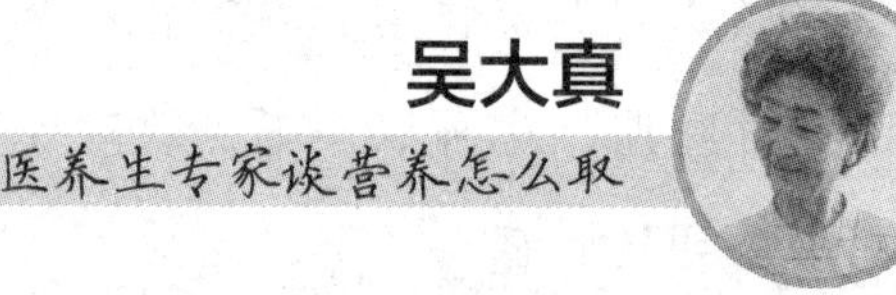

吴大真

中医养生专家谈营养怎么取

气郁后最容易伤害的就是肝脏，因此，建议气郁体质的人应该以疏肝解郁为主，可以多吃疏肝行气的食物。这里给大家推荐的是玫瑰花。

如果你仔细留心一下就会发现，气郁体质的人群女性要远远大于男性，这其实是跟女性的性格有关。女性天生就比男性做事细致、周密，但与此同时，女性也天生爱嫉妒、猜忌，遇到烦心事时不像男性那样一笑而过，而是憋在心里，久而久之就会形成气郁体质。但上天是仁慈的，因为它派了玫瑰花这样一位“天使”来解救女性。

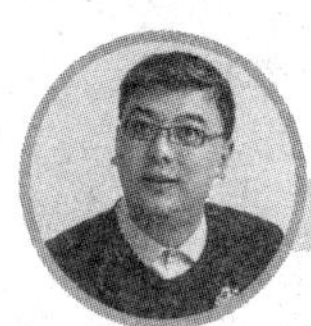

姜 波

御厨传人讲美味怎么做

中医学认为，玫瑰花性微温，味甘、辛，有行气解郁、和血散瘀之功，正好可以缓解气郁型体质的多种病症。治疗时可采用泡茶、煎汤、浸酒、熬膏等多种方法。下面给大家推荐几款由玫瑰花制成的方子。

◇茉莉玫瑰冰糖粥

食　　材：茉莉花、冰糖各30克，玫瑰花20克，粳米100克。

制作步骤：

1. 茉莉花与玫瑰花分别用冷水漂洗干净。

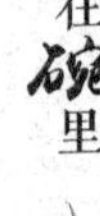

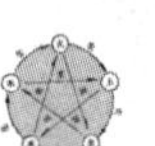

2. 粳米淘洗干净，浸泡半小时，然后与茉莉花和玫瑰花放入锅中，留几片玫瑰花瓣备用。

3. 锅中加入约1000毫升冷水，先用大火煮沸，然后转小火煮至米开汤浓，停火，加入冰糖熬化，食用前撒上玫瑰花瓣即成。此方可疏肝解郁，用于气郁血瘀导致的月经不调、痛经等症。

◇玫瑰月季二花茶

食　　材：玫瑰花、月季花各9克，红茶3克。

制作步骤：共为粗末，以沸水冲泡，加盖10分钟，即可饮用。每日1剂，在经行前几天服用最好。

特别提醒：此茶主治因气郁、气滞所致的痛经、经闭，或经色黯且夹有血块等。

◇ 玫瑰花粥

用糯米煮成粥，粥熟后加入适量的玫瑰花蕾，待粥熬成粉红色时，即可食用。常食玫瑰花粥，可悦人、美容，使皮肤更加细腻紧致，还可治疗因气郁而引起的胃痛，对情绪有镇静、安抚的作用。

放宽心是最好的良药

所谓心病还需心药医，由于气郁体质的形成与情绪、精神有莫大的关系，所以要想调节这种体质，最重要的还是注意调节情绪。当感觉心里抑郁不安时，可以出去散散步，爬爬山，或者是打理一下花草。或者是找朋友或亲人将心事说出。记得凡事想开，不要斤斤计较。只有把情绪调理好了，才能慢慢改善这种体质。

山楂红糖汤，血瘀体质者至上之选

许多人应该都有过这样的经历，四肢不小心磕碰后，皮肤上会留下绿紫色的印记。这些绿紫色的印记便是身体因外在撞击产生的淤血。过一段时间后，这些印记便会慢慢消失，当然，如果抹上一些活血化瘀的药会好得更快一些。但是有些人就不是这样了，他们没有受到任何外来碰撞，身上仍会出现这样的绿紫印记，这些印记总是安静地出现又悄悄地消失。由于没有疼痛的感觉，所以他们并没有在意这些来无影、去无踪的印记。这到底是怎么一回事儿呢？

山　楂

☆性味归经

性温，味酸、甘；归脾、肝、胃经。

☆食疗功效

具有消食健胃、活血化瘀、驱虫的功效。

●保护血管

山楂能防治心血管疾病，具有扩张血管、增加冠状动脉血流量、改善心脏活力、兴奋中枢神经系统、降低血压和胆固醇、软化血管及利尿和镇静作用。

●保护心脏

山楂酸还有强心作用，对老年性心脏病也有益处。

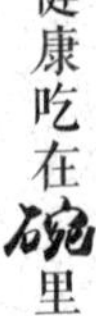

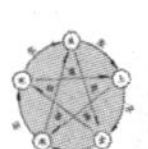

●消食

它能开胃消食，特别对消肉食积滞作用更好，很多助消化的药中都采用了山楂。

●活血

山楂有活血化瘀的功效，有助于解除局部淤血状态，对跌打损伤有辅助疗效。

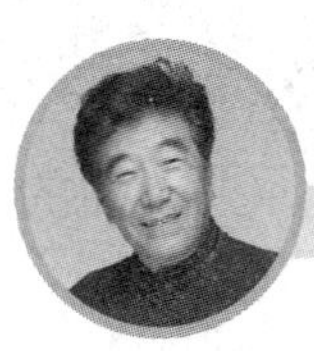

王凤岐

中医专家谈疾病怎么防

其实，这种人就是典型的血瘀体质。血瘀体质的人的血脉运行得不是太通畅，那些离开经脉的血液不能及时排出和消散，仍然在体内停留造成淤阻。这有点类似于公路上的汽车。如果所有的汽车都遵照交通秩序行驶，道路交通便会秩序井然，行车十分顺畅。一旦有人违反交通规则，这种秩序便会被打破，转而出现塞车、拥堵的现象。

或者在情绪不调、寒冷的侵袭下，血液运行出现障碍而壅塞不通。中医学说，寒凝血滞，寒气入侵人体后，邪气进入血液中，血液受冷，流速便会减慢，从而出现淤堵。情绪变化会引起肝脏气机疏泄不利，出现气郁。《类证治裁·郁证》上说："七情内起之郁，始而伤气，继必及血，终乃成劳。"意思是说，忧郁首先会伤气，继而伤血，最后慢慢导致疾病的发生。"气为血之帅，血为气之母"，血液的运行有赖于气的推动，同时，血液也是气的载体，给气充分的营养。气郁，血液运行会出现淤堵，反过来，血液出现淤阻，气机也会不顺畅。所以气郁与血瘀像是孪生姐妹般，总是如影随形。

吴大真

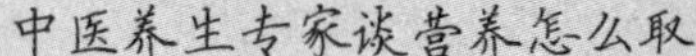
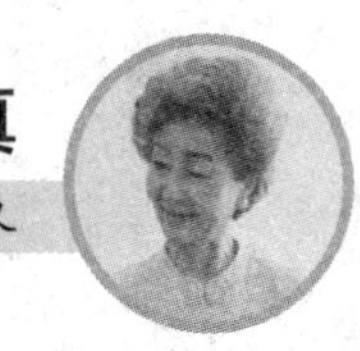

中医养生专家谈营养怎么取

血瘀体质的人，除了身上莫名出现淤青外，这种体质的人，往往会有面色晦暗长斑、嘴唇颜色发暗发紫、皮肤较为干燥粗糙、刷牙时牙龈出血、眼睛里的红丝较多、心情容易烦躁等症状。如果是女子，还容易出现痛经的现象。其实，判断自己是否血瘀体质，还有一个很简单的方法。早上起床后，照一下镜子，看一下舌头。如果是血瘀体质，舌头上会有瘀点、瘀斑，把舌头上翻后，还能看到，舌头下面的两条静脉是曲张的、发紫的。

和气郁体质一样，血瘀的患者往往以女性居多。一方面女性以血为本，血对于女性来说十分重要，所以血瘀后会导致多种疾病。另外，血和气密切相关。女性爱生闷气，就会导致气郁和气滞，气滞和气郁久后也会引发血瘀，所以血瘀体质发生在女性身上的概率较大。

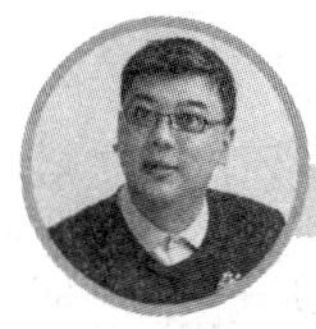

姜　波

御厨传人讲美味怎么做

◇山楂红糖汤

如果你是因气滞和气郁导致的血瘀患者，可饮用山楂红糖汤。取完整带核鲜山楂1000克，洗净后加入适量水，先用小火熬煮至山楂烂熟，加入红糖250克，再熬煮10分钟，待其成为稀糊状即可。因山楂活血化瘀的功效特别好，因此对于女性血瘀患者在经期出现的痛经、月经不调等均有疗效。可在经前3～5天开始服用，每天早晚各食山楂

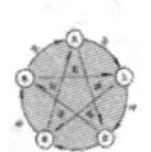

泥30毫升，直至经后3天停止服用，此为1个疗程，连服3个疗程即可见效。

◇生姜花椒红枣汤

一些女性习惯吃生冷食物，或者是在经期冒雨涉水，均会伤及冲任胞脉，血为寒湿所凝。出现痛经、月经不调等典型血瘀症状，除此之外，寒凝导致的血瘀还伴随有腹泻、畏寒畏冷等症，可以用生姜花椒红枣汤来治疗。用生姜20克，花椒9克，红糖30克，大枣（红枣）10克。分别洗净，加水煎服，适用于寒凝血瘀兼胃脘痛型痛经等症。

◇黄芪桔梗茶

因气为血之帅，气虚后不能推动血液前进，血液滞留在原地不走，也会导致血瘀，此时的患者除了血瘀的症状，还兼有神疲乏力等症，此时需要益气活血。可以用黄芪10克、桔梗8克、知母8克、山芋肉10克、当归10克，分别洗净，然后做成茶饮，随意饮用，每天数次。

此外，热结也可以导致血瘀。这是因为有些人喜欢吃辛辣食物，或者是本身就内热较重。这是因为热为火，会蒸发血液的水分，血液被煎熬，也会导致血瘀，这时候患者症状既有口渴、头痛、便秘等内热症状，也有小腹胀痛、月经量多等血瘀症状。治疗需清热活血。可以用茄子两个，洗净切开放在碗里，加油盐少许，隔水蒸熟食用。有清热、消肿、止痛、活血的功效。

湿热体质者，寒性食物帮你清热除湿

你的面部是否经常有油，并且易生粉刺？你是否常常大便黏滞不爽，小便发黄？你是否会觉得肢体沉重，浑身无力？你是否情绪不宁，心烦意乱？你是否不爱吃饭，吃完后觉得胃胀、胃痛并且有口气？如果你的回答是肯定的，那么你的体质就属于湿热体质。

豆　腐

☆性味归经

性凉，味淡、甘；归肺、脾、大肠经。

☆食疗功效

具有益中气、和脾胃、健脾利湿、清肺的功效。

●女性保护神

豆腐内含植物雌激素，能保护血管内皮细胞不被氧化破坏，常食可减轻血管系统的破坏，预防骨质疏松、乳腺癌和前列腺癌的发生，是更年期妇女的保护神。

●保护心脑血管

大豆蛋白能恰到好处地降低血脂，保护血管细胞，预防心血管疾病。

●健脑

丰富的大豆卵磷脂有益于神经、血管、大脑的发育生长。

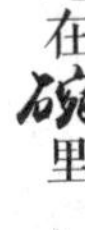

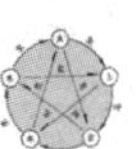

●美容

豆腐对病后调养、减肥、细腻肌肤亦很有好处。健肤、清热解毒、下气消痰。

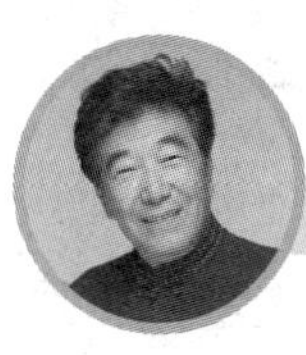

王凤岐

中医专家谈疾病怎么防

什么是湿热体质呢？夏天的桑拿天，大家肯定都体验过，空气既潮湿又闷热，身上如同裹着一层湿布，十分难受。湿热体质的人，体内就像这桑拿天一样，湿热缠绵，如果用一个字来概括它的特点，就是浊。这种浊气表现在皮肤上，就是不间断地长痘，大痘刚下去，小痘又起来，不仅脸上长，背部也长，而且皮肤还呈现粗糙、油腻、毛孔粗大的现象。这种浊气，还会使人体散发出种种异味。我们都知道，在湿热的环境中，东西很容易腐烂变质，还会产生难闻的气味。同样，湿热体质的人总是异味相随，口臭、腋臭、汗臭、小便馊黄、大便恶臭、女性白带黄臭、外阴异味也大。另外，湿热体质的人，脾气也较为急躁，不满之情总是溢于言表。

吴大真

中医养生专家谈营养怎么取

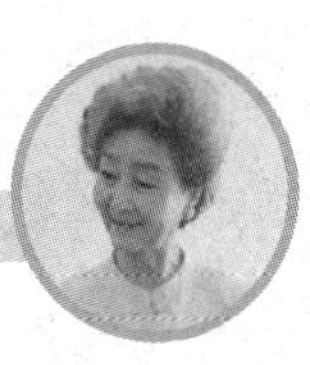

湿热是如何形成的

湿热一词最初是形容天气的。在南方，由于雨水较多，加上气温较高，就会形成湿热的天气。而湿和热又是外界六邪，太过容易伤害身体。因此湿热体质形成的原因之一就是外感湿热。除了外感，因久湿化热，当脾虚后，体内水湿滞留，如果长时间停留体内，水湿就会化成内热，形成湿热体质。有时外感水湿后，湿邪困脾，同样会导致脾虚，进而导致体内湿热。

湿热体质是如何产生的呢？中医学认为是肝胆脾胃失调造成的。如果情志不畅，肝脏的疏泄便会出现问题，导致肝气郁结，郁久则化热。肝郁犯脾，脾胃虚弱，水湿运化不及时，湿热纠缠。或是过食肥腻，导致脾胃运化失调，水湿内停。热和湿总是紧紧相随，不知道大家有没有见过农村的草垛，它是由稻草堆积而成的。平时没什么特别，但下完一场雨后，就不同了。草垛里就十分潮热，甚至烫手，还有黏腻的感觉。这也类似于烧水，水开后，当你揭开壶盖时，一股白色的水蒸气会跑出来，这些水蒸气十分烫手，同时还很潮湿，它便是湿气和热气的组合。湿热熏蒸肝胆，口苦就出现了；湿热蕴结在脾胃，口中会散发臭味；肝经循经生殖器，湿热沿着肝经往下走，所以，女性妇科炎症便产生了，而男性会觉得阴囊湿漉漉的，很黏糊。

外界环境也会产生湿热

当然，这种湿热并不是完全是体内失调，和外界环境也有很大的关系。长期生活在湿热环境中的人，湿热极易入侵人体，更容易成为湿热体质。南方气温较高，雨量又十分充沛，尤其是梅雨季节，更是湿和热混杂的时期，因此南方人中湿热体质是多过北方人的。

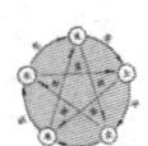

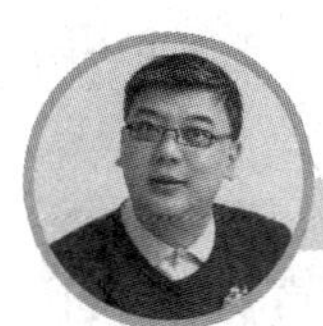

姜 波

御厨传人讲美味怎么做

湿热体质的调养，主要是要疏利肝胆，保障肝胆的疏泄通畅，同时清热去湿。绿豆、赤小豆、冬瓜、苦瓜、玉米、黄花菜、丝瓜、竹笋、空心菜等食物，性味寒凉，清热利湿的效果比较好，可以适量服用，对湿热体质出现的口臭、痘痘等有一定的改善作用。

泥鳅炖豆腐

给湿热体质者，再推荐一道美食——泥鳅炖豆腐。去超市购买泥鳅500克，豆腐两大块，约250克。买回来的活泥鳅不能直接宰杀，得先放入清水盆中养几天，并多次换水，等泥鳅吐净和排净体内的泥沙和粪便后，再换水清洗干净。将泥鳅用热水或盐洗去黏液，然后去腮及内脏，清洗干净。豆腐漂洗净后，切成小块。锅置火上，将泥鳅放入锅中，并加适量清水，开始用武火煮，煮至半熟时，下入豆腐块，放入适量的食盐调味，继续煮，直到泥鳅完全熟烂就可以了。

泥鳅有很好的去湿寒功效

泥鳅不仅肉质鲜嫩，营养也十分丰富。它被人们称为“水中人参”，中医学认为，泥鳅性平，有着补脾益气、滋阴清热、补肾壮阳、去湿止泻、止虚汗等功效，对治疗湿热黄疸、小便不利、肾虚阳痿、痔疮、小儿盗汗、皮肤瘙痒、水肿等疾病都有一定的效果，它的健脾化湿的作用较为明显，是中医上用于去湿寒的重要食材。

豆腐清热去火

豆腐是我们日常餐桌上常见的一道菜，可能正是因为它的普遍，许多人反而漠视它，并不会在意它还会有什么作用。中医学认为，豆腐入脾、胃、大肠经，有益气和中、生津润燥、清热解毒、补脾益胃等多种功效。《随息居饮食谱》上说：“豆腐清热、润燥生津、解毒、补中宽肠、降浊。冬月冻透者味尤美……其浆清肺养胃、化痰止咳、生津润燥；浆面凝结之衣，揭起凉干为腐皮，充饥最宜老人。”《本草纲目》言其能清热散血。夏天气温较高时，经常吃一些豆腐，能起到很好的清热祛火的作用。

泥鳅炖豆腐，养生佳品

泥鳅炖豆腐是一道健脾祛湿、清热祛火的食疗菜，非常适合于湿热体质者。同时，也可以作为夏季清暑利湿的养生之品，只是阴虚体质者最好不要食用。

◇**扁豆芡实老鸭汤**

食　　材：扁豆50克，芡实20克，老鸭500克，其他调料各适量。

制作步骤：

1. 将老鸭洗净，斩块；扁豆、芡实、姜片洗净。

2. 锅下食用油烧热，放入鸭块煸炒2分钟，再铲出沥干油。将鸭块、芡实、扁豆、料酒、姜片一起放入炖盅，加入适量开水，大火煮沸后，用小火慢炖2小时，直至扁豆、芡实熟烂，用盐、鸡精调味即可。

特别提醒：鸭肉清热凉血、祛病健身；芡实健脾止泻、除湿止带；扁豆消暑除湿、健脾解毒。此汤健脾和中、滋阴补虚、清热化湿，适合四季饮用。

◇**泥鳅豆腐汤**

食　　材：泥鳅500克，豆腐（切块）250克，大枣2枚，盐、料酒

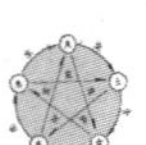

各适量。

制作步骤：

1. 将泥鳅洗净，放入锅中，加料酒、水适量，炖至五成熟，加入豆腐块和大枣，再炖至泥鳅熟烂为止，加盐调味。喝汤，吃豆腐和泥鳅。

特别提醒：此方可清热利湿，能治疗因肝胆湿热引起的胆囊炎和胆结石。

◇党参黄芪炖老鸭

食　　材：党参、黄芪各15克，老雄鸭1只，陈皮10克，猪瘦肉100克，葱姜蒜等调味品适量。

制作步骤：

1. 先将党参、黄芪切片，鸭去毛杂、头爪，陈皮切丝，猪肉切块，同放入锅中，加清水煮沸。

2. 去浮沫，然后加入葱姜蒜等调味品，接着用小火煮至鸭熟，取出放碗中，将原汤取汁过滤，倒入碗中，食肉喝汤。

特别提醒：此方可益气健脾、补虚生血、清热利湿，适用于脾胃虚弱之食少、乏力及气血虚亏之眩晕、面色无华和气虚浮肿、发热等。

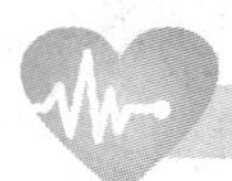

健康小贴士

湿热体质的人，除了要饮食调理外，平时应保持平和的心态，还要注意定时起居，不要熬夜，不要过度疲劳，应积极进行消耗量较大的体育运动。在饮食上，应忌食辛辣燥烈的食物，如大热的辣椒、姜、葱、蒜等，以及大补的牛羊肉、狗肉、鸡肉、鹿肉等温阳食物，还要少吃或不吃温热水果，如荔枝、龙眼肉等。

痰湿体质者，健脾利湿是关键

说到痰湿体质，有些人认为，一些经常吐痰的人就是痰湿体质，这就大错特错了。中医学痰有广义和狭义之分，狭义的痰就是从嘴里吐出的痰，而广义的痰则是水液聚集在体内形成的一种聚积物，这种物质长久停留在体内就会形成痰湿体质。痰湿体质的人都有哪些特征呢？又是怎么来的呢？我们来听听专家是如何说的。

鲫　鱼

☆性味归经

性平，味甘；归脾、胃、大肠经。

☆食疗功效

具有健脾开胃、益气利水、通乳除湿的功效。

●保护心脑血管

鲫鱼所含的蛋白质质优、齐全，易于消化吸收，是肝肾疾病、心脑血管疾病患者的良好蛋白质来源，常食可增强抗病能力，肝炎、肾炎、高血压、心脏病、慢性支气管炎等疾病患者可经常食用。

●利湿通乳

鲫鱼有健脾利湿、和中开胃、活血通络、温中下气之功效，对脾胃虚弱、水肿、溃疡、气管炎、哮喘、糖尿病有很好的滋补

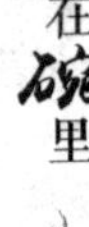

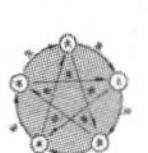

食疗作用；产后妇女炖食鲫鱼汤，可补虚通乳。

●滋补佳品

鲫鱼肉嫩味鲜，可做粥、做汤、做菜、做小吃等。尤其适于做汤，鲫鱼汤不但味香汤鲜，而且具有较强的滋补作用，非常适合中老年人和病后虚弱者食用，也特别适合产妇食用。

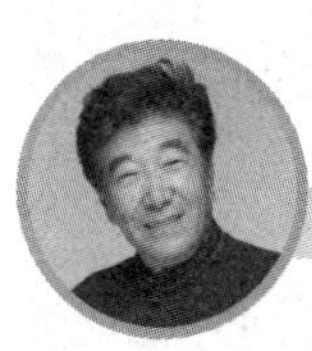

王凤岐

中医专家谈疾病怎么防

“脾为生痰之源，肺为贮痰之器。”脾是产生痰的源头，因为脾出现虚弱，水谷精微无法得到及时的运化，才滞留下来，凝结成痰。脾主升清，它要将精微物质上输给肺，当脾虚生了痰之后，这些痰也会随着精微物质一起上输到肺中。当肺中的痰越积越多，我们就会感觉到，并且本能地通过咳嗽的方式将痰吐出来。但这并不能从根本上解决问题。因为脾胃虚弱的话，痰会接二连三地产生，哪怕你一直在吐痰，终究也无法将所有的痰吐干净。打个比方，上游的水不干净，下游就没有干净的水喝。

这些痰和还未来得及凝结成痰的水湿聚在一起，便是痰湿。痰湿在体内一般都不规矩，它会随着气到处流窜。痰湿停留在肝脏，便会形成脂肪肝。滞留于腰间，就是将军肚、水桶腰。泛溢于肌肤、肌肉，肌肉中被水液充满，面部、四肢也会浮肿、臃肿。所以痰湿严重的人，往往看上去十分肥胖。此外，痰湿流窜还容易引起月经不调、白带增多、腰痛、头痛、颈椎病等，所以，中医学有一句话叫“百病皆由痰作祟”。

吴大真

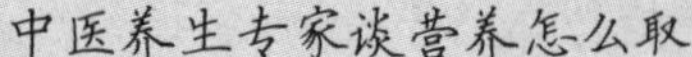

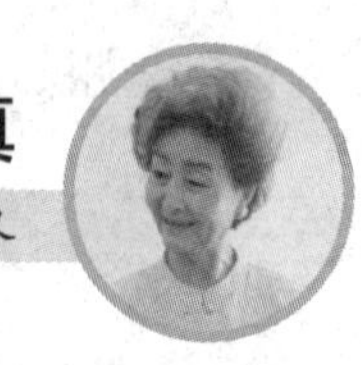

正常情况下，食物和水进入人体后，都会经过脾胃的运化，变成津液等精微物质运化到全身。如果食物和水不能被正常地运化吸收，就变成了中医学常说的“水湿”。当然，吃进体内的食物和水能否转化为人体所需的精微，关键在于脾胃的功能是否强健，因为脾胃是后天之本，并且“主运化水湿”。如果脾胃出现疲软的现象，水谷进入人体后不能转化成对人体有用的精微，而是转化为病理产物——水湿。中医学认为，“湿聚为水，积水成饮，饮凝成痰”，水湿积聚过多就会变成饮，饮聚集久了，慢慢会变化成痰。

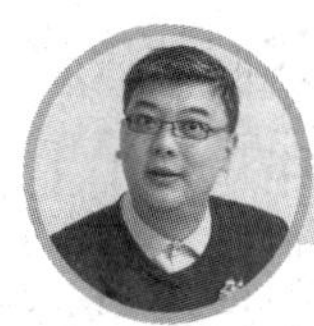

姜　波

御厨传人讲美味怎么做

适合痰湿体质的人的食疗方

通过两位教授的讲解，我们现在对痰湿有了一定的了解了。那么对于痰湿体质的人来说，需要注意些什么呢？一方面要注意居住的环境，不能太潮湿，外出时注意防雨。另外就是要从饮食上调理，注意多吃一些能健脾利湿、燥湿化痰的食物。下面给大家推荐几款痰湿体质可以食用的食疗方。

◇鲤鱼糯米粥

食　　材：鲤鱼1条，糯米30克，姜片、葱白、豆豉、盐各适量。

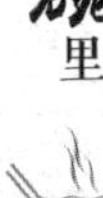

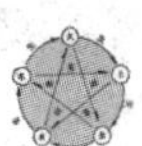

操作方法：

1. 先将鲤鱼去鳞及肠杂，洗净后抹干水分，然后烧热锅下油，下姜片略爆，放入鲤鱼煎至两面呈金黄色时盛起放入盘中。

2. 糯米洗净，与煎好的鲤鱼和葱白、豆豉同放砂锅内，加清水适量，先大火烧开，再改小火熬煮，粥将好时下盐调味。

特别提醒：此方可健脾养胃，利水消肿。

◇蛋奶土豆饼

食　　材：土豆200克，鸡蛋75克，牛奶50克，盐、糖、鸡精、面粉各适量。

制作步骤：

1. 将鸡蛋去壳，入碗打散，加入牛奶、盐、糖、鸡精，拌成蛋奶汁。

2. 将土豆蒸熟去皮，捣烂成泥，土豆泥加入面粉、蛋奶汁搓成粉团。

3. 将粉团加工成直径为1厘米的小圆球，用手轻轻压扁，入食用油锅煎至两面呈金黄色，盛起排放盘上即成。

特别提醒：此方可健脾利湿、补气养血。

◇竹笋鲫鱼汤

食　　材：鲜竹笋150克，鲫鱼300克，葱段、盐、鸡精各适量。

制作步骤：

1. 将鲫鱼宰杀，去内脏洗净。

2. 鲜竹笋洗净，切块，在沸水中煮一会儿，捞出。另取锅置火上加油，放入鲫鱼煎一下，然后加适量水，大火烧开，转小火熬至汤浓白色。

3. 放入竹笋，煮10分钟，加盐、鸡精调味，撒上葱段即可。

特别提醒：此方健脾益气，利水祛湿。

此外，痰湿体质的人应该多进行户外活动，每次运动应做到全身汗出、面色发红。出汗后不宜马上洗澡，可先用干毛巾擦遍全身，待汗出减少后再行洗浴。穿衣尽量保持宽松，面料以棉、麻、丝等透气散湿的天然纤维为主，这样有利于汗液蒸发、祛除体内湿气。还要注意调整情绪，保持心情舒畅。

第九章

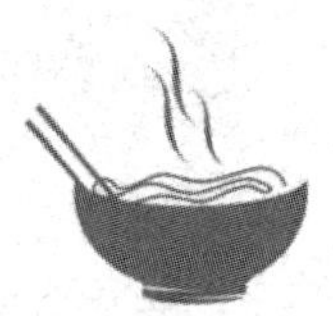

养生大餐千万道，吃好三餐才是王道

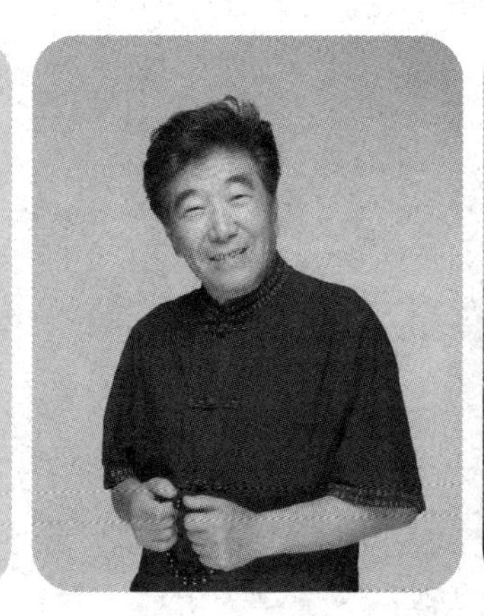
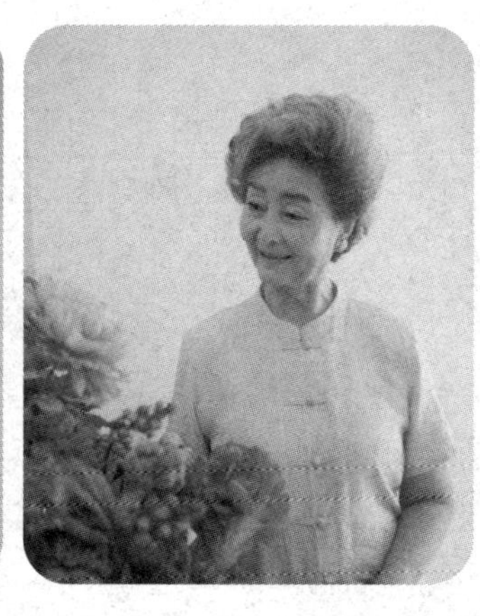
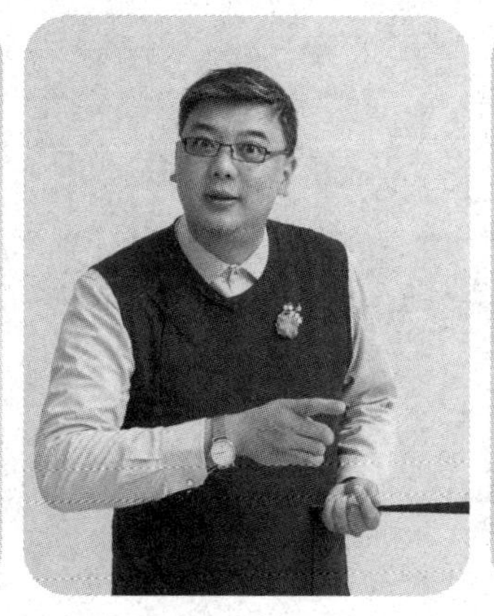

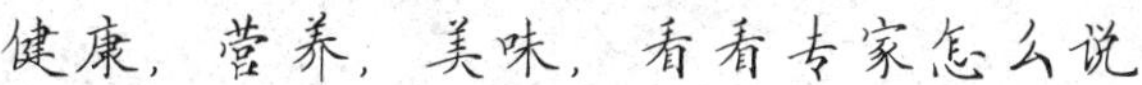

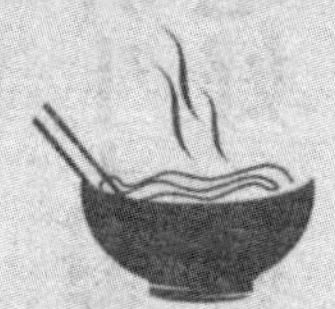

人的一生中，大概有50吨或者更多的食物进入我们的身体，并对我们的健康产生深远的影响，因此，一日三餐对我们来说非常重要。那么，这一日三餐该怎么吃才是比较营养、科学的呢？三餐中又有哪些坏习惯是应该避免的呢？本章将为您解开诸多疑惑。

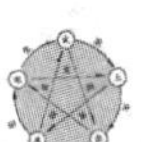

早餐坏习惯——早饭没空吃

“没时间、太忙了、经常加班……”这些都是现代都市人最常用的字眼，有的人加班到晚上十点多，回到家收拾妥当后已经是接近凌晨了，为了保证第二天的精力，许多人会把吃早餐的时间用在睡觉上了，不到万不得已是不会吃早餐的。这是万万要不得的，我们都知道，不吃早餐会给身体带来很多伤害，不信，我们就问问专家！

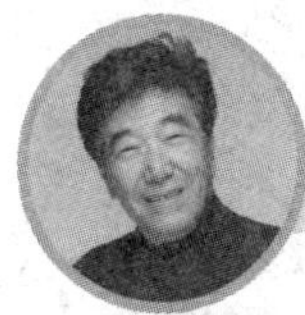

王凤岐

中医专家谈疾病怎么防

不吃早餐会诱发多种疾病：

1. 容易诱发肠胃炎

早餐不吃，午餐必然会因饥饿而大量进食，消化吸收难以跟上，会增加消化系统的负担，还因打乱了消化系统的生理活动规律，易引起功能失调诱发肠胃疾病。

2. 导致营养不良

早餐是儿童和成人在一天中饮用果汁和牛奶的最好机会，它们会给身体带来丰富的维生素C和维生素D及钙。研究表明，不吃早餐的孩子摄入的钙和维生素C会比吃早餐的人低40%，摄入的铁也会低10%，缺少了这些会影响儿童生长发育，引起成人抵抗力下降。

3. 易患胆结石

研究表明，空腹过久，胆汁中的成分就会发生变化，胆酸含量较少，胆固醇的含量不变，从而形成相对性高胆固醇胆汁。胆固醇过高就容易在胆囊中沉积起来，形成结石的核心物质而导致胆结石。

4. 容易衰老

不吃早餐，人体只得动用体内储存的糖元和蛋白质，久而久之，会导致皮肤干燥、起皱和贫血等，加速人体的衰老。

5. 易导致肥胖

不吃早餐的人，未到午餐时间，就会感到非常饥饿。因此，这类人在午餐时就会吃得过饱，过多的食物极易被吸收转化成脂肪储存起来，从而导致肥胖。

吴大真

中医养生专家谈营养怎么取

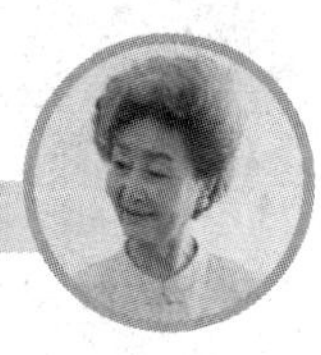

不吃早餐坏处多

当下流行这样一句话，“能陪你吃晚餐的人有许多，但是能陪你吃早餐的人却很少。”因为陪你吃晚餐的大多数是一些客户和朋友，而和你吃早餐的一般都会是你最爱的人。和深爱的人一起吃早餐，不仅可以促进感情，而且早餐对身体的重要性不言而喻。科学研究表明，早餐是全天能量和营养素的重要来源，约占人体一天消耗能量的

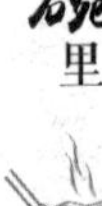

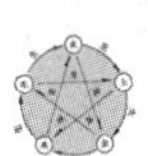

30%，对人们的健康和营养状况有着重要影响。因此，许多健康专家建议，早餐既要吃好，还要吃得有营养。不能因为太忙或睡懒觉而不吃早餐，这样会对身体造成极大的危害，极易诱发多种疾病。

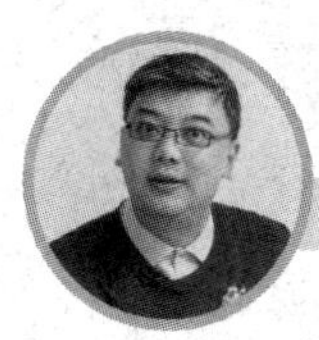

姜　波

御厨传人讲美味怎么做

从食物结构来看，午餐和晚餐一般能吃到蔬菜、豆类等碱性食物，而早餐往往以馒头、面包、油炸食品等为主，有的人因起床迟来不及吃早餐，有的年轻姑娘为减肥不吃早餐。由于饮食搭配不当，这就难免引起体内生理方面的酸碱平衡失调。酸性物质积聚过多，不但首先影响到神经细胞的生理功能，还会导致心脏功能减退和全身许多脏器的功能紊乱，以致在上午就显得疲倦乏力；日子久了，还可能诱发多种器质性疾病。人的体液是中性稍偏于弱碱性的，这对神经细胞的生理活动最为适宜。日常食物中，凡是含氯、硫、磷元素较多的食物，如大米、面粉、鱼类、肉类、蛋、啤酒等，属酸性食物；蔬菜、水果、豆类等，属碱性食物。所以，早上除了应饮足够的水，必须重视吃早餐。早餐除了吃足够的主食及鸡蛋、牛奶外，还应同时吃些豆类、叶菜，最好再吃一只水果。

每天早上起来，吃上一顿既快捷又营养的早餐，就是关爱自己的开始哦。尤其很多白领女性，她们总是在外面搞定自己的早餐甚至是一日三餐。你知道，不吃早餐的人会很快衰老的，还有，不良早餐还会导致发胖。所以，关爱自己就从关心早餐开始。

第一道早餐谱：脱脂牛奶1杯，烤全麦面包2片，番茄1个。

牛奶前一天就买好，放在冰箱里。如果你是上班族，全麦面包可以到超市买包装好的。如果你是家庭主妇，建议自己来烤，番茄可不能少哦，它的营养价值不可低估！蕃茄里含的番茄红素，能够大幅降低患癌的概率呢。而且，蕃茄也是最佳的维生素C来源。有人觉得全麦面包好难吃，一定要吃哦，每天食用燕麦可以减低胆固醇，降低血压，大有益处。而且牛奶也要会喝才能有营养。喝牛奶最好不加糖。否则，不但不易被消化吸收，还会滞留在消化道中，影响肠胃功能。牛奶可加热，但不要煮沸。因为煮沸后，有的维生素会被破坏，而且牛奶中的钙会形成磷酸钙沉淀，不易被人体吸收。正确的方法是：先吃面包等，再喝牛奶，这样会使营养更加平衡。

早餐是一日三餐中的最重要的一顿饭，从质量上来说，要有足够的蛋白质，牛奶就完全可以提供一天所需的蛋白质了。从数量上来说，不少于一日三餐总量之30%。所以，早餐一定要吃好。

可是，有的人就是不喜欢喝牛奶怎么办呢？没关系，且看第二道早餐食谱：银耳莲子粥1碗，低脂乳酪、生菜、面包火腿各1片。做三明治一份。西餐里称三明治，中餐就称肉夹馍啦。所谓“营养早餐”，应包括以下4种食物，最好不少于3类：①谷类食物——面包、米饭（粥）或馒头；②动物类食物——鸡蛋或肉类；③牛奶或豆浆等大豆制品；④新鲜蔬菜和水果。

这一道早餐也充分满足营养的要求。而且，早上起床很晚也没关系，冲上一碗莲子粥，然后去化妆，保证你15分钟内吃完。不吃？要减肥？那可不好，而且，适得其反呢。营养专家发现，有些人肥胖并不是单一的营养积累，在很大程度上是因为饮食中缺乏能使脂肪转变为能量的营养素。早饭是人们在午前进行活动、提高效率的重要能

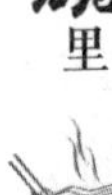

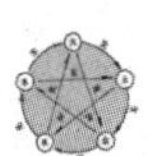

源。如果没有吃好早饭，摄取的营养不够充分，就会使人无精打采，注意力难以集中。日久天长，你的身材就会发胖。通常男性一天约需7531～8366焦（1800～2000卡），女性约6694～7531焦（1600～1800卡），平均下来，一餐约占1/3的热量。早餐是高热量的，在吃完之后，燃烧脂肪的速度就会降低，再配合低热量的午、晚餐，脂肪就不容易囤积。而早餐不吃或吃得太简单的人，根本无法提供足够的热量和营养，精神也会比较差；等到午、晚餐的时间，脂肪消耗的能力变差，而又吃进高热量的食物，结果是吃进的热量比消耗的热量多，人当然容易变胖。

第三道早餐食谱是：小馄饨1碗，五香茶叶蛋1个。主食类首选燕麦片或粟米片等以五谷为主的食物，因为它们含有适量的蛋白质、维生素和矿物质，其次是选含有丰富纤维素的食物。这样才能做到“主副相辅、干稀平衡、荤素搭配”。

这样吃早餐最科学

吃早餐时有的人喜欢豆浆加油条，有的人却喜欢吃油饼，有的人在早餐时吃得特别饱，生怕午饭前会饿，有的人为了工作不迟到，起床后就开始吃早餐……那么，这些习惯好不好呢？早餐的饮食原则是什么呢？

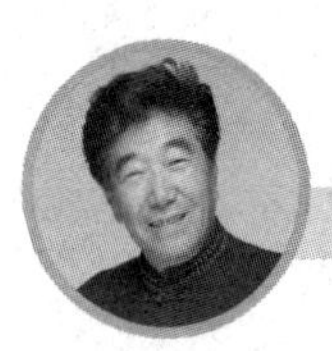

王凤岐

中医专家谈疾病怎么防

三“宜”要牢记

1. 宜软不宜硬

在清晨，人体的脾脏功能比较弱，常使人胃口不开、食欲不佳，此时应当吃一些容易消化的柔软食物，如牛奶、豆浆、包子等，最好能喝点健脾胃的粥，如能在粥中加些莲子、大枣、山药、龙眼肉、薏苡仁等保健食物，效果更佳，老年人和儿童更应如此。因这二者脾胃功能较差，故早餐不宜进食油腻、煎炸、干硬以及刺激性大的食物，否则易导致消化不良。

2. 宜少不宜多

早餐饮食过量会超过胃肠的消化能力，如果食物不能被消化吸收，久而久之，会使消化功能下降，胃肠功能发生障碍而引起胃肠疾病。另外，大量的食物残渣储存大肠中，被大肠中的细菌分解，其中蛋白质的分解物苯酚等会经肠壁进入人体血液中，对人体十分有害，并容易患血管疾病。因此，早餐不可不吃，但也不可吃得过饱。

3. 宜吃含水分多的食物

经过一夜的睡眠，肠胃功能尚未由夜间睡眠时的抑制状态恢复到兴奋状态，所以消化功能相对弱些，此时若只吃一些缺乏水分的干食，不但量吃不多，而且很不利于消化，这样就不能满足整个上午人体活动的需要。此外，夜晚体内消耗了一定的水分，必须在早餐时得到补充，以利于肌体的正常工作。因此，早餐一定要多吃含水分多的食物，如牛奶、豆浆等饮料或者是香蕉、苹果等水果。

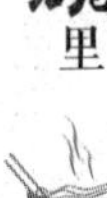

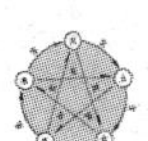

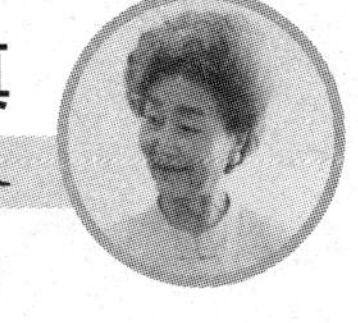

除此之外，我还有几点要提醒大家。

1. 多摄入一些蛋白质高的食物

研究表明，富含蛋白质的食物容易让人有饱腹感，这就大大减少了热量的摄入。因此建议人们饮用一种牛奶或者豆浆的混合饮料，而后混搭水果和全麦谷类食物、烤面包或者松饼，都是不错的选择。

2. 多摄入一些含纤维食物

高纤维食物耐消化，容易让人产生饱腹感。心脏专家建议成年人每天摄入25～30克纤维，而谷类食物既含有纤维又十分美味，可作为首选。在吃谷类食物时应搭配低脂牛奶，再补充。

3. 忌喝大量冰凉的饮料

有些人早晨醒来后就迫不及待地拿起一瓶冷饮料一饮而尽，认为这样可以让机体立即清醒，其实这样做会严重刺激胃肠道，容易导致突发性胃痉挛。

4. 忌空腹吃香蕉

香蕉是许多家庭早餐的必吃水果，因为它营养丰富，而且还可以帮助排便。但是香蕉中含有能助眠的钾，还含有大量的镁元素，若空腹食用，会使血液中的含镁量骤然升高，而镁是影响心脏功能的敏感元素之一。所以香蕉最好在吃完早餐后再享用，而且不易过多。

5. 早餐的最佳时间

人在睡眠时，绝大部分器官都得到了充分休息，而消化器官却仍在消化吸收晚餐存留在胃肠道中的食物，到早晨才渐渐进入休息状态。一旦吃早餐太早，势必会干扰胃肠的休息，使消化系统长期处于疲劳应战的状态，扰乱肠胃的蠕动节奏。所以在7点左右，即起床后20~30分钟再吃早餐最合适。

自带午饭的注意事项

不同于早餐和晚餐，许多人尤其是上班族的午餐是在外面吃的，由于担心餐馆的卫生和食品安全等问题，越来越多的上班族开始自带午餐，就餐时用微波炉热一下就可以了，这样做不但省去了外出就餐的不便，而且也干净卫生。自带午餐，在外人看来只是一个小小的盒饭，但是你知道吗？这盒饭里面还有许多秘密呢。如果没有了解其中的奥秘，你同样会吃出病来。

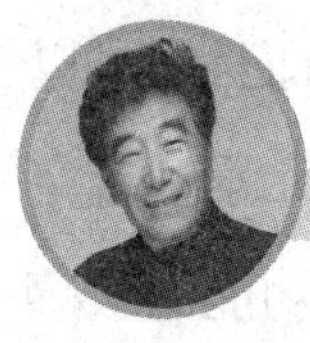

王凤岐

中医专家谈疾病怎么防

自带午饭学问多，不妨多留心

1. 带餐要根据自己的客观条件决定

如果办公室有冰箱和微波炉，我们就可以选择带餐，这两样东西是保证午餐不变质和加热的重要工具，缺一不可。如果两样都没有，

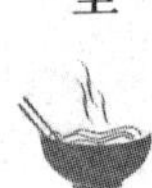

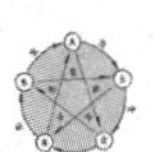

就得用保温性能非常好的饭盒，早晨装好热的饭菜，到中午还有余温。因为密封很好，一般也不至于发生变质。

2. 正确选择适合带的午餐种类

菌类、海藻类菜肴比较耐存放，不易变色或生成亚硝酸盐，营养又好，是非常适合自带午餐的。而豆类易变质，豆芽、豆腐、腐竹、豆皮等豆制品的蛋白质含量非常高，好吃又营养，我们平时都应多吃。可是，却非常容易变质，温度稍高，就变味变馊了。绿色蔬菜在密封一上午后，不但颜色和外观会变差，还会损失一些营养，所以新鲜蔬菜做的菜不宜当自带午餐，此时为了营养平衡，可以多带一些水果。鱼和海鲜也在禁带之列，它们同样不适合隔餐吃，因为放置时间长后易产生蛋白质降解物，会损伤肝、肾功能。

3. 饭和菜肴一定要分开放

因为不同食物之间会相互影响，加速变质。尤其是菜的汤汁浸泡米饭容易变质。此时你可以选购带有多个隔层的餐盒，把饭、不同种类的菜分开放置，即防窜味又防变质。而且带的饭菜一定要放入微波炉充分加热后才能吃。因为高温可以杀死饭菜中的细菌，否则，吃了不干净的饭菜会导致腹泻。

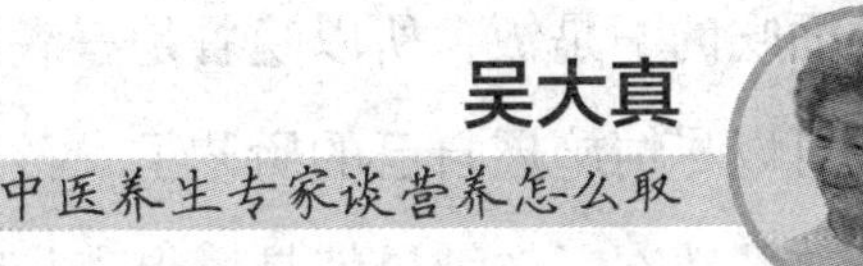

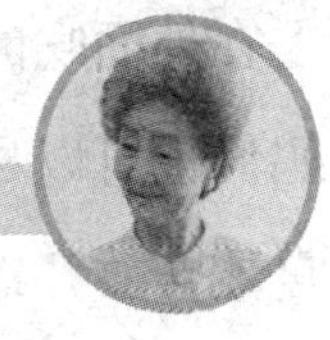

时间一定要把握好

关于自带餐，我还有一点要提醒大家，注意时间。

因午餐时间有限，有些人为了图方便，午餐经常去吃洋快餐，如炸薯条、汉堡包、炸鸡块等，这类食物中含大量脂肪，会刺激胰岛素和胆汁分泌，并降低血液带氧能力，容易让人感到疲倦。另外，这些食物含热量较高，容易转化成脂肪储存起来，易导致肥胖。

不同于早餐，午餐既要补充上午损耗的能量，又要为下午提供足够的能量，所以午餐要求吃饱，但午餐时吃得过饱，餐后胃的“工作量”就会加重，此时胃需要更多的血液以消化食物，并把营养输往全身，这时，大脑就会感到困倦。因此，午餐后可以小憩一下，这样血液就可以供应给胃以助消化了。但是休息时间不宜过长，以半小时左右为宜，过长后容易导致大脑疲劳。

晚饭应该吃得像平民

现代人生活节奏加快，在三餐中只有晚餐全家人可能会聚在一块，这时候爸爸下班回家了，孩子也放学了，妈妈们总觉得孩子和丈夫在外面吃的不是饭，所以晚餐是三餐中最丰富的一顿饭了。此时妈妈们也可以尽情施展自己的厨艺了，孩子们看到这么丰盛可口的饭菜自然会放开地吃了，结果就是撑得直打嗝。这样好吗？

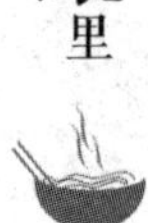

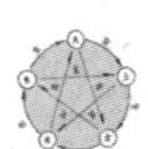

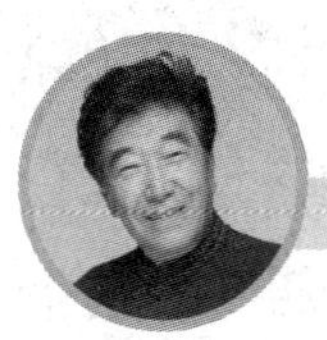

王凤岐

中医专家谈疾病怎么防

如果是从情感上，妈妈当然是希望他们吃得又多又好了，但是如果从健康的角度来看，我们却并不提倡这样的晚餐。有人说晚餐应该吃得像平民，也就是说要少吃一点，为什么这么说呢?

首先，如果晚餐过饱，必然会造成胃肠负担加重，这时胃、肠、肝、胆、胰等器官在餐后紧张工作的信息会不断传向大脑，如果吃晚饭时间过晚，在上床后大脑仍然会处在比较兴奋的状态，那么就会使人出现失眠多梦，久而久之，易引起神经衰弱等疾病。

其次，中老年人如果长期晚餐过饱，会刺激胰岛素大量分泌，这样就会造成分泌胰岛素的胰脏负担加重，进而衰竭，诱发糖尿病。同时晚餐过饱，必然有部分蛋白质不能消化吸收，在肠道细菌的作用下，会产生有毒物质，加之睡眠时肠壁蠕动减慢，相对延长了这些物质在肠道的停留时间，有可能会导致大肠癌的产生。

再次，晚间活动减少，吃得过多，可引起血胆固醇增高，过多的胆固醇堆积在血管壁上，久而久之就会诱发动脉硬化和心脑血管疾病。而且过多的能量会转化成脂肪，久而久之就会导致肥胖。

吴大真

中医养生专家谈营养怎么取

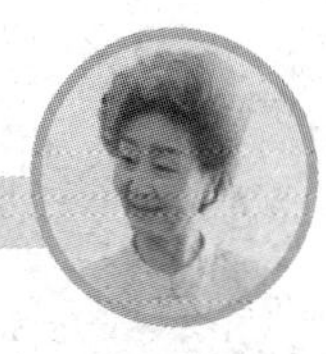

晚饭要掌握好时间

除了要少吃，晚餐还应该注意进餐时间。一般来说，晚餐的时间最好安排在晚上6点左右，8点之后最好不要再吃任何东西，饮水除外。并且，晚餐后4小时内不要就寝，以便让食物有充分的时间进行消化。如果进餐时间过晚，进餐到睡眠的时间就会变短，胃部食物得不到充分的消化。当人体进入深层睡眠，胃部就几乎停止对食物的消化。食物停留在胃部得不到消化就会变酸，通过血液输送到全身，此时人们就容易出现酸中毒，出现身体乏力、胃溃疡、动脉硬化等。

有些人喜欢在晚餐后小饮几杯，从健康角度看，并不建议这样做。过多的酒精在夜间会阻碍新陈代谢，因酒精的刺激胃得不到休息，导致睡眠不好。

晚饭后不应立即散步

“饭后百步走，活到九十九”，这是我国的一个古老谚语，自古以来许多名人也都推崇过这个养生方式。然而，近年来科学家发现，饭后立即散步并不是一种科学的健康方式。

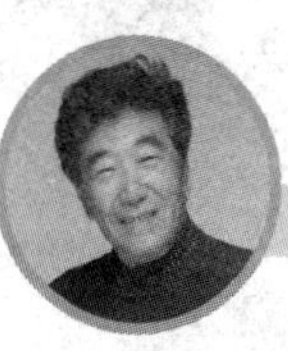

王凤岐

中医专家谈疾病怎么防

这种现象大有人在，尤其是在夏季，晚饭后天气比较凉爽，有

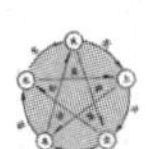

的人之所以会选择饭后散步，是因为觉得吃得太饱，想出去“消消食”。但是这种饱只是胃感觉到的饱，此时许多食物还未被消化吸收，所以此时身体的其他部位仍然处在饥饿状态，此时胃就需要大量血液来加快消化，如果饭后就立即出去散步，势必会有一部分血液流向运动系统，这样就破坏了胃的正常消化，容易诱发功能性消化不良。因此，我建议在晚饭后至少半小时以后再出去散步。

但是对于多数人来说，散步就是走路，有时根本就起不到锻炼的效果，因此，此时不妨加点其他动作以达到锻炼的目的，给大家推荐几种常见的散步方式。

1. 拍打散步

拍打散步是一种传统保健方法，有舒筋活络、缓解紧张、消除疲劳等功效。具体要求是在散步时利用两臂自然摆动，手臂拍打肩、胸、腹、腰、背等各部位，起到按摩穴位的作用。

2. 听曲散步

听音乐是减压的一种有效方式，一边散步一边听音乐可以帮助食物消化。但需要注意此时最好听一些舒缓的歌曲，如果散步时听的是比较动感的歌曲，脚步会不由自主加快，这反而对消化不利。

3. 摩腹散步

饭后揉腹是古人一直提倡的养生方法，药王孙思邈就坚持“食后即以热手摩腹”，认为“食毕摩腹，能除百病”。但最好等饭后半小时再揉腹。

散步也分人

除了有时间限制，散步的人群也有要求。对于那些平时活动较少，尤其是长时间伏案工作的人如果饭后散步20分钟，有助于促进胃肠蠕动、胃肠消化液的分泌和食物的消化吸收，是有利于身体健康的。但对患有某些疾病的人来说，则不宜饭后散步。

如一些体质较弱的老年人，以及患有冠心病、高血压、动脉硬化、溃疡病、慢性胃肠炎等病人就不宜饭后散步。这是因为老年人一般都会有不同程度的动脉粥样硬化，而晚饭后人体胃肠的血液供应增多，心、脑的血液供给相对减少，此时如果再出去散步会因为下肢肌肉的供血增加而减少供给胃肠的血液。不仅影响胃肠消化功能，还会增加心脏负荷，对冠心病患者则会诱发心绞痛，甚至发生心肌梗死，对高血压、动脉硬化者则会发生头昏、乏力、眩晕、肢麻等症状，而且对胃肠疾病的恢复也不利。

当然，对于这类人来说，饭后立即躺下也不好，这样会使食物停滞胃内，久之必然影响胃肠消化吸收，不利身体健康，此时可以在自己家里慢慢走动，如从卧室走到阳台然后再返回来，如此几个来回，也能达到锻炼的目的。

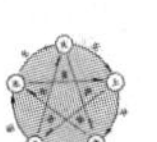

三餐主食不能少

“吃什么主食啊，好东西都吃不完，哪还有空地儿装主食？”在一些宴会上，很多人都会被桌子上的山珍海味所吸引，主食反而被忽略了。有人认为人类吃了几千年的主食，现在生活条件好了，可以多吃菜，少吃主食。还有人认为吃主食会增肥，而以多吃一些脂肪含量低的来代替主食可以达到减肥的效果。总而言之，总有各种理由和借口推脱不吃主食，这种做法很不可取。

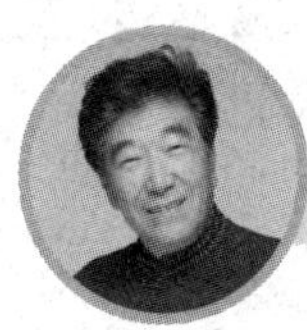

王凤岐

中医专家谈疾病怎么防

五谷养人

什么是主食呢？主食就是我们常说的谷类食物，如大米、小麦、杂粮、红薯类，这些食物是中国人日常生活中最常见到的主食。在中国的传统饮食观中，特别重视主食的摄入，认为“得谷者昌，失谷者亡”“食五谷治百病”。

在中医学养生理论里，也有“五谷为养”一说，一个“养”字，足见五谷的重要。当今的营养学家也认为，与西方发达国家的动物性食物占多数的饮食结构相比，以植物性食物为主、动物性食物为辅的饮食结构不但有利于健康，而且有利于节省能源、保护环境。西方的饮食结构具有“高热能、高蛋白、高脂肪”的特点，是冠心病、高血压、肿瘤、糖尿病、肥胖等所谓“富贵病”的罪魁祸首。

吴大真

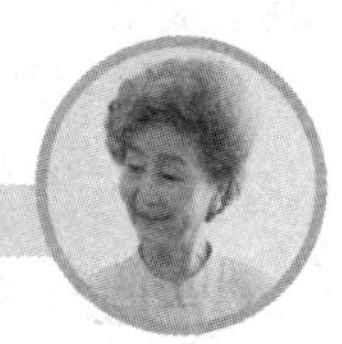

中医养生专家谈营养怎么取

主食对人体健康很重要

主食主要的成分是糖类，是由碳、氢和氧3种元素组成。由于它所含的氢氧的比例为2：1，和水一样，故称糖类，是为人体提供热能的3种主要的营养素（蛋白质、脂肪和碳水化合物）中最廉价的营养素。食物中的糖类分成两类：人体可以吸收利用的部分，如单糖、双糖、多糖；不能消化的部分，如纤维素。单糖可直接被人体吸收，而多糖和双糖经过再次分解，就可以变成单糖，为身体提供能量。纤维素不能被消化，但是它可以助消化、缓解便秘，并可以降血糖及减肥。

长期不吃主食影响健康

研究表明，如果膳食中长期缺乏主食，会导致碳水化合物摄入不足，而且此时往往会伴随高蛋白或高脂类食物过度摄入，这样易引起痛风，并加重肾脏的负担。另外，动物脂肪在糖类不足的情况下会发生代谢不完全的状况，使血液中积聚有毒的废物——酮，酮能引起恶心、疲劳以及损害脑部健康。近年来，这类疾病的发病率明显上升，这就和主食缺乏有关。此外，缺乏主食还会导致全身无力、疲乏、血糖含量降低，产生头晕、心悸、脑功能障碍等，严重者会导致低血糖昏迷。

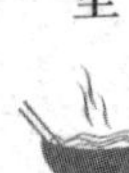

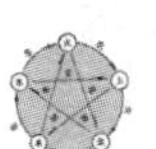

主食虽好，也要适当吃

既然主食是必不可少的，那么我们每天需要吃多少主食才是合适的呢？在世界卫生组织推荐的膳食能量构成中，来自碳水化合物的能量为55%～65%，来自脂肪的能量为20%～30%，来自蛋白质的能量为11%～15%。谷类食物中的能量有80%～90%来自糖类，因此，只有膳食中谷类食物提供的能量的比例达到总能量的50%～60%，再加上副食中的糖类，才能达到世界卫生组织的要求。按照中国居民平衡膳食宝塔的要求，一般成年人每天应摄入250～400克的主食，就能保证身体的需求量。

人们对主食的误解

但是，从现代人的饮食上看，人们越来越不喜欢进食主食了。让人们远离主食的原因有很多，除了西方饮食文化的渗透外，人们对主食的诸多误解是主因。

1. 主食缺乏营养

随着物质生活水平的提高，人们原来越重视对副食的摄入，因副食中富含维生素和无机盐等营养素，如有的人每天早饭会吃一个水果，因水果中富含维C，每顿饭中必须得有蔬菜，因蔬菜中富含膳食纤维，而肉也是不能少的，因肉类中蛋白质、矿物质含量较多……然而对于主食，人们却是知之甚少，认为主食只是能填饱肚子。然而科学研究发现，主食除了提供能量外，也可以为人体带来很多营养，主食中尤其是玉米、荞麦、高粱这些粗粮中都含有相当丰富的膳食纤维，人体需要的B族维生素，很多也来源于主食。

2. 主食是诱发肥胖的原因

有些人坚定地认为，主食是导致自己发胖的罪魁祸首，因此主食就成了她们绝对的“禁区”。然而科学研究表明，主食的热量远小于副食所产生的热量。1克脂肪可以产生380千焦（9千卡）的热量，而1克糖类只产生17千焦（4千卡）的热量，很多主食如一些粗粮不但热量不高，还可以提供饱腹感，反而是有利于减肥的。

主食是许多心血管疾病的根源

因大米、白面里面富含淀粉，也就是多糖，属于高能量型的食品，这些能量被摄取后，多余的会以脂肪的形式储存在体内，而多余的脂肪可能会引发各种心血管疾病，因此许多有心血管疾病的人不敢吃主食。其实，肥胖、糖尿病等都被称为代谢病，是代谢器官发生了病变，因这些器官不能将主食有效地转化为能量，而是转变成了脂肪，因此才会给人一种主食导致疾病的错觉。

粗细要科学搭配

近年来，随着生活水平的提高，越来越多的人开始关注粗粮了。经常逛超市的人会发现，大米和面粉是便宜的主食，而绿豆、红薯粉、高粱面等杂粮却贵得离谱，为什么会这样呢？原来，这些食物都属于粗粮，这些食物不会大面积种植，价格上自然就贵了。那么，为什么吃粗粮会成为时尚呢？这主要是粗粮的价值越来越多地被人们发现，它对人体健康特别有益。

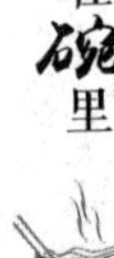

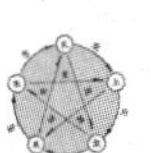

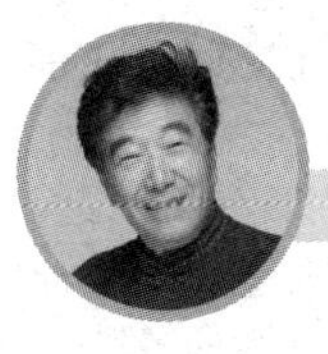

王凤岐

中医专家谈疾病怎么防

粗粮是相对我们平时吃的米饭、馒头等细粮而言的，主要包括豆类、玉米、小米、高粱、糙米、燕麦、大麦、荞麦、红薯等。研究表明，粗粮的营养特别丰富，如大豆是常见的食补上品，含丰富的蛋白质和多种人体必需氨基酸，而且大豆蛋白是优质蛋白，极易被人体吸收。除了大豆，燕麦富含蛋白质；小米富含色氨酸、胡萝卜素；高粱富含脂肪酸及丰富的铁；薯类含胡萝卜素和维生素C。这些食物可以为机体提供所需的各种营养素。

吴大真

中医养生专家谈营养怎么取

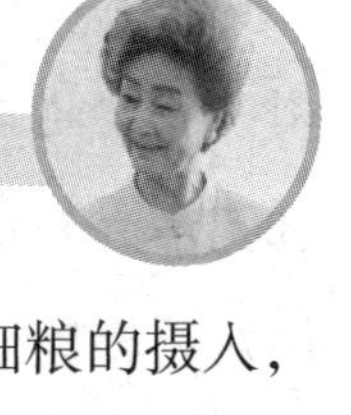

在日常的饮食中，既要有粗粮，但是也不能忽视对细粮的摄入，最好的方法就是粗粮和细粮混合食用，如大米与玉米搭配就是一个很好的例子。大米不含维生素A，而玉米维生素A含量丰富，大米蛋白质有色氨酸，所含赖氨酸少，而玉米中的蛋白质几乎不含色氨酸，但含有赖氨酸，赖氨酸和色氨酸均为人体必需氨基酸，大米与玉米搭配，可起到蛋白质互补效应，使人体获得的维生素和必需氨基酸更全面，还提高了蛋白质的利用率。

目前，联合国粮农组织已经颁布了纤维食物指导大纲，给出了健康人常规饮食中每天应该含有30～50克纤维的建议标准。研究发现，日常饮食以6分粗粮、4分细粮最为适宜。

除了营养丰富，很多粗粮还具有药用价值，如燕麦能够降低血脂、血糖，可有效地预防糖尿病；荞麦对糖尿病的控制也大有益处；而玉米则可加速肠蠕动，有利于肠道排毒，从而减少患大肠癌的机会；粗粮中的食物纤维可以预防老年便秘；某些粗粮还是健脑食品，如黑米可以养精提神，黑芝麻可预防衰老等。

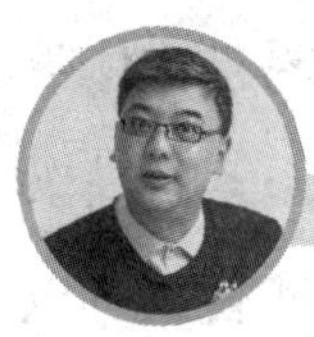

姜 波

御厨传人讲美味怎么做

粗粮细粮搭配吃

有些人喜欢吃主食，也有一些人喜欢吃粗粮，但是有些人觉得吃粗粮好，于是就开始放弃米饭和白面，长期单一地只吃粗粮。在这里，我要告诉大家的是，粗粮虽好，但也要适量。因粗粮没有经过深加工，一般都会带有种皮，种皮中含有较多纤维素，纤维素会阻碍身体对有害物质的吸收，但也会影响人体对食物中的蛋白质、无机盐和某些微量元素的吸收。如果长期大量进食粗粮，就会使人的蛋白质补充受阻，脂肪摄入量不足，微量元素缺乏，会造成骨骼、心脏、血液等脏器功能的损害，降低人体免疫抗病的能力。

科学吃粗粮

那么，粗粮应该怎样食用才科学呢？我国营养学会推荐，粗粮在我们每天的饮食中最好占到20%～30%，专家建议，每天至少吃100克粗粮，至少保证一顿饭有粗粮食物。只吃粗粮的人毕竟是少数，我国大多数人粗粮的摄入量不足，所以可以放心地多吃一些。

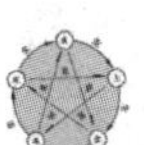

细粮不可少

和粗粮相对的就是我们常吃的米和面，这些食物一般是粗粮经过加工后的产物。由于去除了种皮中的膳食纤维，所以细粮不仅口感好，而且相比于粗粮更容易被身体消化和吸收。而且细粮营养也很丰富，如大米含有丰富的人体所需的多种氨基酸，其蛋白质的含量也高于粗粮；小麦中的蛋白质含量也高于粗粮，可以有效补充人体对蛋白质的需求。因此，身体弱的人和老年人、患者等需要以细粮为主。

荤素不可偏废

在以前，很多人因为营养不良而生病，随着人们生活质量的提高，营养不良已经不再是危害人体健康的主凶，相反，营养过剩成了危害人们健康的头号杀手，如现代人常见的肥胖症、糖尿病、心血管疾病和肠道癌症等。为什么会这样呢？这就是荤素失衡的结果。

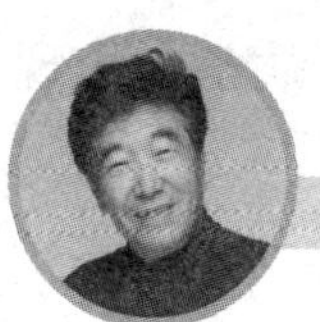

王凤岐

中医专家谈疾病怎么防

荤食一般指的就是含有肉类的食物。这类食物脂肪较多，脂肪被称为人体的“能量库”，1克脂肪氧化后比糖类释放的热量多很多。

因此，食用少量肉类后就可以获得人体所需的足够能量。除此之外，多余的脂肪会被储存在皮肤下，它可以用于调节体温，保护对温度敏感的身体组织，防止热能散失。脂肪分布填充在各内脏器官间隙中，可使其免受震动和机械损伤，并可以维持皮肤的生长发育。

从营养学的角度看，植物性食物和动物性食物比例应保持在7：1左右。传统膳食中，中国人以五谷杂粮为主，以菜肴为辅，是符合荤素平衡的健康理念的。然而，随着生活水平提高和生活节奏加快，菜肴逐渐威胁主食的地位，不少家庭主食和菜肴的比例达到1：1，更多的家长规劝孩子，饭吃少点，多吃菜。殊不知，多吃菜、多吃肉并不代表就能获得好营养，科学的膳食在于荤素平衡。

吴大真

中医养生专家谈营养怎么取

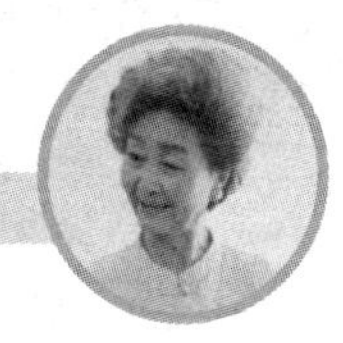

多吃荤食易得“富贵病”

俗话说的，有利就有弊，脂肪中含有大量胆固醇，若大量食用则胆固醇就会在体内堆积，并沉积在血管壁上，造成动脉粥样硬化，接着可能就会引发冠心病，轻者会出现心绞痛，重者则导致心肌梗死或突发性心脏病。除此之外，肥胖症、高血压、高血脂等都和进食过荤有关，所以这类病有一个专门的名词“富贵病”。因这类病常常出现在吃大鱼大肉的富人身上。

素食有益健康

比起肉食，植物性食物中不含有脂肪、胆固醇等能对心血管构成威胁的物质，因此，人长期吃素可以减少心血管疾病的发生，而且素

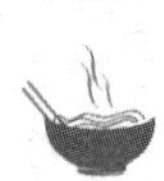

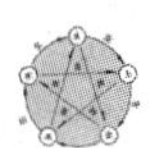

食易消化、好吸收，其含有的植物纤维还能起到防止便秘、增强肠蠕动的作用。健康人的体液呈弱碱性，而蔬菜、水果、海藻、五谷等植物性食物也多为碱性。因此长期吃素可以起到宁神健脑的作用。除此之外，素食最大的一个作用就是可以延缓衰老，由于动物性食物中含有一定的脂溶性毒素，人吃了这些毒素会加重肾脏、肝脏等排毒器官的负荷，使人体极易衰老，因此长期吃素有延缓人体衰老的作用。

只吃素食无法满足人体需求

有的人认为，既然素食这么好，我们何不都吃素呢？别急，我们看完了素食的优点，不妨再看看它的缺点。由于植物性食物中锌、钙、铁含量少，其中含有的植酸和草酸还会阻碍锌、钙和铁等微量元素的吸引。因此，长期食素者容易发生因缺乏微量元素而引起的一些疾病，缺乏锌可引起小儿厌食症、异食癖和成年人的性功能下降、不育症，缺钙会引起小儿佝偻病和中老年人骨质增生、骨质疏松症，缺铁会引起贫血和影响小儿智力发育，等等。

因此，营养学家们一致认为，单纯素食或单纯肉食均不可取，只有荤素搭配，才能保证营养全面，让身体保证健康状态。

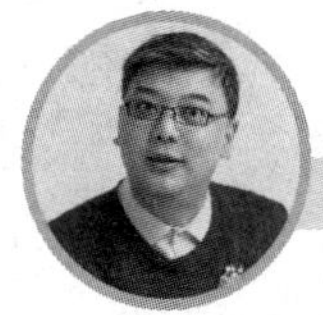

姜 波

御厨传人讲美味怎么做

听了吴教授的介绍，我们都知道偏荤或者偏素都不好了吧？为了达到营养平衡，我们还是荤素搭配着吃吧。在这里我给大家推荐几种荤素搭配的实例。

◇板栗烧鸡块

制作步骤：板栗400克，去壳、皮后，用猪油炸至金黄色时捞起沥油。童子鸡肉500克，去皮，切成2立方厘米的块。锅内留油80克左右，放入鸡块、姜片糖炒，再下鲜汤、葱段、花椒、酱油。煮沸后改小火焖烧30分钟，这时再放入板栗，烧至鸡肉熟透、板栗酥香，再加入味精、胡椒粉即成。

点　　评：鸡肉营养丰富，有生血补脾的功效。板栗也有健脾功能。将两者合烹，不仅使色香味更好，而且提高了营养价值，使造血补脾的功效更强，又是食疗佳品。

◇胡萝卜炖羊肉

制作步骤：胡萝卜500克洗净后，切成块状。将羊肉1000克洗净，略微焯水后捞出，切成小方块。生姜20克洗净，拍烂。沙锅内倒入适量清水，放入羊肉和生姜，用大火煮开20分钟后，倒进适量料酒，放入5克甘草。再煮10分钟后，放入胡萝卜煮开，然后改用小火煮至熟，放入适量食盐和味精，撒上葱花即可。

点　　评：羊肉营养丰富，有补阳生暖的功效，但有膻味。胡萝卜富含胡萝卜素，但属脂溶性食物。将两者合炖，胡萝卜能除羊肉的膻味，胡萝卜素则溶解在羊肉的油脂中，在小肠中转化为维生素A而被吸收。这道菜色美味佳，对人体有补益功效。

◇猪血豆腐汤

制作步骤：准备豆腐250克，猪血400克，大枣10枚。将大枣洗净，与豆腐、猪血同放入锅中，加适量水，煎煮成汤。

点　　评：猪血富含铁质，且易被人体吸收利用。豆腐的营养价值也很高，素有植物肉之称。将两者合炖，红白相间，色美质嫩，味

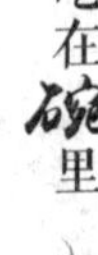

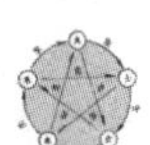

道独特，营养价值更高。

◇韭菜炒虾仁

制作步骤：鲜虾仁200克，洗净沥水，放入碗内，加鸡蛋清40克及黄酒、干淀粉、精盐适量，拌匀，入油锅，待虾仁变色时捞出，沥油。原锅内留少许余油，韭菜300克入锅略炒，待变软时加入少许精盐、黄酒调味，倒入虾仁，用淀粉勾芡，最后淋上少许猪油即可食用。

点　　评：韭菜含多种维生素和挥发油，营养佳，味道美，有补肾助阳的功效。虾仁富含蛋白质和多种微量元素，也有补肾壮阳的功能。将两者合炒，不仅味道更加鲜美，而且补肾助阳的功效更好。